高等医药院校教材

内 经 讲 义

(供中医、针灸专业用)

主　编　程士德

副主编　孟景春

编　委　李今庸　沈炎南　凌耀星

上海科学技术出版社

图书在版编目(CIP)数据

内经讲义/程士德主编. —上海：上海科学技术出版社，1984.12(2025.6重印)
高等医药院校教材.供中医、针灸专业用
ISBN 978-7-5323-0217-8

Ⅰ.①内… Ⅱ.①程… Ⅲ.①内经—医学院校—教材 Ⅳ.①R221

中国版本图书馆 CIP 数据核字(2007)第 197457 号

内经讲义

主编　程士德

上海世纪出版(集团)有限公司
上海科学技术出版社　出版、发行
(上海市闵行区号景路 159 弄 A 座 9F-10F)
邮政编码 201101　www.sstp.cn
常熟市华顺印刷有限公司印刷
开本 787×1092　1/16　印张 13.75
字数 332 千字
1984 年 12 月第 1 版　2025 年 6 月第 50 次印刷
ISBN 978-7-5323-0217-8/R·57K
定价：32.00 元

本书如有缺页、错装或坏损等严重质量问题，请向印刷厂联系调换

前　言

　　由国家组织编写并审定的高等中医院校教材从初版迄今已历二十余年。其间曾进行了几次修改再版，对系统整理中医药理论、稳定教学秩序和提高中医教学质量起到了很好的作用。但随着中医药学的不断发展，原有教材已不能满足并适应当前教学、临床、科研工作的需要。

　　为了提高教材质量，促进高等中医药教育事业的发展，卫生部于一九八二年十月在南京召开了全国高等中医院校中医药教材编审会议。首次成立了全国高等中医药教材编审委员会，组成32门学科教材编审小组。根据新修订的中医、中药、针灸各专业的教学计划修订了各科教学大纲。各学科编审小组根据新的教学大纲要求，认真地进行了新教材的编写。在各门教材的编写过程中，贯彻了一九八二年四月卫生部在衡阳召开的"全国中医医院和高等中医教育工作会议"的精神，汲取了前几版教材的长处，综合了各地中医院校教学人员的意见；力求使这套新教材保持中医理论的科学性、系统性和完整性；坚持理论联系实际的原则；正确处理继承和发扬的关系；在教材内容的深、广度方面，都从本课程的性质、任务出发，注意符合教学的实际需要和具有与本门学科发展相适应的科学水平；对本学科的基础理论、基本知识和基本技能进行了较全面的阐述；同时又尽量减少了各学科间教材内容不必要的重复和某些脱节。通过全体编写人员的努力和全国中医院校的支持，新教材已陆续编写完毕。

　　本套教材计有医古文、中国医学史、中医基础理论、中医诊断学、中药学、方剂学、内经讲义、伤寒论讲义、金匮要略讲义、温病学、中医各家学说、中医内科学、中医外科学、中医儿科学、中医妇科学、中医眼科学、中医耳鼻喉科学、中医伤科学、针灸学、经络学、腧穴学、刺灸学、针灸治疗学、针灸医籍选、各家针灸学说、推拿学、药用植物学、中药鉴定学、中药炮制学、中药药剂学、中药化学、中药药理学三十二门。其中除少数教材是初次编写外，多数是在原教材，特别是在二版教材的基础上充实、修改而编写成的。所以这套新教材也包含着前几版教材编写者的劳动成果在内。

　　教材是培养社会主义专门人才和传授知识的重要工具，教材质量的高低直接影响到人才的培养。要提高教材的质量，必须不断地予以锤炼和修改。本套教材不可避免地还存在着一些不足之处，因而殷切地希望各地中医药教学人员和广大读者在使用中进行检验并提出宝贵意见，为进一步修订作准备，使之成为科学性更强、教学效果更好的高等中医药教学用书，以期更好地适应我国社会主义四化建设和中医事业发展的需要。

全国高等中医药教材编审委员会
一九八三年十二月

编 写 说 明

本讲义是根据一九八二年卫生部组织的全国高等中医药院校中医药教材编审委员会所修订的《内经教学大纲》要求而编写的，供全国高等医药院校中医、针灸专业使用。

本讲义在原《内经选读》的基础上，有了较大的改动。在体例上采用了选节、选篇分类注释的方法，并在绪论部分增加了《内经》的沿革、基本学术思想和学习方法等内容。为了便于自学讨论，在注释方面，除增加词目外，还充实了解释的内容；为了避免重复，删去了语译部分。对每段按语，根据教学大纲的要求，增强了原文的分析，突出了《内经》理论的学术思想、理论体系、思想方法，以及联系实际和临床运用等内容。

按教学计划规定的课时数，本讲义共选出了六十一篇，其中《素问》三十一篇，《灵枢》三十篇。在这六十一篇中，全篇选入三十篇，节选三十一篇。所辑原文，《素问》据明·顾从德刻本，《灵枢》据明·赵府居敬堂刻本。凡与其他版本有重要出入，需要改误、删衍、补脱、移文，以及存参、存疑等，均在注释或按语中说明。

本编审组采取组长负责，分工编写的方法。北京中医学院程士德同志编写了绪论、阴阳五行学说，以及附篇的运气学说和十三方；南京中医学院孟景春同志编写了藏象学说和经络学说；湖北中医学院李今庸同志编写了病因病机学说和养生学说；上海中医学院凌耀星同志编写了病证部分；广州中医学院沈炎南同志编写了诊法和治则治法部分。

由于水平所限，本教材的缺点和错误在所难免，希望各院校在使用过程中，不断总结经验，搜集反映，及时提出宝贵意见，以便今后进一步修订提高。

《内经》教材编审组
一九八三年七月二十四日于九江

目 录

正 篇

1 绪论 ……………………………………… 1
  1·1 《内经》的沿革 ……………………… 1
    1·1·1 成书的时代和作者 ……………… 1
    1·1·2 书名的由来 ……………………… 2
    1·1·3 《内经》的变革 …………………… 3
  1·2 《内经》理论体系的基本学术思想 …… 4
    1·2·1 朴素的唯物辩证法思想 ………… 4
      1·2·1·1 精气是产生和构成万物的本源 … 4
      1·2·1·2 生命的唯物观 ………………… 5
      1·2·1·3 生命的对立统一观 …………… 6
      1·2·1·4 生命的运动观 ………………… 7
    1·2·2 "四时五脏阴阳"的整体观 ……… 8
      1·2·2·1 五脏系统的联系结构 ………… 8
      1·2·2·2 "四时五脏阴阳"的系统结构 … 9
  1·3 《内经》理论体系的主要内容 ………… 10
    1·3·1 阴阳五行学说 …………………… 10
    1·3·2 藏象学说 ………………………… 11
    1·3·3 经络学说 ………………………… 11
    1·3·4 病因病机学说 …………………… 12
    1·3·5 病证 ……………………………… 12
    1·3·6 诊法 ……………………………… 13
    1·3·7 论治 ……………………………… 13
    1·3·8 养生学说 ………………………… 13
    1·3·9 运气学说 ………………………… 14
  1·4 学习《内经》的方法和要求 …………… 14
    1·4·1 利用工具书,读通原文 ………… 14
    1·4·2 结合注家,分析原文的理论原则及其学术思想 ………………………………… 15
    1·4·3 联系各篇的有关内容,理解《内经》理论体系的结构及其系统性 ……………… 15
    1·4·4 结合临床实践,掌握《内经》理论原则的运用 …………………………………… 16
  1·5 主要参考书简介 ……………………… 16
    1·5·1 《黄帝内经太素》 ………………… 16
    1·5·2 《增广补注黄帝内经素问》 ……… 17
    1·5·3 《素问注证发微》、《灵枢注证发微》 … 17
    1·5·4 《内经吴注》 ……………………… 18
    1·5·5 《类经》 …………………………… 18
    1·5·6 《内经知要》 ……………………… 18
    1·5·7 《素问集注》、《灵枢集注》 ……… 18
    1·5·8 《素问直解》 ……………………… 19
    1·5·9 《素问经注节解》 ………………… 19
    1·5·10 《素问释义》 …………………… 19
    1·5·11 《素问识》、《灵枢识》 …………… 20

2 阴阳五行学说 …………………………… 21
  2·1 素问·阴阳应象大论篇第五(节选) … 21
  2·2 素问·金匮真言论篇第四 …………… 36
  2·3 素问·阴阳离合论篇第六(节选) …… 41

3 藏象学说 ………………………………… 43
  脏腑 ……………………………………… 43
  3·1 素问·六节藏象论篇第九(节选) …… 43
  3·2 素问·灵兰秘典论篇第八(节选) …… 44
  3·3 素问·五藏别论篇第十一(节选) …… 46
  3·4 灵枢·天年第五十四 ………………… 47
  3·5 灵枢·五味第五十六(节选) ………… 49
  3·6 灵枢·海论第三十三 ………………… 50
  3·7 灵枢·本输第二(节选) ……………… 51
  3·8 素问·太阴阳明论篇第二十九 ……… 52
  3·9 素问·经脉别论篇第二十一(节选) … 54
  3·10 灵枢·脉度第十七(节选) …………… 55
  3·11 灵枢·大惑论第八十(节选) ………… 56
  精气神 …………………………………… 57
  3·12 灵枢·决气第三十 …………………… 57
  3·13 灵枢·营卫生会第十八 ……………… 58
  3·14 灵枢·五癃津液别第三十六 ………… 61
  3·15 灵枢·邪客第七十一(节选) ………… 63
  3·16 灵枢·本神第八 ……………………… 63
  3·17 灵枢·本藏第四十七(节选) ………… 66

4 经络学说 ………………………………… 68
  4·1 灵枢·经脉第十(节选) ……………… 68
  4·2 灵枢·营气第十六 …………………… 81
  4·3 灵枢·九针论第七十八(节选) ……… 82

4·4　灵枢·背腧第五十一(节选) ………… 82
　4·5　素问·骨空论篇第六十(节选) ……… 83
　4·6　灵枢·逆顺肥瘦第三十八(节选) …… 84
　4·7　灵枢·脉度第十七(节选) …………… 85
　4·8　灵枢·寒热病第二十一(节选) ……… 85
5　病因病机学说 …………………………… 87
　5·1　素问·生气通天论篇第三 …………… 87
　5·2　灵枢·五变第四十六(节选) ………… 93
　5·3　灵枢·百病始生第六十六 …………… 94
　5·4　灵枢·贼风第五十八 ………………… 98
　5·5　素问·举痛论篇第三十九(节选) …… 100
　5·6　素问·至真要大论篇第七十四
　　　　(节选) …………………………… 101
　5·7　灵枢·顺气一日分为四时第四十四
　　　　(节选) …………………………… 103
　5·8　素问·玉机真藏论篇第十九(节选)
　　　　………………………………………… 104
6　病证 …………………………………… 107
　热病 ………………………………………… 107
　　6·1　素问·热论篇第三十一 …………… 107
　　6·2　素问·评热病论篇第三十三(节选)
　　　　………………………………………… 110
　　6·3　灵枢·五禁第六十一(节选) ……… 112
　咳 …………………………………………… 112
　　6·4　素问·咳论篇第三十八 …………… 112
　痛 …………………………………………… 114
　　6·5　素问·举痛论篇第三十九(节选) … 114
　　6·6　灵枢·论痛第五十三 ……………… 117
　风 …………………………………………… 117
　　6·7　素问·风论篇第四十二 …………… 117
　痹 …………………………………………… 120
　　6·8　素问·痹论篇第四十三 …………… 120
　　6·9　灵枢·周痹第二十七 ……………… 123
　痿 …………………………………………… 125
　　6·10　素问·痿论篇第四十四 ………… 125
　厥 …………………………………………… 127
　　6·11　素问·厥论篇第四十五 ………… 127
　肿胀 ………………………………………… 131
　　6·12　灵枢·水胀第五十七 …………… 131

　　6·13　素问·水热穴论篇第六十一
　　　　（节选） ………………………… 132
　　6·14　素问·汤液醪醴论篇第十四(节选)
　　　　………………………………………… 133
　瘅 …………………………………………… 134
　　6·15　素问·奇病论篇第四十七(节选) … 134
　癫狂 ………………………………………… 135
　　6·16　灵枢·癫狂第二十二(节选) …… 135
　　6·17　素问·奇病论篇第四十七(节选) … 137
　　6·18　素问·病能论篇第四十六(节选) … 137
　痈疽 ………………………………………… 138
　　6·19　灵枢·痈疽第八十一(节选) …… 138
　　6·20　灵枢·玉版第六十(节选) ……… 139
7　诊法 …………………………………… 142
　7·1　素问·五藏别论篇第十一(节选) …… 142
　7·2　素问·脉要精微论篇第十七(节选)
　　　　………………………………………… 143
　7·3　素问·平人气象论篇第十八 ………… 148
　7·4　素问·玉机真藏论篇第十九(节选)
　　　　………………………………………… 156
　7·5　灵枢·五色第四十九(节选) ………… 158
　7·6　素问·疏五过论篇第七十七 ………… 161
8　治则治法 ……………………………… 165
　治则治法 …………………………………… 165
　　8·1　素问·至真要大论篇第七十四(节选)
　　　　………………………………………… 165
　　8·2　素问·异法方宜论篇第十二 ……… 167
　　8·3　素问·标本病传论篇第六十五(节选)
　　　　………………………………………… 169
　　8·4　素问·阴阳应象大论篇第五(节选)
　　　　………………………………………… 170
　制方法则 …………………………………… 171
　　8·5　素问·至真要大论篇第七十四
　　　　(节选) …………………………… 171
　　8·6　素问·五常政大论篇第七十
　　　　(节选) …………………………… 172
9　养生学说 ……………………………… 174
　9·1　素问·上古天真论篇第一 …………… 174
　9·2　素问·四气调神大论篇第二 ………… 178

附　篇

1　运气学说 ……………………………… 183
　1·1　概说 …………………………………… 183

　　1·1·1　什么叫五运六气 ……………… 183
　　1·1·2　五运与六气(五气)的关系 …… 184

1·1·3 运气与人体的关系 …………… 184
1·2 干支甲子 …………………………… 184
　1·2·1 天干地支 ……………………… 184
　　1·2·1·1 天干 …………………… 185
　　1·2·1·2 地支 …………………… 185
　　1·2·1·3 天干地支的五行分属 … 185
　　1·2·1·4 天干地支的阴阳分属 … 186
　1·2·2 甲子 …………………………… 186
1·3 天干纪运 …………………………… 187
　1·3·1 岁运 …………………………… 187
　1·3·2 主运 …………………………… 188
　1·3·3 客运 …………………………… 191
1·4 地支纪气 …………………………… 191
　1·4·1 主气 …………………………… 192
　　1·4·1·1 主气六步 ……………… 192
　　1·4·1·2 亢害承制 ……………… 192
　1·4·2 客气 …………………………… 193
　　1·4·2·1 司天 …………………… 193
　　1·4·2·2 在泉 …………………… 193
　　1·4·2·3 间气 …………………… 193
　1·4·3 客主加临 …………………… 194
1·5 运气同化 …………………………… 195
　1·5·1 天符 …………………………… 195
　1·5·2 岁会 …………………………… 195
　1·5·3 同天符 ………………………… 195
　1·5·4 同岁会 ………………………… 196
　1·5·5 太乙天符 ……………………… 196
1·6 运气对生物及人体的影响 ………… 197
　1·6·1 五运对生物及人体的影响 …… 197
　　1·6·1·1 平气 …………………… 197
　　1·6·1·2 太过 …………………… 197
　　1·6·1·3 不及 …………………… 198
　　1·6·1·4 胜复 …………………… 199
　　1·6·1·5 郁发 …………………… 200
　1·6·2 六气对气候变化及人体的影响 … 200
　　1·6·2·1 主气 …………………… 200
　　1·6·2·2 客气 …………………… 201
　1·6·3 运气合治对气候变化及人体的影响 …… 202
　　1·6·3·1 三十年运气同治之常 … 202
　　1·6·3·2 六十年运气合治之变 … 202

2 十三方 ………………………………… 206
　汤液醪醴 ……………………………… 206
　生铁洛饮 ……………………………… 206
　左角发酒 ……………………………… 206
　泽泻饮 ………………………………… 207
　鸡矢醴 ………………………………… 207
　乌鲗骨藘茹丸 ………………………… 207
　兰草汤 ………………………………… 208
　豕膏 …………………………………… 208
　翘饮 ………………………………… 208
　半夏秫米汤 …………………………… 209
　马膏膏法 ……………………………… 209
　寒痹熨法 ……………………………… 210
　小金丹 ………………………………… 210

附录　本书引用注家及参考书目 ……… 211

正　篇

1　绪　论

《黄帝内经》是我国现存医学文献中最早的一部典籍,它比较全面地阐述了中医学理论体系的系统结构,反映出中医学的理论原则和学术思想。这一理论体系的建立,为中医学的发展奠定了基础,中医学发展史上所出现的许多著名医学家和不少医学流派,从其学术思想和继承性来说,基本上都是从《内经》理论体系的基础上发展起来的,所以它是中医学最基本的基础理论课程。

理论来自实践,反过来又指导实践。千百年来,中医学对于保障人民身体健康、繁衍中华民族所作出的巨大贡献,是与《内经》的理论体系分不开的。因此,历代医家非常重视《内经》,尊之为"医家之宗",成为学习中医学必读的古典医籍。

1·1　《内经》的沿革

1·1·1　成书的时代和作者

历代不少史学家和医学家们对《内经》编纂成书的时代进行了考证,一般认为当在先秦战国,但也有认为是西汉时代的作品。

《内经》成编于战国,明、清以来的学者多倾向于此说。如明·方以智《通雅》说:"谓守其业而浸广之,《灵枢》、《素问》也,皆周末笔。""业",指医学。"浸广",发扬光大的意思。"周末",即先秦战国时代。又如清·魏荔彤《伤寒论本义·自序》说:"轩岐之书,类春秋战国人所为,而托于上古"。轩岐之书,这里即指《内经》。近代《中国医学史》讲义(一九七四年版)也说:"战国时期,社会急剧变化,政治、经济、文化都有显著发展,学术思想也日趋活跃。在这种情况下,出现多种医学著作,其中《黄帝内经》是我国现存医学文献中最早的一部典籍。"这不仅明确指出《内经》成书在战国,而且还说明了当时的历史背景。

另一种看法认为,《内经》成编于战国、秦、汉之间。如宋·司马光《传家集·书屋》说:"谓《素问》为黄帝之书,则恐未可。黄帝亦治天下,岂终日坐明堂,但与岐伯论医药针灸耶?此周、汉之间,医者依托以取重耳。"明·方孝孺《逊志斋集·读三坟书》也说:"世之伪书众矣,如《内经》称黄帝,《汲冢书》[即《汲冢古文》,据《晋书·束皙传》:汲郡人不准盗发魏襄王墓,或言安釐王墓,得竹书数十车,皆科斗字,称为《汲冢古文》。原简早已不传。]称周,皆出于战国、秦、汉之人。"

说《内经》成书于战国、秦、汉的看法,不是没有道理的。因为自《内经》成编以后,一方面是"代有亡失",另一方面是不断地得到补充,因而秦、汉之时增补的内容肯定是有的,直至唐代王冰编次注释《素问》时,还用朱笔增添了不少内容,最明显的如《素问》中的七篇大论,就是王冰补入的。正如章太炎先生说:"《素问》以至汉末……因革损益亦多矣。"这里所谓"损"就是亡失,"益"就是增加、补充。由此肯定了《内经》中的主要内容,出自战国,并自秦汉以来,代有补充,但据近人多方考证,将其汇集编纂成书,可能是在西汉初。

本书的作者,书名冠以"黄帝"。关于黄帝,战国秦汉时期许多旧史学家,都把他说成是古代的一个帝王,例如《辞海》说:"传说中中原各族的共同祖先。姬姓,号轩辕氏、有熊氏。少典之子。"实际上,黄帝并非一个人名,它原是我国原始社会末期的一个氏族。这个氏族原先居住在我国西北方,据《中国通史简编》记载:"据传说,黄帝曾居住在涿鹿(河北宣化鸡鸣山)地方的山湾里,过着往来不定迁徙无常的游牧生活。后来打败九黎族和炎帝族,逐渐在中部地区定居下来。"到了春秋时候这个氏族又称之谓"华族",这就是中华民族的始祖,也就是汉以后所谓"汉族"的祖先。根据河南渑池县仰韶村新石器时代晚期遗址所发现的石器、骨器、陶器等文物来看,上述说法,基本是正确的。

正因为黄帝氏族是华族的始祖,它的文化对华族的发展有着重要的影响,所以历代人们不仅都以自己是黄帝子孙为荣,而且为了追本溯源,也常把一切文物制度,都推源到黄帝,托名为黄帝的创造。在这种情况下,当时的学者,为了学有根本,将著作冠以"黄帝"以取重,也就成为一种风气。正如《淮南子》说:"世俗之人,多尊古而贱今,故为道者,必托之于神农、黄帝而后能入说。"这就更清楚地说明了当时书名黄帝,仅是托名而已。

从现存《内经》的内容来看,除了引用了《奇恒五中》、《阴阳从容》、《揆度》、《明堂》、《上经》、《下经》等《内经》成编以前的古医经著作,以及在很大程度上保留着古代的本来面目外,还有一部分是出自后人的增补,而且内容中还显露出许多学术观点的分歧,甚至自相矛盾之处,这就充分证明《内经》这部著作的真正作者,决不是出自一人的手笔,也不是一个时代、一个地方的医学成就,而是在一个相当长的时期内,各医学家们经验的总结汇编。书名冠以"黄帝",亦仅是伪托之辞。

1·1·2 书名的由来

在古典医学著作中,以"经"为书名的除《内经》外,尚有《难经》、《本草经》、《甲乙经》、《中藏经》等。"经"字的含义,陆德明《经典释文》解释谓:"常也,法也,径也。"指出"经"就是常道、规范的意思。医书名"经",也无非是说明本书是医学的规范,也就是医者们必须学习和遵循的意思。

"内"是与"外"相对而言的。例如《汉书·艺文志》所载书目,医经七家中就有《黄帝内经》、《黄帝外经》、《扁鹊内经》、《扁鹊外经》、《白氏内经》、《白氏外经》等,说明书名分内、外,并无深意。正如《医籍考》说:"犹《易》内外卦及《春秋》内外传,《庄子》内外篇,《韩非子》内外储说,以次第名焉者,不必有深意。"但也有人认为医经分内外,是理论与临床,或理论的纯、驳而分的。例如《四库提要辨证》就认为纯者为内经,驳者为外经。近代《中医学概论》则谓《内经》是讲述医学基本知识的,《外经》是讲述医疗技术的。由于《外经》久已亡佚,因而据其内容的说法,也就无从查考。

现存《内经》,包括《素问》和《灵枢》两部分,每部各八十一篇,共合一百六十二篇。书名《素问》的含义,解释颇不一致,林亿等《新校正》引全元起注云:"素者,本也。问者,黄帝问岐伯也。方陈性情之源,五行之本,故曰《素问》。"马莳、吴崑、张介宾、王九达等人,则认为素问之义,即"平素问答之书"。胡澍则谓"素则法也……黄帝问治病之法于岐伯,故其书曰《素问》"。

上述这些解释，意义虽通，但恐非经旨。据林亿等《新校正》说："按《乾凿度》（即《周易·乾凿度》，凡二卷，永乐大典本）云：'夫有形者生于无形，故有太易、有太初、有太始、有太素。太易者，未见气也；太初者，气之始也；太始者，形之始也；太素者，质之始也。'气形质具，而疴瘵由是萌生，故黄帝问此，太素质之始也，《素问》之名义或由此。"一般认为这一解释是比较符合原义的，因为除了杨上善所以书名《黄帝内经太素》或本源于此外，就《素问》的内容来说，基本上是以阴阳五行的理论论证人体的生理病理的，而阴阳五行学说就是解释物质世界气、形、质变化的一种古代哲学。

《灵枢》的含义，解释也不一致。马莳谓"灵枢者，正以枢为门户，阖辟所系，而灵乃至圣至元之称，此书之切，何以异是"。张介宾则认为是"神灵之枢要，是谓灵枢"。然不少学者认为王冰之所以更名《灵枢》，可能是根据《隋书·经籍志》"九灵"之目，结合道家的"玉枢""神枢"诸经的名称而更名的，所以上述"神灵""枢机"之义，恐未必符合王氏更名的本意。正如日人丹波元胤说："今考《道藏》中，有《玉枢》、《神枢》、《灵轴》等之经，而又收入是经，则《灵枢》之称，意出于羽流者欤！"羽，指羽士，即道士的别称。

1·1·3 《内经》的变革

《内经》是西汉时代四大医学流派（医经家、经方家、房中家、神仙家）中医经派的重要代表作之一。据查证，最早提到《内经》书名的是西汉刘歆的《七略》，可惜该书早已失传。现在文献中最早记载的是东汉班固的《汉书·艺文志》，该书载有"黄帝内经十八卷"。然当时既未确切指出《内经》就是《素问》和《灵枢》，当然未见《素问》之名。《素问》之名，始见于东汉末年张仲景《伤寒杂病论》，他在《自序》中说："撰用《素问》、《九卷》、《八十一难》、《阴阳大论》、《胎胪药录》，并平脉辨证，为《伤寒杂病论》合十六卷。"其后，晋·皇甫谧在《黄帝三部针灸甲乙经》中，才提到《内经》包括《素问》和《针经》两部分。他说："按《七略》、《艺文志》，《黄帝内经》十八卷，今有《针经》九卷，《素问》九卷，二九十八卷，即《内经》也。"

由于战国秦汉之际，战乱频繁，《素问》流传至唐代，早已损残散失不全，正如王冰在次注《素问》时说："世本纰缪，篇目重叠，前后不伦，文义悬隔。"可见当时残缺的情况是相当严重的。王冰就是在这种情况下，进行了编次和注释。现在通行的《增广补注黄帝内经素问》，就是经王冰收集整理，重新编次为二十四卷，并经宋林亿等校正而流传至今。

《灵枢》最早称为《九卷》，初见于汉末张仲景《伤寒杂病论·序》，晋·王叔和《脉经》亦称《灵枢》为《九卷》，至皇甫谧《甲乙经》始名《针经》。皇甫谧在其序文中虽称《针经》，然在其文中引《灵枢》经文时，仍然多称《九卷》。这种《九卷》、《针经》混称的情况，既说明了《灵枢》在很长一个时期内被称为《九卷》，同时也说明从晋开始，始有《针经》之名。

《灵枢》当初之所以被称为《九卷》，据《医籍考》说："《灵枢》单称《九卷》者，对《素问》八卷而言。盖东汉以降，《素问》既亡第七一卷，不然则《素问》亦当称《九卷》尔。"黄以周《黄帝内经九卷集注叙》说："《汉书·艺文志》黄帝内经十八卷，医家取其九卷，别为一书，名曰《素问》，其余九卷，无专名也。汉代张仲景叙《伤寒》，历论古医经，于《素问》外，称曰《九卷》，不标异名，存其实也。晋代王叔和《脉经》亦同。皇甫谧叙《甲乙经》，尊仲景之意，以为《黄帝内经》十八卷，即此《九卷》及《素问》，而又以《素问》亦九卷也，无以别此经，因取其首篇之文，谓之《针经》九卷，而《针经》究非其名也，故其书内仍称《九卷》。"这不仅说明了《黄帝内经》十八卷，除九卷为《素问》，其余九卷无专名外，而且还认为《甲乙经》提出《针经》之名，是取其篇首之文，即第一篇《九针十二原》中的"先立针经"而来的。

《灵枢》之名,始见于唐·王冰叙《素问》引班固《汉书·艺文志》说:"《黄帝内经》十八卷,《素问》即其经之九卷也,兼《灵枢》九卷,乃其数焉。"然而他在《素问》正文中,则《灵枢》与《针经》又常并称,如《三部九候论》引《灵枢》文则称《灵枢》,而在《调经论》中引《灵枢》文则又称《针经》,故《新校正》说:"在彼云《灵枢》,而此曰《针经》,则王氏之意,指《灵枢》为《针经》也。"

《灵枢》在一个很长的时期亡佚不传。现在通行的《灵枢经》,是南宋绍兴二十五年,史崧"校正家藏旧本《灵枢》九卷,共八十一篇,增修音释,附于卷末,勒为二十四卷。庶使好生之人,开卷易明,了无差别",刊印流传至今。

1·2 《内经》理论体系的基本学术思想

《内经》的成编,开创了中医学独特的理论体系,奠定了中医学的发展基础。根据医药学的发展规律,以及《内经》理论内容的推断,形成这一理论体系的客观基础,是以古代的解剖知识为基础,古代的哲学思想为指导,通过对生命现象的长期观察,医疗实践的反复验证,由感性到理性,由片断到综合,逐渐发展而形成的。因此,这一理论体系在古代朴素唯物辩证法思想指导下,结合人体生命活动规律,提出了许多重要的理论原则和学术观点。这些理论原则和观点,不仅反映出《内经》理论体系的学术思想,而且也是学习《内经》所必须掌握的思想方法。

1·2·1 朴素的唯物辩证法思想

1·2·1·1 精气是产生和构成万物的本源　唯物主义的"精气"为万物本根的学说,是战国后期稷下道家提出来的。他们认为宇宙的本源即"精气",宇宙万物都是由"精气"产生的,它是一种极微细的构成万物的物质元素。例如《管子·内业》篇说:"凡物之精,此(比)则为生。下生五谷,上为列星;流于天地之间,谓之鬼神;藏于胸中,谓之圣人;是故民(名)气。杲乎如登于天,杳乎如入于渊,淖乎如在于海,卒(崒)乎如在于己(屺)。是故此气也,不可止以力,而可安以德;不可呼以声,而可迎以音(意)。"这段话说明,作为物质的精气,结合起来就能产生万物。五谷、星辰甚至鬼神,都是精气的产物,怀藏于胸中就能为圣人。由于它运流不息,充满天空、深渊、高山、大海,所以叫做"气"。庄周一派的宇宙观,虽然在总体上是唯心主义的,但也看到了气之聚散与物之生灭的关系。如《庄子·知北游》中就提出:"人之生,气之聚也,聚则为生,散则为死……故曰通天下一气耳。"并且他还对这种目所不能见到的最细微物质"气",作了进一步的描述,如在《知北游》中又说:"惽然欲亡而存,油然不形而神,万物畜而不知,此之谓本根。"惽,心不明。油,通"由"。油然,即自然而然的意思。畜,潜藏也。这是说,无形的物质,是有形物质的本根。其所以称之谓无形,只是因为它在潜藏时,人们不易察觉到,但它确实是在无形中存在着的。正因为有它的存在,事物才能从无形中油然而变为有形。这就指出了万物就是由"惽然若亡而存,油然不形而神"的气所构成的。《庄子》的这种生死"气化"的观点,是含有朴素唯物论因素的。

东汉哲学家王充,在自然观上提出了唯物主义的"元气学说",对"气"范畴重新进行了唯物主义的规定。首先,他认为天地和自然界万物都是元气构成的,元气是自然界原始的物质基础,是构成万物的一种统一的物质元素。他说:"天地,含气之自然也。"(《论衡·谈天》)又说:"天地合气,万物自生。"(《论衡·自然》)认为天地是包涵元气的物质实地,万物就是由物质性的气产生的。这里的万物,当然也包括了人体在内,故而他说:"人,物也,万之中有智慧者也。"(《论衡·辨祟》)并且还指出,人是禀受了元气中的精微部分,即"精气",又名"元气"(《论衡·超奇》)而构成的。

其次,他认为由元气凝聚所构成的人和万物,有生必有死,而作为物质元素的"气",是不生不死,永恒存在的。如说:"万物自生,皆禀元气。"(《论衡·言毒》)"有血脉之类,无有不生,生无不死,以其生故其死也。天地不生,故不死;阴阳不生,故不死。"(《论衡·道虚》)王充还从多方面论证了"元气"的物质性,指出:"谓天自然无为者何？气也。恬惔无欲,无为无事者也。"(《论衡·自然》)并且还以不随人们的主观意志而改变,来说明"元气"的物质性,如说:"寒温之气,系于天地而统于阴阳,人事国政,安能动之。"(《论衡·变动》)

由于精气论在医学领域中的渗透,因而万物由气构成的观点,也就必然在《内经》中反映出来,例如《素问·天元纪大论》说:"在天为气,在地成形,形气相感而化生万物矣。"又如《素问·六节藏象论》说:"气合而有形,因变以正名。"这不仅指出事物之形,是由"气"的聚合而成,而且还说明了事物之所有不同名称,也正是因为气的聚合有不同的形式,并因此而定正其不同的名称。

《内经》理论不仅认为"气"是物质性的,而且认为"气"具有无限的生命力。人之所以有生命,也就是构成人体的"气"具有生命力的表现。《内经》中论述人体生命力的强弱,生命的寿夭,就在于元气的盛衰存亡;新陈代谢的生化过程,称之谓气化生理;生命的现象,本源于气机的升降出入等,都反映出气既是构成人体的基本物质,又是人体的生命动力。正如《素问·六微旨大论》说:"出入废则神机化灭,升降息则气立孤危。故非出入,则无以生、长、壮、老、已;非升降,则无以生、长、化、收、藏。是以升降出入,无器不有。故器者生化之宇,器散则分之,生化息矣。"这就是说,人的生命活动,无非就是气升降出入的生化运动。正因为人的生命活动是气的生命力的表现,所以根据人体不同部位的气及其不同的功能表现,定出了真气、宗气、营气、卫气以及五脏之气等不同的名称。

综上所述,可以说明《内经》理论是建筑在"精气论"的基础之上的。真气、宗气等,也是古代哲学思想渗透到医学领域中而衍化的名称。因此,只有理解了我国古代的"精气论",才能真正掌握《内经》理论体系中有关"气"的概念,才能理解"气"在人体生命活动中的重要意义。同时,正由于古代"精气论"的渗入,从而使医学摆脱了当时神鬼的统治,并引向唯物论的世界观,沿着唯物主义的道路向前发展。

1·2·1·2 生命的唯物观　关于生命的起源及其主宰,最初多归之于"神仙""天帝"的创造,因而对许多自然现象,如日月、山川、雷电、雨雪、干旱、疾病、死亡等无法解释时,就认为是神仙、天帝的主宰,鬼神的作祟,这是人类早期产生的一种宗教迷信观念,历史上称之为"神权时代"。

当时人们的思想为鬼神所统治,因而在原始社会末期,专管祈祷、祭祀的"巫",也就应运而生。他们把人们幻想中的"神",加以人格化,并吸取了一定的医药经验和知识,以能和神鬼相通的姿态,用迷信、魔术的方法替人治病,这就是把人的生命以及病、死归之于神鬼主宰的一种表现。

自宇宙本根认识论的"精气论",以及解释自然变化的朴素唯物辩证法的阴阳五行学说出现,特别是在春秋战国时期的盛行,人们开始对宗教迷信的神鬼观念产生了怀疑,不相信有超自然的神鬼主宰,开始按自然界本来面目,来认识解释自然界的各种自然现象,并把生命科学引向唯物论的领域。古代医家在这一思想潮流影响下,同样以朴素唯物辩证法思想来总结医药经验,认识、研究、探索生命的奥秘,对人体生命的寿夭,创立了保养精气的摄生学说,并用阴阳对立统一的观点,阐明生命活动的规律和疾病的产生、变化,倡导了正邪斗争的发病观点等。

例如《灵枢·贼风》篇就有"其毋所遇邪气,又毋怵惕之所志,卒然而病者,其故何也? 唯有因鬼神之事乎? 岐伯曰:此亦有故邪留而未发,因而志有所恶,及有所慕,血气内乱,两气相搏,其所从来者微,视之不见,听而不闻,故似鬼神"的论述。不仅否定了鬼神致病的迷信观念,而且也明确解释了由于病邪侵袭人体,是"从来者微,视之不见,听而不闻",所以疑为鬼神作祟的原因。又如《素问·五藏别论》说"拘于鬼神者,不可与言至德"(至德,这里指高深的医学理论),这就更明显地反映出中医学对生命的唯物主义认识。

由于《内经》理论体系在其形成过程中,受着古代"精气学说"的渗透,并且以"气"这一构成万物的物质元素立论,这就规定了《内经》理论的唯物主义观。但《内经》并不是一时一人的作品,而是一部各家学术论文的汇集,因而在某些地方不免流露出一些迷信的色彩,但从整个理论体系来看,唯物的生命观是主导的。也正因为《内经》理论的唯物生命观,所以它才能不断地发展,历数千年而不衰,并且一直有效地指导着临床实践。

1·2·1·3 生命的对立统一观　我国古代认识自然变化的朴素唯物论和辩证法思想——阴阳五行学说的盛行,启发当时的医学家们运用这种哲学思想,来对医药知识进行总结,对人的生命活动进行探索,从而促使了《内经》理论体系的形成。

阴阳学说,是在"气合而有形"的认识基础上,概括地解释"气"构成万物的道理。认为气分阴阳,阴阳之气的对立统一运动,推动着事物的不断发展,促进万物的新生与消亡。就是说,阴阳是事物普遍存在着的既对立而又统一的正反两个方面,这两方面之间的相互作用,是事物运动变化发生发展的根源。古代医家就是用这种对立统一的思想,来认识、分析、研究人体生命活动规律及其与自然界的关系。

(1) 形体结构的对立统一　《内经》理论认为组成人体的各种组织结构,无不存在着阴阳对立的两个方面,人的形体就是由众多的、大大小小的各种属阳的、属阴的组织器官构成的。正如《素问·金匮真言论》说:"夫言人之阴阳,则外为阳,内为阴。言人身之阴阳,则背为阳,腹为阴……"

人体除了这些腹、背、脏、腑组织器官外,还有维持这些脏腑组织功能活动的物质基础。这些物质虽然以不同的形态存在,各自发挥着不同的作用,但也莫不分属阴和阳两个方面。如精与气,则精为阴,气为阳;血与气,则血为阴,气为阳;津与液,则前者行于外为阳,后者注于内为阴;就是运行气血的通路——经络,也分为阴经与阳经。

由于人具有这些阴阳对立的组织结构,才能组成一个统一的整体,推动着生命的运动变化。

(2) 生命活动的对立统一　《内经》理论对立统一的观点认为,人的生命活动过程,就是人体的阴阳对立两方在矛盾运动中不断地取得统一(动态平衡)的过程。例如生理活动中的营养物质与功能转化,就是一对由平衡到不平衡,在矛盾中不断求得新的平衡的阴阳对立统一的过程。物质属阴,功能属阳,物质是功能的基础,功能是物质能量的发挥。能量(阳)的发挥,必然要消耗一定量的营养物质(阴),而各种营养物质的代谢,虽然产生了能量,但也消耗了一定的能量(阳)。因此,功能与物质之间的阴阳消长变化,由平衡到不平衡,再由不平衡求得新的平衡,从而维持着正常的生理活动。正如《素问·生气通天论》说:"阴平阳秘,精神乃治。"《内经》理论体系就是运用这种对立统一的观点,来分析、解释人体生命活动的规律。

"阴平阳秘,精神乃治",是人体生理活动正常的现象,如果这种现象遭到破坏,阴阳失去相对的平衡,那就是病理现象。阴阳失衡的一般表现,是阴阳的偏胜偏衰。《内经》运用这种偏胜偏衰的理论,来解释病理变化的。例如《素问·阴阳应象大论》说:"阴胜则阳病,阳胜则阴病。阳胜则热,阴胜则寒。重寒则热,重热则寒。"

阴和阳在正常情况下,是处于相对平衡状态,在反常情况下,如阴的一方偏胜,就会导致另一方的偏衰,出现阳不足的病变;反之,阳的一方偏胜,也同样会导致另一方阴不足的病变。阳性热,阴性寒,故发热是阳偏胜的表现,恶寒是阴偏胜的现象。因为"物极必反",所以在某种情况下,阴偏胜到一定阶段,可以转化为阳热;反之,阳偏胜到一定阶段,可以转化为阴寒。《内经》就是用这种阴阳对立统一失常来解释疾病的病理变化的。

疾病的发生、变化既然是阴阳失调所致,因而协调阴阳,就成为治疗的基本原则和最终目的。正如《素问·至真要大论》说:"谨察阴阳所在而调之,以平为期。"平,就是协调,协调就是使其达到新的平衡状态。期,这里含有目的的意思。

(3) 人与自然的对立统一 人与自然是统一整体对立着的两方。这相互对立着的两方,在不断地求得统一中而维持着人的生命活动,并循着生、长、壮、老、已的生命规律发展。

人必须不断地从自然界获取人类赖以生存的物质,才能维持生命。最明显的是饮食物与空气,如《素问·六节藏象论》说:"天食人以五气,地食人以五味……气和而生,津液相成,神乃自生。"天供给人以五气,地供给人以五味,从而保证人体脏腑功能的正常发挥,说明人的生命活动是与自然界密切相关的。

春、夏、秋、冬四时自然气候的变化,与人的生命活动也是对立着的两方,人体就必须适应四时气候变化来维持生命活动。如《素问·宝命全形论》说:"人以天地之气生,四时之法成。"可见生物之所以能生、长、化、收、藏,也就是生物本身与自然气候变化,在对立中求得统一的体现。《灵枢·五癃津液别》篇说:"天暑衣厚则腠理开,故汗出……天寒则腠理闭,气湿不行,水下留(流)于膀胱则为溺与气。"人体天暑多汗少尿,天寒少汗多尿的调节功能,就是人与自然求得统一的生理活动表现。

自然界的阳气,一天之中有昼夜消长盛衰的节律,人体为着维护生存,防止病邪的侵害,就必须随着自然界阴阳气的消长运动,及时进行适应性的调整。《素问·生气通天论》说:"故阳气者,一日而主外,平旦人气生,日中而阳气隆,日西而阳气已虚,气门乃闭。"一日中,人体阳气所以有升降出入的运动,就是对自然界阳气运动的一种适应性调节活动,实质上也就是人与自然在对立中求得统一的表现之一。

阳气不仅在一日中有盛衰消长的运动,而且一年四时也同样如此。《素问·四气调神大论》所提出的"春夏养阳,秋冬养阴,以从其根",就是使人体内阴阳之气与自然界阴阳之气保持统一协调的养生方法。在病理变化上,阳盛或阴盛的病人,往往因季节的更替而加重或死亡,这就是因为不能与四时阴阳消长变化求得统一的原故。《素问·阴阳应象大论》所说的阳盛病"能冬不能夏",阴盛病"能夏不能冬",正说明了疾病与自然四时气候对立统一的关系。

1·2·1·4 生命的运动观 运动变化的观点,是《内经》理论体系的重要学术观点之一。无论对自然的认识,或是对人体的生理现象、病理变化的认识,无一不是用运动、发展、变化的观点,去认识问题、分析问题;就是对疾病的诊断和治疗,也是如此。

《内经》理论认为整个自然界、活着的人体及疾病的发生,都不是静止不动固定不变的,而是在阴阳二气的相互作用下,不断地在运动、发展、变化着。例如对自然的认识,认为天体是在不断地旋转,星球是在永恒地运动,正如《素问·六节藏象论》说:"天为阳,地为阴,日为阳,月为阴,行有分纪,周有道理。"由于日月的运行,有它一定的分野纪度和一定的轨道,因而形成了自然气候的规律性变化。所以《素问·气交变大论》说:"五运更始,上应天期,阴阳往复,寒暑迎随。"

活着的人体,也是一个运动变化着的整体。《灵枢·营卫生会》篇说:"营行脉中,卫行脉外,营周不休,五十而复大会,阴阳相贯,如环无端。"这就是指人体内属阴的营气和属阳的卫气,是阴阳相贯昼夜不停地在人体内运行。气血运行正常与否在脉象上就能反映出来,这就成为切脉诊病的理论根据。脉的搏动,是气血在脉道内运行的动态反映,人体脉搏不停地在搏动,正反映出气血在脉道内的不断运动。

由于人体营卫阴阳相贯的不断运动,进行着物质的新陈代谢,才能维持生命活动,使人沿着生、长、壮、老、已的生命过程发展,可见生命的本身就是一个运动不息的发展变化过程。

《内经》不仅把生命看成是一个运动发展变化着的整体,而且认为疾病也是在不断地发展变化着的。因此,用运动变化的观点来认识分析疾病,并针对疾病发展变化的不同阶段,采取相应的治疗方法,这就是中医学"辨证论治"的理论根据。

1·2·2 "四时五脏阴阳"的整体观

《内经》理论认为自然界有三阴三阳六气和五行之气的变化,人体也有三阴三阳六经之气和五脏之气的运动,而自然气候的变化,关系于三阴三阳六气和五行之气的运动,人体生理活动和病理变化,取决于六经之气和五脏之气的协调。因此,认为人体的生命活动与自然变化是同一道理。同时又认为自然界阴阳五行之气的运动,与人体五脏六经之气的运动,是相互收受通应的,这就是"天人相应"和"人与天地相参"的整体观。正如《灵枢·岁露》篇说:"人与天地相参也,与日月相应也。"

根据这一"天人相参"的观点,《内经》把人体的脏腑组织与自然界的有关事物密切联系起来,形成"四时五脏阴阳"的理论体系。这种理论体系,基本上是符合当代系统论的原则的。综合《内经》各篇有关内容的论述来看,它反映出构成人体的各种脏器组织,并不是杂乱无章地凑合,是按其功能活动上一定的规律、一定的层次进行着联系,形成以五脏为主体的五个功能活动系统。该系统既通过五者之间纵横两个方面进行着协调联系,维持整体性的生命活动,又通过与自然界五时五气等的联系,从而使机体保持着相对的稳态。

《内经》中"四时五脏阴阳"的整体观,主要是从以下两个方面进行阐述的:

1·2·2·1 五脏系统的联系结构 《内经》理论体系将组成形体的各种脏器,按其功能特性,概括为五脏、五(六)腑和奇恒之腑三大类,并按它们功能活动联系的规律,分别构成了以五脏为主体的五个功能活动系统。人体这一以五脏为主体的功能活动系统,是通过经脉的沟通、气血的通达、脏腑的联系来实现的,其联系系统结构如下表:

肝系统:肝──→胆* ──→ 筋 ──→目──→爪　　　肾系统:肾──→膀胱──→骨*、髓* ──→耳──→发

心系统:心──→小肠 ──→血脉* ──→舌──→面　　　　　　　　　　　脑* 女子胞*

脾系统:脾──→胃　──→ 肉 ──→口──→唇

肺系统:肺──→大肠 ──→ 皮 ──→鼻──→毛　　　　注:*为奇恒之腑

这五个系统相互之间并不是孤立的,它们也是通过经脉的络属沟通,气血的通达,进行着调节和控制,从而维持着一定的相对稳定状态,构成一个生命活动的整体。五者之间的调节与控制的联系,是运用五行学说的生、克来阐明的,其生克关系如图1。

1·2·2·2 "四时五脏阴阳"的系统结构 上述五脏功能系统,还与自然界的"四时阴阳"密切联系着。四时(五时),即春、夏、(长夏)、秋、冬。由于风、暑、湿、燥、寒五气分别为五时主令之气,所以形成一年气候的温、热、湿、凉、寒的季节性气候变化,促使了生物生、长、化、收、藏的发展。故而《素问·天元纪大论》说:"天有五行御五位,以生寒、暑、燥、湿、风。"五位,即东、南、中、西、北五个方位,亦称五方。五方生五气,即《素问·阴阳应象大论》所说"东方生风,风生木""南方生热,热生火"。五方包括五时,所谓"东方生风""南方生热",就是春季生风,夏季生热。

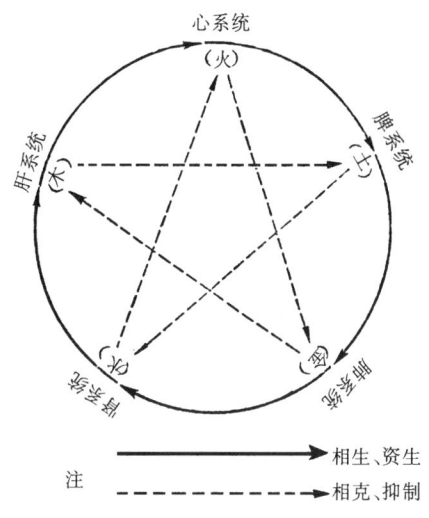

图 1 五脏之间调节控制示意图

五气,又各有阴阳属性,风、热属阳,寒、燥、湿属阴。五气更迭主时所形成的气候变化,也就是自然界阴阳二气的升降消长运动,所以《素问·至真要大论》说:"阳之动,始于温盛于暑;阴之动,始于清盛于寒。"阳之动,指上半年的阳长阴消,所以春季为阳气初生之少阳,东方风气主令,气候由冬寒变为春温;夏季为阳气隆盛之太阳,南方热气主令,气候由春温变为夏热。阴之动,指下半年阴长阳消,所以秋季为阴气初生之少阴,西方燥气当令,气候由夏热变为秋凉;冬季为阴气隆盛之太阴,北方寒气主令,气候由秋凉变为冬寒。至于长夏,居于夏秋之交,称谓至阴,中央湿气主令,气候潮湿。

上述四时阴阳消长运动,仅是形成气候变化因素的一个方面。另一方面,如要保持各时气候的正常,五时五气之间,还必须具有横向的抑制,这就是《素问·金匮真言论》所说:"所谓得四时之胜者,春胜长夏,长夏胜冬,冬胜夏,夏胜秋,秋胜春,所谓四时之胜也。"五方五气的相互资生又交相抑制,即促成了一年四时气候的规律性变化,这就是《内经》提出的"四时阴阳"理论。

人体五脏功能活动系统与自然界的四时阴阳消长变化是相收受通应、密切联系着的。例如《素问·金匮真言论》说:"帝曰:五藏应四时,各有收受乎? 岐伯曰:东方色青,入通于肝……南方色赤,入通于心……"这里的五方,概括了五时五气。入通,即收受通应的联系。《素问·六节藏象论》也有心"为阳中之太阳,通于夏气";肺"为阳中之少阴(原作太阴),通于秋气";肾"为阴中之太阴(原作少阴),通于冬气";肝"为阴(原作阳)中之少阳,通于春气";脾"为至阴之类,通于土气(长夏)"的论述。隆盛之阳为太阳,初生之阳为少阳,隆盛之阴为太阴,初生之阴为少阴,它既是五脏的阴阳属性,也是五时之气的盛衰消长,这就是"四时五脏阴阳"的理论。这一理论,是以五脏功能活动系统外应五时五气的联系方法,把人与自然统一起来,形成《内经》理论体系的结构系统,反映出《内经》理论体系"天人相应"的整体观念。

总之,《内经》理论体系的学术思想,是受着古代朴素唯物论和辩证法哲学思想影响的。

"精气论"的渗透,不仅确立了《内经》理论的唯物观,而且为气化生理奠定了基础;阴阳五行学说应用于医学领域,促成了中医学运用对立统一、联系和控制的法则,来探索生命的奥秘,来分析和解释人体生理活动和病理变化的规律,以及人与自然的关系,从而反映出"四时五脏阴阳"的"天人相应"的整体观。

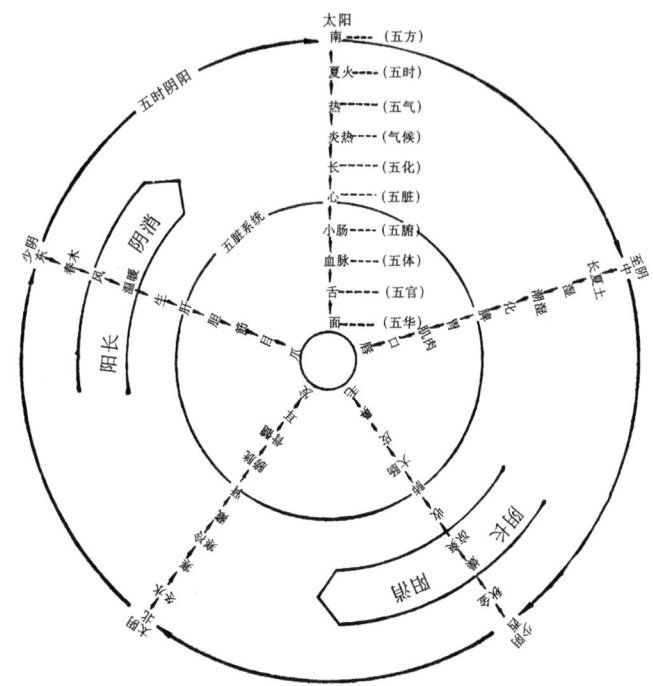

图2 "四时五脏阴阳"结构模式图

1·3 《内经》理论体系的主要内容

历代医家研究《内经》所采用的分类注释方法,所分的类别实际上就是《内经》理论体系主要内容的归纳。由于仁者见仁,智者见智,因而各家的分类也就不尽相同。除有关针刺、俞穴等内容外,统括起来,不外阴阳、五行、藏象、经络、病因、病机、病证、诊法、治则、养生以及运气等十一大类。现将其主要内容简介于下。

1·3·1 阴阳五行学说

阴阳五行学说,是我国古代劳动人民在生活实践中,通过对自然现象的长期观察,在万物本源于气的理论基础上,用以认识宇宙、解释宇宙界一切变化的一种认识论,它是我国古代朴素的唯物辩证法思想,属于古代的哲学范畴。阴阳学说认为自然界各种事物之所以能发生、发展、变化,是由于事物内部存在着相互对立的阴阳两个方面,这两方面相互作用,是事物运动、变化和发展的内在动力,这就是阴阳学说对自然事物生化极变的观点。五行学说,则认为宇宙间的一切事物,都是由木、火、土、金、水五种基本物质构成的,进一步抽象化后形成了五行学说。五行学说主要是以生克制化的理论,来说明事物在运动发展过程中的相互联系,阐明各种不同事物在发展过程中的动态平衡。

《内经》中除阐明阴阳五行学说的基本概念及其内容外,还运用阴阳五行学说的理论来阐明人体的生理、病理、诊断和治疗的规律,创立了许多重要的学术观点和理论原则。如以阴阳学说来阐明人体的生理现象,就是人体阴阳两方彼此消长运动的过程,即由平衡到不平衡,再由不平衡求得新的动态平衡状态,并用"阴平阳秘,精神乃治"来概括说明。病理变化,就是阴阳动态平衡破坏后所出现的阴阳偏胜偏衰的现象,因而就将病理过程中的寒热病机,解释为"阳虚则外寒,阴虚则内热,阳盛则外热,阴盛则内寒"。在诊法上,也是以阴阳作为纲领的,如说"察色按脉,先别阴阳",并将各种证候概括为阴证、阳证两大纲要。在治疗方面,则强调了"谨察阴阳所在而调之,以平为期"。

以五行学说来阐明人体的生理、病理以及人与自然的关系,主要是采用五行归类方法,将人体脏腑组织,及与人体生命活动有关的周围事物,按其属性进行归类,通过归类,既运用五行的特性来阐明五脏的功能,又运用五行生克制化的理论来论证五脏之间在功能上的联系规律。例如:木的特性是升发、柔和,故肝喜条达而有疏泄的功能;火的特性是阳热、炎上,故心阳有温煦的作用;土的特性是备化,故脾主运化为生化之源;金的特性是清肃、坚劲,故肺气主肃降、收敛;水的特性是寒润、下行,故肾有主水、藏精的功能。将五脏配属于五行,还以之说明五脏之间的相互资生和交互抑制的内在联系关系。例如"亢则害,承乃制,制则生化,外列盛衰,害则败乱,生化大病",就是说明五脏在生理上必须是既有相互间的资生,又有相互间的抑制,方能"生化",维持正常的生命活动,如果是有生而无制,就要亢而为害,发生病变。由于五脏之间的制化规律,因而在病变上就会出现"气有余,则制己所胜而侮所不胜;其不及,则己所不胜侮而乘之,己所胜轻而侮之"的疾病传变规律。掌握了这个规律,就为治疗或防止疾病的传变指出了治疗的方向,如"见肝之病知肝传脾,当先实脾",就是根据这个规律而订出的防止传变的治疗措施。由于五色、五音分别归属于五脏,从而为望诊、闻诊奠定了理论基础。此外,五脏外应五时的"四时五脏阴阳"的理论,是与五行学说分不开的。可见《内经》理论体系的内外环境统一整体观,主要就是通过五行学说的理论来阐明的。

1·3·2 藏象学说

藏象学说,是研究人体各脏器组织及其在水谷运化、气血运行、水液代谢、精神情志活动等方面的生理活动和病理变化的规律,以及这些活动规律与外在环境之间相互关系的学说。

古代医家在当时解剖知识的基础上,通过对自然界四时阴阳变化现象的观察,并联系其内在脏腑组织器官功能活动表现于外的征象,从而据象以推理,据理而验证,创立了以"四时五脏阴阳"的理论为核心的外应五时、五气,内系五脏、五腑(六腑)、五体、五官、五华等以五脏为主体的五个功能活动系统。藏象学说就是论证这五个功能活动系统相互之间,及其与外在环境之间的联系关系,进一步阐明在生命活动过程中所表现出的各种节奏和规律。这些节奏和规律,正反映出人体内外环境统一的整体观。所以,藏象学说是《内经》理论体系的重要组成部分,是中医学发展和临床辨证论治的重要理论基础。

1·3·3 经络学说

经络,是和人体脏腑有联系的又一组织结构系统,它与脏腑器官共同构成人体生命活动的基础。经络学说,就是研究人体经络系统的组成内容、生理功能、病理变化及其与脏腑关系的学说。因此,它与藏象学说一样,也是《内经》理论体系的重要组成内容。

经络系统,包括了经脉、络脉、经别,以及经筋、皮部等部分。虽然各部分都各自形成子系统,具有各自的功能特点,但又有共同的功能,即通行气血,沟通表里,贯通上下,联系脏腑骨节。人体各脏器组织通过经络的气血运行，不仅提供了营养物质，而且维系了它们相互间的联系，从而保证了生命的正常活动。所以在生命活动过程中，经络与脏腑是不可分割的整体，因而也有将经络学说归并在藏象学说中，视为藏象学说的重要组成部分。由此可见，经络系统无论在生理、病理、诊断以及治疗等方面，都有极其重要的作用，特别是针灸、按摩等临床学科，更以经络学说为其理论基础。

1·3·4 病因病机学说

病因学说，是研究引起人体疾病发生的各种因素及其性质、致病特点和临床表现的一门学问。

《内经》在人与自然对立统一和形神统一观念的基础上，认识到了外在自然气候的反常变化和内在情志的刺激，是导致疾病发生的两大重要致病因素，前者称为"六淫"，后者称为"七情"，并根据这些病因的来源不同，将其分为阴阳两类。风雨寒暑，邪从外入，故属阳；饮食起居失节，情志变动，病由内生，故属阴。正因为病邪有从外、从内的不同，因而将疾病归纳为外感病和内伤病两大类。《内经》病因的阴阳分类，是我国最早的病因分类法，是后世"三因论"分类法的基础。

六淫，各有其不同的阴阳属性，风、暑、火为春夏主气，属阳；湿、燥、寒为长夏及秋冬的主气，故属阴。由于六淫的阴阳属性不同，四时主气性质之异，因而其致病特点及其临床表现也各不相同，临床上就根据致病的特点和症状表现来辨别病因，称之"审证求因"。审证求因是辨证论治的主要特点之一。

七情，一般属于正常的生理活动范围，只有突然、强烈或长期持久的情志刺激，才能成为致病因素。并根据不同情志伤害不同的脏腑，提出了"七情太过，反伤五脏"的理论。

上述这些致病因素的内容和理论原则，构成了《内经》的病因学说，成为临床分析疾病、探求病因、辨证论治的主要依据。

病机学说，是研究和探讨疾病发生、发展、变化的机理和规律的一门学问。其内容包括了发病和病理机转两个方面。

《内经》把人体对各种致病因素的防御能力，称之"正气"，致病因素称之"邪气"，疾病的能否发生，取决于正邪两方力量的对比。在一般情况下，当人体正气旺盛，邪气就不易侵入，或虽有邪气侵袭，也不会发生疾病。当人体正气相对虚弱，不足以抵抗邪气时，邪气才能为害而致病。这种"正邪相搏"的发病理论，突出地反映了内因是发病的决定因素，外因是发病条件的发病学观点。

疾病的发生，是"正邪相搏"破坏了人体阴阳动态平衡的结果。由于阴阳失调，就会导致脏腑气机升降以及气血运行紊乱，从而产生一系列病理变化。因此，病理变化就是阴阳失调后的阴阳偏胜偏衰的变化，所谓"阳盛则热，阴盛则寒""阴阳离决，精气乃绝"等，就是用阴阳的盛衰来阐明病变规律的。

总之，尽管疾病是千变万化的，但就整个病理机转的过程来说，总不外乎正邪斗争、阴阳失调以及升降失常等几个主要方面。这几个主要方面，不仅是《内经》研究、分析疾病变化机理的主要内容，而且也是后世对病证进行辨证论治的理论依据。

1·3·5 病证

病，是疾病；证，是证候。病证是在一定条件下致病因素作用于机体，引起人体功能失常后，有一定表现形式的病理过程。《内经》中，除了专题讨论了热病、疟病、咳嗽、风病、痹病、痿病、厥病等病证的病机、症状与治法外,还讨论了奇病、脏腑病、腹中病等多种病证的病机与治疗。据粗略统计,所论病证不下一百八十多种,可见内容是相当丰富的。

上述病证,从其内容看是以脏腑、经络、病因、病机等学说为理论根据,并以长期的临床实践为基础的。从其分类看,不外六淫病证、五脏病证、六腑病证、气血津液病证、情志病证以及其他杂病等,基本上是以病因和病位作为分类基准的。

《内经》中所论述的这些病证,有些虽然和现在临床的分型不太一致,但其对病机理论的分析、分类的原则和方法等,已为后世的发展树立了楷模。值得提出的是《内经》虽然没有明确提出"辨证论治"的治疗原则,但从它的脏腑分证、六经分证来看,却正是后世"辨证论治"理论及方法的导源。

1·3·6 诊法

诊法,就是诊断疾病的方法。《内经》的诊法,是通过长期对生理、病理现象的观察,以及大量的临床实践,而总结出来的一套独特的诊断疾病的方法。它的内容包括望、闻、问、切四种诊法,简称为"四诊"。举凡病人的精神、形态、五官、齿舌、肤色、毛发、二便等,都为望诊所必察;呼吸、语言、声音、气息、嗅味等,都为闻诊所必审;居处、饮食、情志、喜恶、发病经过等,都为问诊所必询;脉象、肌肤、胸腹、手足等,都为切诊所必循。可见《内经》中诊法遍及周身上下内外,内容是相当广泛而丰富的。

《内经》的诊法,是以"有诸内必形诸外"以及"知常达变""从外知内"等理论为基础,是以人体生理现象和病理表现及其与外界事物的联系为依据,应用推理、反证的方法,"以常测变,从变知常",从而达到"以表知里"。《内经》的诊法,也是"天人相应"的整体观和运动变化观在诊察疾病中的体现。

诊法虽然分为望、闻、问、切四诊,但在临床应用时,又特别强调将四诊结合起来,以防止诊断上的片面性,因而提出了"四诊合参"的诊法原则,正如《素问·五藏生成篇》所说:"能合色脉,可以万全。"

1·3·7 论治

《内经》中有关论治方面的内容,既广泛而又较全面,大体上包括了治则、治法、制方等。其特点是在"四时五脏阴阳"的理论指导下,强调了人体内外的整体统一,从而提出了因时、因地、因人制宜的原则。

在治疗方面,提出了因势利导、治病求本、同病异治、异病同治、标本缓急、补虚泻实、寒热温清、预防与早治等原则。在治法方面,除了针灸和药治外,还广及到精神疗法,以及按摩、导引、药熨、渍浴、束指、饥饿等方法,这些说明了《内经》治法的广泛性和多样性,其中有些疗法,如精神疗法、按摩、导引等,已引起中外学者的重视。

制方中所提出的君、臣、佐、使组方原则,对后世新方的创立,起到了指导的作用,至今仍为方剂学重要的理论基础。

1·3·8 养生学说

养生,是研究增强体质,预防疾病,以达到延年益寿、尽终其天年的理论和方法。《内经》的养生学说,突出了"不治已病治未病"的预防思想,并以"渴而穿井,斗而铸锥"为比喻,来阐明治未病的重要意义。

在养生的理论中,特别重视内因——人体的正气在防病、益寿延年中的重要作用。这种以内因为主的观点,突出表现在养生防病的方法上,重视精神情志的调节、真气的保养,如

《素问·上古天真论》所说："恬惔虚无，真气从之，精神内守，病安从来。"又如《素问·四气调神大论》提出的"使志无怒……使志安宁……无外其志……使志若伏若匿，若有私意，若已有得"等，都是强调以内因为主的养生方法。

关于养生的具体方法，除了强调调饮食、慎起居、适寒温、和喜怒等生活方面的调摄外，还在整体观念的指导下及"四时五脏阴阳"的理论基础上，提出了顺自然四时变化的调摄方法。例如《素问·四气调神大论》所提出的春养生气、夏养长气、秋养收气、冬养藏气等，就是根据四时阴阳变化而提出的具体养生方法。

1·3·9 运气学说

运气学说，是研究天时气候变化及其对人体影响的一门学说。这一学说以自然界的气候变化，以及生物体（包括人体）对这些变化所产生的相应反应作为基础，把自然变化现象与生物的生命现象统一起来；把自然气候变化与人体发病规律统一起来，从而从宇宙间的节律上来探讨气候变化对人体健康与疾病发生的关系，反映了"天人相应"的学术思想。

运气学说的基本内容，就是以五行、六气、三阴三阳等为理论基础，运用天干、地支所配合的甲子作为演绎的工具，来推测气候变化的规律和疾病流行的情况。由于气候变化是非常复杂的，影响气候变化的因素也是多方面的，所以它的内容广及天体的运行、气候的变化以及人体生理、病理等各种节律。就其学科来说，除了医学外，还涉及古代天文学、气象学、物候学、历法学，以及生物学等各方面的知识。

综上所述，《内经》的理论体系是我国古代劳动人民和医学家们通过长期观察，以及医疗实践所积累的丰富经验，在古代哲学思想的影响下所形成的。由于这一理论体系的科学性和实践性，所以千百年来，它不仅有效地指导着临床实践，而且为中医学的发展奠定了基础。今天在继承发扬祖国医学遗产、促进中医现代化的过程中，整理它、研究它，仍然有着极为重要的意义。

1·4 学习《内经》的方法和要求

《内经》比较全面地系统地论述了中医理论体系及学术思想，它是中医学理论的渊源，也是学习中医必读之书，但本书成编于战国秦汉时代，不仅因为它文字古雅，义理深奥，而且由于去时久远，辗转传抄，以致简脱文断，阙漏坠缺，正如王冰说："其文简，其意博，其理奥，其趣深……而世本纰缪，篇目重迭，前后不伦，文义悬隔。"即就是经王冰整理编次，流传至宋时，仍不免"去圣已远，其术晻昧，是以文注纷错"（宋林亿等校）。《内经》的这些情况，必然会给学者带来一定的困难。为此，掌握学习方法，是学好《内经》的前提。据我们的学习体会，现提出以下几点看法，供学习时参考。

1·4·1 利用工具书，读通原文

学习《内经》首先必须读通原文，然后才能进一步理解其精义。但《内经》不仅文字古奥，而且同音假借的字颇多。为此，除了要有一定的古汉语基础外，还必须借助于字典、训诂，以及一些文字学常识等工具书，才能避免穿凿字形，妄说字义，错解经旨。例如"能"字，在《素问·阴阳应象大论》"能夏不能冬""能冬不能夏"句则通"耐"字，而在同篇"此阴阳更胜之变，病之形能也"句则通"态"字。又如《素问·阴阳别论》"三阴三阳病，为偏枯痿易"的"易"字，则宜读"施"。"施"同"弛"，四肢偏废松弛的意思。而《素问·汤液醪醴论》"此四

极急而动中,是气拒于内而形施于外"的"施"字,则应读"易",即变易、改变的意思。再如"佩"通"背";"要"通"约"等,诸如此类的同音假借,《内经》中是屡见不鲜的。这些同音假借字,如不通过工具书,是不可能读通的。原文读不通,就谈不上进一步领会经旨了。

1·4·2 结合注家,分析原文的理论原则及其学术思想

中医学主要是通过外在现象,来推论生命活动规律的。它是以自然变化,以及人的精神情志活动等作为信息,根据这种信息作用于人体脏腑所反映出来的现象,经过正常与异常的反复对比、分析,从而推论出生命活动规律和病理变化的机制。正由于《内经》理论主要是从"象"的观察结合当时的解剖知识而来的,因而把自然现象与人体生命现象统一起来,把人体的精神情志活动与人体的脏腑功能统一起来,从而形成了一个人与自然的统一整体,构成了独特的理论体系。这一独特的理论体系,也正是中医学的"特色"所在。因此,掌握这一理论体系的理论原则及其学术思想,是学好《内经》的首要问题。

例如《素问·四气调神大论》的主题思想,是通过四时不同的养生方法,阐发人体适应自然变化的生命节律;从四时生长化收藏,突出"四时阴阳"是万物的根本;从人体适应四时的养生方法,突出人与自然统一的"天人相应"观点;人体四时养生方法的重视意志调摄,突出养生学说内因是根据,外因是条件的"内因为主"的观点等。

但是要掌握原文中的理论原则及其学术观点,除了自己在读通原文的基础上,用中医理论的思想方法,进行思考、探索外,还必须参阅历代各注家对《内经》的理解和心得体会,进一步进行深入的研究和分析。只有这样,才能深入到《内经》理论中去,掌握住《内经》理论的精髓。例如《素问·生气通天论》"因于气为肿"的"气",今人多从气虚为肿解,然而杨上善的注解是:"因邪气客于分肉之间,卫气壅遏不行,遂聚为肿。"高世栻进一步指出:"气,犹风也。"认识到这里的"气",是指风气,才能深入理解本段的主要精神,是从外感寒、暑、湿、风邪为病和内伤劳损而致神、筋的病变两方面,阐发了阳气在发病中的重要意义。又如马莳注《素问·阴阳应象大论》说:"此篇以天地之阴阳,万物之阴阳,合于人身之阴阳,其象相应,故名篇。"这一注解,简要地点出了本篇的主题思想——人体内外环境统一的"天人相应"的整体观念。

由于各注家的学术观点不一,因而对同一问题的注解也就不同。通过这些不同的注解,不仅可以了解各注家的学术思想,而且还能培养我们分析问题、解决问题的能力。

1·4·3 联系各篇的有关内容,理解《内经》理论体系的结构及其系统性

《内经》把人体的脏腑组织及其与自然界的有关事物,根据它们的内在联系,归纳成《内经》理论体系的系统层次结构,以此来阐明生命活动的奥秘,说明生理、病理的活动规律。因此,只有掌握了这一理论体系的结构组成及其系统性,才能正确地理解它论证生命活动的规律。但由于《内经》基本是论文的汇编,因而这一理论体系的系统结构,分散在各有关篇章中叙述,这就有赖于我们在学习各篇时相互联系和综合分析。

例如《素问》的《金匮真言论》、《灵兰秘典论》、《阴阳应象大论》、《六节藏象论》、《五藏生成篇》,以及《灵枢》的《天年》、《海论》、《本输》、《本藏》等篇,都对脏腑的性能进行了阐述。尽管各篇的主题思想不同、论述的内容方式各异,但如果把这些有关内容联系起来,通过分析综合,就可以看出"藏象学说"是以心、肝、脾、肺、肾五脏为主体的外应五方、五时,内系五腑、五体、五官、五华等五个功能系统的多层次结构。这种联系各有关篇章的内容,进行综合分析,既是学习《内经》的重要方法,也是学习《内经》的基本要求。

1·4·4 结合临床实践,掌握《内经》理论原则的运用

理论来自实践又指导实践。在学习《内经》时,对某些理论原则,在全面深入理解它的意义的基础上,还应当与临床实践密切结合起来,这样才能学有成效,既掌握了理论的实践性,反过来,又可通过实践更进一步深入理解和掌握理论原则。例如《素问·五藏别论》所说的"魄门亦为五藏使,水谷不得久藏",就可联系临床实例来理解,如大便秘结的大承气汤证、水谷齐下的飧泄证等,都不仅是反映出肠胃的病变,也常是心、肝等五脏病变表现。又如临床上用通里攻下开魄门的方法,可使某些癫狂病人得到缓解。这样从实践中进一步理解"魄门亦为五藏使"的理论及其临床意义,这也就是很多学者认为只有在通过一个阶段临床实践以后,才能更深入地理解《内经》理论的原因所在。

在学习某些理论原则时,还必须与后世的发展联系起来,从而进一步理解它的实践价值。例如《金匮》黄芪桂枝五物汤证,就由《素问·五藏生成篇》中的"卧出而风吹之,血凝于肤者为痹"的病机而制订的。这样既结合了临床实践,又联系后世的发展,不仅可使某些理论原则得到进一步的深化,而且还认识到这些理论在中医学发展中的意义。

1·5 主要参考书简介

历代医家对《内经》的研究,从注释、校勘、分类、分类纂要、专题发挥、节要等各种不同方法,做过不少工作,给后人留下许多有价值的资料。这些资料,不仅对中医学的发展,作出了一定的贡献,而且也是后人学习《内经》帮助加深理解所不可缺少的参考文献。可惜的是还有不少研究成果未及刊行,终致失传,即使其曾经刊行者,亦多有残缺错简。这里仅就其现存者,择要简介于下。

1·5·1 《黄帝内经太素》

隋·杨上善注,计三十卷。本书早已亡佚,现行本是日本珍藏的仁安三年钞本,清光绪年间杨惺吾从日本影抄回国,经肖延平于一九二四年校注刊印的。原书缺第一、四、七、十六、十八、二十、二十一共七卷,其他各卷尚有部分残缺。一九七九年十一月王雪苔等赴日考察时,又发现了所缺的十六、二十一、二十二共三卷,携带回国,内部影印。虽然其中的二十二卷重复,但较原书完整,补充了原书的残缺部分。

本书用"以类相从"的方法,将《素问》《灵枢》原文,详其意趣,分为摄生、阴阳、人合、藏府、经脉等一十九类,每类之中又分为若干子目,并在原文之下系以注释。这种以类相从的方法为后世分类研究《内经》开辟了先河。

本书是注释《内经》的早期作品,不仅所引《内经》原文在现存医书中最为近古,而且杨氏的注文也有其精辟之处,如《素问·生气通天论》"因于气为肿"的气释为邪气,是符合上文因于寒、因于暑、因于湿的文例的。诸如此类的例子,杨注中还能找到不少,特别是在校刊方面,对原文的残缺错简作出了一定的贡献。所以,《太素》是一部学习《内经》必要的参考文献。

关于本书的成就,定海黄以周曾作出较为全面的评价。他认为本书的归类方法,取法于《甲乙经》"而无其破碎大义之失"。其编次原文,并《素问》《灵枢》为一书,虽有迁移而"不使原文糅杂""不以别论羼入其中"。所编原文为唐以前之旧,"可以校正今之《素问》《灵枢》者,难觙缕述。《素问》《灵枢》多韵语,今本之不谐于韵者,读《太素》无不叶"。杨氏"深于训诂",于"通借已久之字",以及"字之罕见者,据《说文》本义,以明此经之通假"。皇

甫谧《甲乙经》"并《素问》、《灵枢》、《针经》为一书";王冰好言五运六气,而"并《阴阳大论》于《素问》中;杨上善好言明堂而别注之,不并入于《太素》,此亦其体例之善,识见之高者"(《徼季文钞·旧钞太素经校本叙》)。由此说明了杨上善治学的科学态度,及本书的成就。

1·5·2 《增广补注黄帝内经素问》

本书为唐宝应年间王冰编次注释,亦即现在的通行本。据王氏在序文中说,《素问》在唐以前,已阙其第七一卷,并且由于年久变迁,辗转传抄,已到了"世本纰缪,篇目重迭,前后不伦,文义悬隔",无法窥其原貌的地步。王冰"受得先师张公秘本,文字昭晰,义理环周,一以参详,群疑冰释",并"精勤博访","历十二年方臻理要,询谋得失,深遂夙心"。

王冰在次注时,不仅将全书厘订为二十四卷,并且在篇目及内容方面亦多增删。他次注的方法是"其中简脱文断,义不相接者,搜求经论所有,迁移以补其处;篇目坠缺,指事不明者,量其意趣,加字以昭其义;篇论吞并,义不相涉,阙漏名目者,区分事类,别目以冠篇首;君臣请问,礼仪乖失者,考校尊卑,增益以光其意;错简碎文,前后重迭者,详其旨趣,削去繁杂,以存其要;辞理秘密,难粗论述者,别撰玄珠,以陈其道"。值得提出的是,王冰的治学态度严谨,"凡所加字,皆朱书其文,使今古必分,字不杂糅"。可惜的是在宋·林亿等校书时,业已朱墨不分,古今杂糅了。

王冰笃信道教,故自号启玄子。因此,他的注释带有浓厚的道家气息,特别是他"夙好养生",所以他极端重视肾精的保养,强调要慎房事,这些观点在他注释中有明显的反映。他对理论的注释,也有许多突出的发挥,例如"益火之源,以消阴翳,壮水之主,以制阳光",针对阳虚证和阴虚证所采用的"益火"与"壮水"两种不同的治疗原则,就是王冰在《至真要大论》"诸寒之而热者取之阴,热之而寒者取之阳"的注文。这些解释,不仅对《素问》深入理解和指导临床实践有重要的意义,而且对后世命门学说的发展,起到了积极的作用。正因为王氏注释有其独到之处,因而宋以后的注家,多以王冰注为规范。

1·5·3 《素问注证发微》、《灵枢注证发微》

明·马莳(玄台)所注的《注证发微》,不仅注释了《素问》和《灵枢》,而且一变唐以来的二十四卷,而复为每部九卷,每卷九篇,以合九九八十一篇之旧。并将其分成若干章节,然后分章分节予以注证,这就不同于以前注家随句注解的方法。

马氏素长于针灸经脉,故其对经脉腧穴证治,注证颇为详尽,此为他注所不及,他所注《素问》部分,并不为他人所称许。例如汪昂说:"马玄台素问注,舛谬颇多,又有随文敷衍,有注犹之无注者。"然马注《素问》虽详于针灸经脉,但在某些地方,亦颇能体承经旨。例如《素问·阴阳应象大论》"壮火之气衰,少火之气壮"的壮火、少火,前人多以亢盛的阳气及和平的阳气解,这就不如马注指药物之"气味太厚者,火之壮也……气味之温者,火之少也",能承上文气味厚薄阴阳之意旨,这些都为他注之所不及。

《灵枢》多论述经脉、腧穴和针刺,在马注以前,很少被人重视,而马氏注《灵枢》,可为专门研究《灵枢》之启端。他注《灵枢》的方法是:"愚注释此书,并以本经(指《素问》)为照应,而《素问》有相同者,则援引之。至于后世医籍有讹者,则以经旨正之于分注之下。然后之学者,当明病在何经,用针合行补泻,则引而伸之,用药亦犹是也,切勿泥为用针之书,而与彼《素问》有所轩轾于其中也。"

由于马氏素娴经脉、腧穴、针灸之术,而其注证又认真负责,因而后世对马注《灵枢》的评价则甚于《素问》。如汪昂说:"《灵枢》以前无注,其文字古奥,名数繁多,观者蹙额颦眉,医家率废而不读。至明始有马玄台之注,其疏经络穴道,颇为详明,可谓有功后学。虽其中间有出入,然以从来畏书之难,而能力开坛站,以视《素问》注,则过之远矣。"可见马氏所注的《灵枢》,是深得后人赞许的。

1·5·4 《内经吴注》

吴崑(鹤皋)所注《素问》仍以王冰的二十四卷为底本。他的注释,在某些问题上能发前人之未发,例如《灵兰秘典论》"三焦者,决渎之官"句下注云:"决,开也。渎,水道也。上焦不治,水溢高原;中焦不治,水停中脘;下焦不治,水蓄膀胱。故三焦气治,则为开决沟渎之官水道无泛滥停蓄之患矣。"这种对上、中、下焦水道分治的解释,不仅发《内经》、《难经》之所未发,而且为临床上从肺、脾、肾三脏治水奠定了理论基础。

吴注《素问》还有一个特点,即凡他认为原文有错简讹误之处,则直改原文而在注释中加以说明,这与他本不敢轻易改动原文,而仅在注释中指出其讹误者不同。例如《生气通天论》"是故阳因而上,卫外者也"下句"因于寒"直移于"起居如惊,神气乃浮"下,并将下文"体若燔炭,汗出而散"移本句下,注云:"旧本体若燔炭二句在静则多言下。"这移改,无论在文理、医理方面,都是比较通顺的。但也有人持反对态度,例如汪昂《灵枢类纂约注》曾对其评价说:"间有阐发,补前注所未备,然多改经文,亦较嫌于轻擅。"

1·5·5 《类经》

本书是现存全部分类《内经》(包括《素问》和《灵枢》)最完整的一部著作,明·天启年间张介宾(景岳)著。

张氏分类注释的动机,认为"正以经文奥衍,研阅诚难,其于至道未明,而期冀夫神通运微,印大圣上智于千古之貌,断乎不能矣……因奋然鼓念,冀有以发隐就明,转难为易,尽启其秘而公之于人,备俾后学了然,见便得趣,由堂入室,具悉本原,斯不致误己误人,咸臻至善。于是乎详求其法,则唯有尽易旧制,颠倒一番,以类分门,然后附意阐发。"于是采用从类分门的方法,历四十年之久,始著成《类经》。

本书将《素问》、《灵枢》全部内容,分为摄生、阴阳、藏象、脉色、经络、标本、气味、论治、疾病、针刺、运气、会通十二大类,凡三十二卷,三百九十篇。经文虽因类分而颠倒,但仍一一注明出处篇名,以便查核,且有详尽的注释。由于张氏有丰富的临床经验,加之文字简明畅达,所以他的注释多能结合实际,特别有些重要问题,除了注释之外,还结合自己的理解和临床实践的体会,用"愚按"二字,附有"附意阐发"的专题发挥。本书确有"见便得趣""悉具本原"的优点,故为学《内经》者的必要参考书。

1·5·6 《内经知要》

明·李中梓(念莪)所著《内经知要》,是选择《素问》、《灵枢》二书的内容,进行分类纂约,再加注释,故名《知要》。

本书分上下两卷,计分道生、阴阳、色诊、脉诊、藏象、经络、治则、病能八篇。其所选经文虽然不多,但分类简要。其注释亦多有发挥,如对"壮火""少火"解释为阳和之火和亢盛之火,这就进一步发挥了《内经》的精义,且注释浅近易懂,因而颇受学者所欢迎,流传甚广。

1·5·7 《素问集注》、《灵枢集注》

清·张志聪(隐庵)集其门人高世栻、子张兆璜等,历五年之久,著成《素问集注》九卷。书成,复集诸门人著《灵枢集注》九卷。本书为集体著作,故书名《集注》,从而为集体注释

《内经》开辟了先例。正如他说:"自甲辰五载,注释《内经素问》九卷,以昼夜之悟思,印黄岐之精义,前人咳唾,概所勿袭,古论糟粕,悉所勿存,惟与同学高良共深参究之秘,及门诸弟时任校正之严,剞劂告成,颜曰《集注》,盖以集共事参校者什之二三,先辈议论相符者什之一二,非有弃置也,亦曰前所已言者,何烦余言,唯未言者,亟言之以俟后学耳。"可见本书既发挥集体智慧以集思广益,又不因循沿旧,拾人唾余。这种创作思想方法,是历代诸注家所不及的。因本书是集思广益,所以对经旨有深入的领悟,在注释上明显地反映出阴阳、脏腑、气血等气化学说的特点,为后世学者所重视。

他注的《灵枢》,也着重于机理,正如他在《灵枢》序文中说:"因知经意深微,旨趣层折,一字一理,确有指归,以理会针,因针悟证,殚心研虑,鸡鸣风雨,未敢少休。""以理会针,因针悟证",正是张氏注《灵枢》的特点,也是与马注《注证发微》相异之处。故而张氏说:"玄台马氏又专言针而昧理,俾后世遂指是经为针传而忽之,而是经几为赘旒矣。"

张氏《集注》详于理,这有胜于他注一等,从而本书也就为后学者所重视,但他的注释,有很多是以经释经,这未免引起后人之议。

1·5·8 《素问直解》

本书为清·高世栻(士宗)著,凡九卷。

高世栻曾参从其师张志聪集注《内经》,但认为《集注》"义意艰深,其失也晦",因而他"不得已而更注之",这就是高氏注本书的原因和动机。本书除了注释明白晓畅,要言不繁外,还在每篇之中,分为数节,眉目清楚,注释也常以寥寥数语,便能大畅经旨,使人一目了然,这就是本书所以名"直解"的含义,也是成为后学必要参考书的原因之一。

他的注释也常能不落窠臼,直疏经旨,例如《生气通天论》"因于气为肿"的气,解释为风气等。此外,他对衍文、错简、讹字的处理方法,也常直解原文,而在注释中加以说明,正如他在凡例中说:"然字句文义,有重复而不作衍文者,有倒置而未经改正者,有以讹传讹而弗加详察者,余细为考较,确参订正,庶几上补圣经,下禅后学。"这种处理方法,和吴崑的观点是一致的。

1·5·9 《素问经注节解》

本书为清·姚止庵著。其所以名《经注节解》,除了原文有所删节注解外,在编章顺序上,一改王冰的原来顺序,而将原篇分为内、外两篇,内篇分三卷四十八篇;外篇分五卷三十一篇。由于他已将原篇目打乱,因而删去了每篇篇名后的数目字。正如他说:"古本每篇旧有次叙数目,今既分为内外篇,已无次序,用何数目,故并去之。"

关于他删节的原因及标准,他在自序中说:"于经之正意已完于前,而复赘词于后者则去之;经之言已见于别篇,而又重出于此者则去删;文词残缺,义无可考,虽解之而无味者,或阙疑则尽除之;语之脱误,考别本以补葺之;字之舛讹,会文理以订正之;句法之颠倒,段落之参错,凡属传字纷乱者,通上下文语气以更易之;至于后人膺托以补篇目之数,如著至教等七篇,词句杂驳者,则僭为删削以贯通之,凡得一百七十八所,计删六千六百八十六字。"

本书主要是以王注为底本,对王冰有不同看法之处,则多自加申述。因此,凡注文未冠"按"字的,悉为王冰注;冠"按"字的,则为姚氏注语。姚氏对王冰的讹误,发挥自己的见解,多有创见。

1·5·10 《素问释义》

《素问释义》凡十卷,清道光九年张琦著。

本书虽然采用了王冰本的篇次，但多不采用王冰的注文。他认为"冰之注得不偿失，托言藏本，多所改窜，又移其篇第以意分合于芜杂之文，曲为解说，牵合附会，强以相通"。所以他在注文中，关于林亿《新校正》的校语，基本上被采用了。其注释除解释较为精练外，释义也有所发挥，因而也是学习《内经》的常用参考书之一。

1·5·11 《素问识》、《灵枢识》

本书系《皇汉医学丛书》之一，日人丹波元简著。

本书是采取选注而不自作注释的方法。在选注方面，以前人注释、考证精确，说理入微，符合经旨而有发挥者入选。对各注有分歧时，则提出自己的看法，指出孰是孰非。如有未能肯定，或可并存者，则以疑似口吻，径曰"恐非"或"似是"或"可并存"，俾学者知所思考抉择。他所选注：以王冰、马莳、张介宾、张志聪、吴崑等诸家为多。

本书在阐述自己的见解时，旁征博引，采撷广泛，处理态度又极为严谨，对学者分析诸注，深入体会经旨，有一定的帮助，因而为学习《内经》者所重视。

2 阴阳五行学说

阴阳五行学说,是我国古代哲学家在万物本源于气的理论基础上,用以认识和解释宇宙万物变化的认识论,所以它属于古代哲学范畴。阴阳学说认为任何事物内部,无不存在着相互对立的两个方面,这两方面的对立统一运动,是事物变化和发展的动力。阴阳,就是这两方面的概括。五行学说,主要是以生克制化的理论,来说明事物在运动变化过程中相互间的联系,以及事物在变化发展中的相对稳定状态。

阴阳五行学说,渗透到医学领域,促进了《内经》理论体系的形成,并用它来分析、论证人体生理活动和病理变化的规律,成为中医学理论的指导思想。《内经》中虽然专论阴阳五行学说的篇章不多,但阴阳五行的思想方法、理论观点,是融合贯穿在《素问》和《灵枢》的各个篇章之中的。

本章所选的部分篇章,主要在于阐明阴阳五行的概念及其基本内容,以及在生理、病理、诊断、治法中运用的某些原则,但要深入地理解和掌握,还须结合本书各章节内容,仔细推敲和深入体会。

2.1 素问·阴阳应象大论篇第五(节选)

2.1.1

【原文】

黄帝曰:陰陽者,天地之道①也,萬物之綱紀②,變化之父母③,生殺之本始④,神明之府⑤也。治病必求於本⑥。故⑦積陽爲天,積陰爲地⑧。陰靜陽躁⑨,陽生陰長,陽殺陰藏⑩。陽化氣,陰成形⑪。寒極生熱,熱極生寒⑫。寒氣生濁,熱氣生清⑬。清氣在下,則生飧泄⑭;濁氣在上,則生䐜脹⑮。此陰陽反作⑯,病之逆從⑰也。

【注释】

① 天地之道:天地,泛指自然界。道,法则、规律。张介宾注说:"道者,阴阳之理也。阴阳者,一分为二也。太极动而生阳,静而生阴,天生于动,地生于静,故阴阳为天地之道。"阴阳,一分为二,就是自然界的一般法则。

② 万物之纲纪:纲纪,《说文解字注笺》注:"总持为纲,分系为纪。如网罟,大绳其纲也,网目其纪也。"这里亦可作纲解。万物之纲纪,即万物生长消亡变化的纲领。

③ 变化之父母:《礼记正义·月令》:"先有旧形,渐渐改者谓之变;虽有旧形,忽改者谓之化。"张介宾引朱子云:"变者化之渐,化者变之成。"父母,这里是本原、根本的意思。事物之所以能发展变化,就在于阴阳二气的对立统一运动,所以说阴阳是事物变化的父母。

④ 生杀之本始:生,新生;杀,消亡。本始,即根本、元始的意思。义同上文"父母"。李中梓注:"阴阳交则物生,阴阳格则物死;阳来则物生,阴至则物死。万物之生杀,莫不以阴阳为本始也。"

⑤ 神明之府:神明,指自然万物运动变化的内在动力。《淮南子·泰族训》:"其生物也,莫见其所长养而物长,其杀物也,莫见其所伤而物亡,此之谓神明。"府,居舍、藏物的场所。张介宾注:"神明出于阴阳,故

阴阳为神明之府。"

⑥ 本：这里指阴阳。吴崑注："天地万物，变化生杀而神明者，皆本乎阴阳，则阴阳为病之本可知。故治病必求其本，或本于阴，或本于阳，必求其故而施治也。"

⑦ 故：谓下文所论，皆上述阴阳变化之道。吴崑注："复明阴阳为天地之道也。"

⑧ 积阳为天，积阴为地：阳气轻清，轻者上升，故阳积则为天；阴气重浊，重浊者下降，故阴凝则为地，此明天地之阴阳。

⑨ 阴静阳躁：躁，动也。静则为阴，动则为阳，静、动以明阴阳之性。

⑩ 阳生阴长，阳杀阴藏：指事物一年四时中春生、夏长、秋收、冬藏的正常发展规律。如张介宾注："此即四象之义，阳生阴长，言阳中之阳阴也；阳杀阴藏，言阴中之阳阴也。盖阳不能独立，必得阴而后成，如发生赖于阳和，而长养由乎雨露，是阳生阴长也。阴不自专，必因阳而后行，如闭藏因于寒冽，而肃杀出乎风霜，是阳杀阴藏也。此于对待之中，而复有互藏之道，所谓独阳不生，独阴不成也。"说明本句的"杀"，是肃杀的杀。一说"杀"即杀戮之杀。因而认为"阳生阴长"，是阴阳之治，而"阳杀阴藏"是阴阳之乱。如张介宾又注："一曰，阳之和者为发生，阴之和者为成实，故曰阳生阴长；阳之亢者为焦枯，阴之凝者为固闭，故曰阳杀阴藏。此以明阴阳之淑慝言，于义亦不通。"

⑪ 阳化气，阴成形：张介宾注："阳动而散，故化气；阴静而凝，故成形。"推而及于人身，则如马莳注："故阳化万物之气，而吾人之气由阳化之；阴成万物之形，而吾人之形由阴成之。"正因为气属阳，所以人体之气称谓阳气；形属阴，人体精、血、津液称谓阴精。

⑫ 寒极生热，热极生寒：此以寒热互变之例，说明阴阳在一定条件下的相互转化。张介宾注："阴寒阳热，乃阴阳之正气。寒极生热阴变为阳也；热极生寒，阳变为阴也。邵子曰：'动之始则阳生，动之极则阴生，静之始则柔生，静之极则刚生，此《周易》老变而少不变之义。'如人之伤于寒则病为热，本寒而变热也；内热已极而反寒栗，本热而变寒也。故阴阳之理，极则变。"

⑬ 寒气生浊，热气生清：马莳注："寒气主阴，阴主下凝而不散，故浊气生焉；热气主阳，阳主上升而不凝故清气生焉。"这里的清浊，仅是相对而言。此下论阴阳的清浊升降。

⑭ 飧泄：即大便有不消化的食物，又叫完谷不化。

⑮ 䐜胀：张介宾注："清阳主升，阳衰于下而不能升，故为飧泄；浊阴主降，阴滞于上而不能降，故为䐜胀。"

⑯ 反作：即反常。阳应升在上而反在下，阴应降在下而反在上，是谓阴阳反作。

⑰ 逆从：偏义复词，即逆的意思。指上述飧泄、䐜胀，皆阴阳之逆行。

【按语】

本段简明扼要地阐明了阴阳的基本概念，指出世界上一切事物是在不断地运动变化，新生和消亡。事物之所以能运动发展变化，根源就在于事物本身存在着相互对立统一的阴阳两方。并指出阴阳两方，在其运动变化过程中，既是对立的，又是相互依存、相互为用，在一定条件下，又能相互转化的。这就反映出阴阳学说，是我国古代的一种朴素唯物辩证法的哲学思想。文中还将阴阳的理论与人体的生理、病理结合起来，提出了"治病必求于本"这一临床治疗的根本原则。

2·1·2

【原文】

故清陽爲天，濁陰爲地。地氣上爲雲，天氣下爲雨；雨出地氣，雲出天氣①。故清陽出上竅，濁陰出下竅②；清陽發腠理，濁陰走五藏③，清陽實四支，濁陰歸六府④。

【注释】

① 雨出地气，云出天气：张志聪注："此承上文而言。阴阳之位，各有上下，而阴阳之气、上下相交，然

后云行雨施,而化生万物也。清阳为天,浊阴为地。地虽在下,而地气上升为云;天虽在上,而天气下降为雨。夫由云而后有雨,是雨虽天降,而实本地气所生之云,故雨出地气;由雨之降,而后有云之升,是云虽地升,而实本天气所降之雨,故云出天气。此阴阳交互之道也,而人亦应之。"自然界云雨形成的现象,不仅有着阴阳互根之义,实际上也是阴阳转化的过程。

② 清阳出上窍,浊阴出下窍:上窍,指耳、目、口、鼻等头面部七窍;下窍,即前后二阴。张志聪注:"言人之阴阳,犹云之升,雨之降,通乎天地之气也。"马莳注:"凡人身之物,有属清阳者焉,如涕、唾、气、液之类……有属浊阴者焉,如污秽溺之类。"一说,这里的清阳指呼吸之气乃发声、视觉、嗅觉、味觉、听觉等功能赖以发挥作用的精微物质,如清阳不升,不能上奉,则各种功能均减退或致失灵。

③ 清阳发腠理,浊阴走五藏:这里的清阳指卫气,浊阴指精血津液。张志聪注:"腠者,三焦通会元真之处。理者,皮肤藏府之文理。言清阳之气,通会于腠理,而浊阴之精血,走于五藏,五藏主藏精者也。"

④ 清阳实四支,浊阴归六府:支,通"肢"。这里的清阳指饮食物化生的精气,其糟粕即浊阴。张志聪注:"四支为诸阳之本,六府者传化物而不藏。此言饮食所生之清阳,充实于四支,而浑浊者归于六府也。"

【原文】

水爲陰,火爲陽①。陽爲氣,陰爲味②。味歸形,形歸氣③,氣歸精,精歸化④,精食氣,形食味⑤,化生精,氣生形⑥。味傷形,氣傷精⑦,精化爲氣,氣傷於味⑧。陰味出下竅,陽氣出上竅⑨。味厚者爲陰,薄爲陰之陽;氣厚者爲陽,薄爲陽之陰⑩。味厚則泄,薄則通;氣薄則發泄,厚則發熱⑪。壯火之氣衰,少火之氣壯⑫;壯火食氣,氣食少火;壯火散氣,少火生氣⑬。

【注释】

① 水为阴,火为阳:水润下而寒,故为阴;火炎上而热故为阳。张介宾注:"水火者,即阴阳之征兆,阴阳者,即水火之性情。"

② 阳为气,阴为味:张介宾注:"气无形而升,故为阳;味有质而降,故为阴,此以药食气味言也。"

③ 味归形,形归气:归,滋养、生成的意思。味归形,即药之味能滋养人的形体。气,这里指人体的真元之气。形归气,谓气以生此形。张志聪注:"阴为味,阴成形。地食人以五味,以养此形,故味归形。阳化气,诸阳之气,通会于皮肤肌腠之间,以生此形,故形归气。"

④ 气归精,精归化:气,这里指药食之气。气归精,犹言药食之气生成精。化,气化、化生。精归化,马莳注:"所谓精归化者,以化生此精也。化为精之母,故精归于化耳。"

⑤ 精食气,形食味:食,音义同"饲",以食与人也。此二句,是上文"气归精""味归形"的补充说明。马莳注:"其曰精食气者,明上文气归精也。其曰形食味者,明上文味归形也。"

⑥ 化生精,气生形:此二句,为上文"精归化""形归气"的补充说明。精归化,故化生精;形归气,故气生形。

⑦ 味伤形,气伤精:此二句,是味归形,形食味及气归精的太过自伤。马莳注:"夫味归形而形食味,则凡物之味,固所以养形也,然味或太过,适所以伤此形耳。如《生气通天论》第十 '阴之所生,本在五味,阴之五宫,伤在五味'一节之义,及下文肝经在味为酸,而酸又伤筋是也。气归精而精食气,则凡物之气,固所以养精也,然气或太过,适所以伤此精耳。"

⑧ 精化为气,气伤于味:气,这里指人体真元之气。张介宾注:"精化为气,谓元气由精而化也……然上文既云气归精,是气生精也,而此又曰精化气,是精生气也。二者似乎相反,而不知此正精气互根之妙,以应上文天地云雨之义也……上文云味归形,则未有形伤而气不伤者,如云味过于酸,肝气以津,脾气乃绝之类,是皆味伤气也。"

⑨ 阴味出下窍,阳气出上窍:凡物之味者属阴,故多下行而走下窍;凡物之气者属阳,故多上行而达上窍。

⑩ 味厚者为阴……薄为阳之阴：张介宾注："此言气味之阴阳，而阴阳之中，复有阴阳也。"阴之阳，即阴中之阳；阳之阴，即阳中之阴。王冰注："阳为气，气厚者为纯阳；阴为味，味厚者为纯阴。故味薄者为阴中之阳，气薄者为阳中之阴。"

⑪ 味厚则泄……厚则发热：马莳注："唯味之厚者为纯阴，所以用之则泄泻，其物于下，如大黄气大寒，味极厚，为阴中之阴，主于泄泻……味之薄者，为阴中之阳，所以用之则流通，不至于泄泻也。如木通、泽泻为阴中之阳，主于流通……气之薄者，为阳中之阴，所以用之则发其汗于上，如麻黄为气之薄者，阳之升也，故能发表出汗……气之厚者为纯阳，所以用之则发热，不止于发汗也，如用附子则大热之类。"

⑫ 壮火之气衰，少火之气壮：药食气味纯阳者为壮火，温和者为少火。气，指正气。之，作"使""令"解。马莳注："气味太厚者，火之壮也。用壮火之品，则吾人之气不能当之而反衰矣，如用乌、附之类，而吾人之气不能胜之，故发热。气味之温者，火之少也。用少火之品，则吾人之气渐尔生旺，血亦壮矣，如用参、归之类，而气血渐旺者是也。"后世对壮火、少火的含义有进一步的发挥，认为壮火即病理之火，少火为生理之火，如李中梓注："火者阳气也，天非此火，不能发育万物，人非此火，不能生养命根，是以物生必本于阳。但阳和之火则生物，亢烈之火则害物。故火太过则气反衰，火和平则气乃壮。"

⑬ 壮火食气，气食少火；壮火散气，少火生气：前"食"字，是消蚀的意思；后"食"字，音义同"饲"。马莳注："何以壮火之气衰也？正以壮火能食吾人之气，故壮火之气自衰耳。何以少火之气壮也？正以吾人之气能食少火，故少火之气渐壮耳。"

【原文】

氣味辛甘發散爲陽，酸苦涌泄①爲陰。陰勝則陽病，陽勝則陰病②。陽勝則熱，陰勝則寒③。重寒則熱，重熱則寒④。寒傷形，熱傷氣；氣傷痛，形傷腫⑤。故先痛而後腫者，氣傷形也；先腫而後痛者，形傷氣也。

【注释】

① 涌泄：涌，呕吐。泄，泄泻。张志聪注："言气味固分阴阳，而味中复有阴阳之别。辛走气而性散，甘乃中央之味，而能灌溉四旁，故辛甘主发散为阳也。苦主泄下，而又炎上作苦，酸主收降，而又属春生之木味，皆能上涌而下泄，故酸苦涌泄为阴也。"

② 阴胜则阳病，阳胜则阴病：马莳注："故用酸苦涌泄之品至于太过，则阴胜矣。阴承上文物类而言。阴胜则吾人之阳分不能敌阴品，而阳分斯病也……用辛甘发散之品至于太过，则阳胜矣。阳承上文物类而言。阳胜则吾人之阴分不能敌阳品，而阴分斯病也。"后世对此又有新的发挥，认为阴气偏胜，则见阳气亏损之证；反之阳气偏胜，则见阴精耗伤之证，以此成为人体阴阳寒热盛衰的病理原则。如吴崑注："水胜则火灭，火胜则水干。"

③ 阳胜则热，阴胜则寒：阳主热，阴主寒，所以发热则是病理性阳亢盛的表现，恶寒则是病理性阴偏胜的反映。

④ 重寒则热，重热则寒：重，其义有二。一作"重复""重叠"解。马莳注："然阴胜虽寒，而寒之又寒，是重寒也，寒久则热生，如今冬感于寒，是重寒也，而至春为温，至夏为热，非重寒则热乎。阳胜虽热，而热之又热，是重热也，热久则寒生，如今病热极者而反生寒栗之类。"一作"极"解。如张介宾注："此即上文寒极生热，热极生寒之义。盖阴阳之气，水极则似火，火极则似水，阳盛则隔阴，阴盛则隔阳，故有真寒假热，真热假寒之辨，而此错认，则死生反掌。""极"则变，为事物本质之变，隔阴隔阳之证，其外寒、外热均属假象，两者不能混为一谈。

⑤ 寒伤形……形伤肿：形，指形体，气，指气分。楼英《医学纲目》注："寒则人气内藏，则寒之伤人，先着于形，故曰寒伤形。暑则人气外溢，则暑之伤人，先着于气，故曰热伤气也。"李中梓注："气喜宣通，气伤则壅闭而不通，故痛；形为质象，形伤则稽留而不化，故肿。"肿，这里指肌肤浮肿。

【原文】

風勝則動①，熱勝則腫②，燥勝則乾③，寒勝則浮④，濕勝則濡寫⑤。天有四時五行,以生長收藏,以生寒暑燥濕風⑥。人有五藏化五氣⑦,以生喜怒悲憂恐。故喜怒傷氣,寒暑傷形⑧;暴怒傷陰,暴喜傷陽⑨。厥氣⑩上行,滿脈去形。喜怒不節,寒暑過度,生⑪乃不固。故重陰必陽,重陽必陰。故曰:冬傷於寒,春必溫病⑫;春傷於風,夏生飧泄⑬;夏傷於暑,秋必痎瘧⑭;秋傷於濕,冬生咳嗽⑮。

【注释】

① 风胜则动:动,指肢节动摇震颤。王冰注:"风胜则庶物皆摇,故为动。"是即肝风内动,热甚动风之类。

② 热胜则肿:王冰注:"热甚则阳气内郁,故红肿暴作,甚则营气逆于肉理,聚而为痈脓之肿。"因热之肿与上文形伤肿不同,姚止庵指出其区别是"坚实而内著者肿也,火邪不散之所致。虚火而外涌者浮也,寒水壅滞之所生"。

③ 燥胜则干:干,指内外津液干涸而言。张介宾注:"燥甚者为津液枯涸,内外乾涩之病。"

④ 寒胜则浮:浮,浮肿。义同上文"形伤肿"的"肿"。张介宾注:"寒胜者,阳气不行,为胀满浮虚之病。"

⑤ 湿胜则濡泻:濡泻,又称湿泻,湿邪伤脾所致。王冰注:"湿胜则内攻于脾胃,脾胃受湿,则水谷不分,水谷相和,故大肠传道而注泻也。以湿内盛而泻,故谓之濡泻。"

⑥ 寒暑燥湿风:五时的主气。张介宾注:"春属木而主生,其化以风;夏属火而主长,其化以暑;长夏属土而主化,其化以湿;秋属金而主收,其化以燥;冬属水而主藏,其化以寒。"

⑦ 人有五藏化五气:五气,即五脏之气。马莳注:"人有肝心脾肺肾之五藏,而化五藏之气,而喜怒忧悲恐之五志从兹而生焉。"悲,应从《天元纪大论》作"思"。

⑧ 喜怒伤气,寒暑伤形:喜怒概五志,寒暑概六淫。五志由内发,故先伤五脏之气;六淫从外入,故先伤在外身形。

⑨ 暴怒伤阴,暴喜伤阳:张志聪注:"多阳者多喜,多阴者多怒,喜属阳而怒属阴也。是以卒暴而怒,则有伤于阴矣;卒暴之喜,则有伤于阳矣。"又张介宾从五脏气血解,他说:"气为阳,血为阴,肝藏血,心藏神。暴怒则肝气逆而血乱,故伤阴。暴喜则心气缓而神逸,故伤阳。"

⑩ 厥气:即逆行之气。张志聪注:"阴阳之气,厥逆上行,则五藏之气,满于脉而离脱于真藏之形矣。"

⑪ 生:生命。杨上善注:"内外已伤,生得坚固不道夭者,未之有也。"

⑫ 冬伤于寒,春必温病:张介宾注:"冬伤于寒者,以类相求,其气入肾,其寒侵骨。其即病者,为直中阴经之伤寒;不即病者,至春夏则阳气发越,营气渐虚,所藏寒毒,外合阳邪而变为温病。"

⑬ 春伤于风,夏生飧泄:张介宾注:"春伤于风,木气通于肝胆,即病者乃为外感。若不即病而留连于夏,脾土当令,木郁相侮,变为飧泄也。"

⑭ 夏伤于暑,秋为痎疟:痎疟,即疟疾的总称。张介宾注:"夏伤于暑,金气受邪,即病者乃为暑证,若不即病而暑汗不出,延至于秋,新凉外束,邪郁成热,金火相拒,寒热交争,故病为痎疟。"

⑮ 秋伤于湿,冬生咳嗽:张介宾注:"夏秋之交,土金用事,秋伤于湿,其即病者,湿气通脾,故为濡泄等证。若不即病,而湿蓄金藏,久之变热,至冬则外寒内热,相搏乘肺,病为咳嗽。"又说:"按此四节,春夏以木火伤人而反寒,秋冬以寒湿伤人而病反热,是即上文'重阴必阳,重阳必阴'之义。"

【按语】

本段主要通过天地、水火、清浊、气味以及人体生理、病理等方面的论述,阐明了阴阳的属性,及其互根、升降、转化等阴阳学说的基本内容。

文中提出的清阳之气向上向外升发和浊阴之气向下向内沉降的特性,为后世治疗学中多种治疗方法提供了理论依据。如治疗耳目失聪的益气升提法,治疗表证的宣肺发散法,治疗手足厥逆的温阳法,治疗肠胃积滞的攻下法,治疗水肿的利水逐水法等,都是在这个理论的启发下,发展而成的。

关于味、形、气、精、化的相互转化关系,主要在于说明人体内饮食物的一系列转化代谢过程,也无非是阳升阴降、阳化气、阴成形、阴根于阳、阳根于阴的道理。

药食各有气味。由于各自的气味不同,因而性能亦异。所以只有气没有味,或只有味没有气的药食,是不存在的。药食气味不但有厚薄之分,而且寒热温凉各别,酸苦咸淡亦殊。本节所言,仅是以阴阳之理,对药食气味的性能,做了概括性的解释。文中对药食气味厚薄及其性能的论述,是中医药理学的理论基础,为后世药物学的发展,及其性能的归类,奠定了基础。

本节"风胜则动……湿胜则濡泻"一段,不仅强调了病因辨证的要点,而且丰富了"六气为病"的病机学说,如后世将动摇不定、振颤等症状视为风之象,将津液干涸的证候指为内燥所生等,皆由本文引申而来。刘完素补充病机十九条的"诸涩枯涸,干劲皱揭,皆属于燥"一条,其理论根据之一,就是本文"燥胜则干"的观点。

2·1·3

【原文】

帝曰:余闻上古聖人,論理人形①,列別藏府②,端絡經脈③,會通六合④,各從⑤其經;氣穴所發,各有處名;谿谷屬骨⑥,皆有所起;分部⑦逆從,各有條理;四時陰陽,盡有經紀⑧;外內之應⑨,皆有表裏,其信然乎?

岐伯對曰:東方生風⑩,風生木⑪,木生酸⑫,酸生肝⑬,肝生筋⑭,筋生心⑮,肝主目⑯。其在天爲玄⑰,在人爲道⑱,在地爲化⑲,化生五味⑳,道生智㉑,玄生神㉒。神在天爲風㉓,在地爲木㉔,在體爲筋㉕,在藏爲肝㉖;在色爲蒼㉗,在音爲角㉘,在聲爲呼㉙,在變動爲握㉚,在竅爲目,在味爲酸,在志爲怒。怒傷肝,悲勝怒㉛;風傷筋㉜,燥勝風;酸傷筋,辛勝酸㉝。

【注释】

① 论理人形:论理,讨论、推理的意思。人形,指人体的形态,包括脏腑组织器官。

② 列别脏腑:列,分解、排比。别,辨别。列别脏腑,就是分辨脏腑的性能,进行排比归类。

③ 端络经脉:张介宾注:"端,言经脉之发端;络,言支脉之横络。"这里端络与论理、列别并列,所以端应作"头绪"解。端络经脉,即从经脉所包罗的内容中,整理出头绪来的意思。

④ 会通六合:一阴一阳表里两经称一合。六合,即足太阳与足少阴为一合;足少阳与足厥阴为二合;足阳明与足太阴为三合;手太阳与手少阴为四合;手少阳与手厥阴为五合;手阳明与手太阴为六合。会通,即融会贯通。马莳说:"脉有六合,则会通之。"

⑤ 从:就也,随从也。这里引申为依循的意思。各从其经,即依循各经及其所属脏腑,推究其联系关系。

⑥ 谿谷属骨:张志聪注:"谿谷者,大小之分肉。"属,连属。谿谷属骨,即大小分肉与其连属的骨节。

⑦ 分部:张志聪注:"分部者,皮之分部也。皮部之浮络,分三阴三阳,有顺有逆,各有条理也。"

⑧ 经纪:经纬纪纲。这里指四时阴阳变化的规律。

⑨ 外内之应:外指天地四时阴阳,内指脏腑身形,内外相互通应。

⑩ 东方生风:张介宾注:"风者,天地之阳气,东者日生之阳方,故阳生于春,春王于东,而东方生风。"

⑪ 风生木:木,指五行的木气。在天之风气,化生在地五行之木气,即在天为气,在地成形。张介宾注:"风动则木荣。"

⑫ 木生酸:《尚书·洪范》:"木曰曲直,曲直作酸。"孔颖达疏:"木生子实,其味多酸,五果之味虽殊,其为酸一也。"五行化生五味,进一步发展成为五行五味的归类方法,故王冰注:"凡物之味酸者,皆木气之所

⑬ 酸生肝：生，生养。肝属木，木味酸，故酸入肝而养肝，这是五味生五脏的理论，下文"苦生心"等义同。

⑭ 肝生筋：筋依赖肝脏精气的营养，即肝主筋之义。这就是五脏生五体的理论。下文"心生血"等义同。

⑮ 筋生心：筋，代表肝。筋生心，即肝生心。张志聪注："内之五藏合五行之气而自相资生也。"

⑯ 肝主目：《灵枢·脉度》篇说："肝气通于目，肝和则目能辨五色矣。"故目为肝窍而肝主目。

⑰ 其在天为玄：其，指阴阳变化。玄，《说文》："幽远也。"其在天为玄，是说阴阳变化的道理，在自然界是幽远微妙的。

⑱ 在人为道：张志聪注："道者，阴阳五行不易之理也。"在人为道，是说人的生命活动，亦阴阳五行变化之理。

⑲ 在地为化：化，生化，即生长化收藏。张介宾注："有生化而后有万物。"又说："凡自无而有，自有而无，总称曰化。"在地为化，即阴阳五行变化，在地能化生万物。

⑳ 化生五味：王冰注："万物生，五味具，皆变化为母，而使生成也。"

㉑ 道生智：道，承上文"在人为道"而言。智，即智慧。道生智，是说人体阴阳五行的变化，产生无穷的智慧。张介宾注："生意日新，智慧出矣。"

㉒ 玄生神：玄，承上文"其在天为玄"而言。玄生神，即自然变化幽远奥妙，无非产生于阴阳五行的变化。又自"其在天为玄"以下六句，东方独有，其余四方皆无。张介宾注："春贯四时，言东方之化，则四气尽乎其中矣。此盖通举五行六气之大法，非独指东方为言也。"

㉓ 神在天为风：阴阳五行变化在天之六气为风气。

㉔ 在地为木：自此以下十个"在"字，都本上句"神"而言。在地为木，即自然界的阴阳五行变化，在地之五行则为木气。吴崑注："系质于地，则木其类也。"

㉕ 在体为筋：联络关节，主司运动为筋。吴崑注："众体之中，筋为木。"

㉖ 在藏为肝：张介宾注："肝属五行之木。"

㉗ 在色为苍：苍，青色。吴崑注："象木之色。"

㉘ 在音为角：角，五音（角、徵、宫、商、羽）之一，为东方春木之音。《礼记·月令》："孟春之月，其音角。"王冰注："角谓木音，调而直也。"古代的五音，大致相当于现 1(do)、2(re)、3(mi)、5(so)、6(la)五个音阶，将五音分别归属五行五脏，主要在于说明不同音调，对人体不同脏腑器官（包括情志）有着直接影响的关系。例如曲调优美、节奏明快、思想健康的乐曲，不仅可使人感到轻松和消除疲劳，而且能增强脏腑的正常生理功能，达到益寿延年的效果。反之，过多收听节奏强烈、感情枯燥、精神萎靡的音乐，不仅会消沉人的意志，而且对神经和内脏系统，都可造成一定程度的损害。

㉙ 在声为呼：张志聪注："在志为怒，故发声为呼。"呼，即发怒时的呼叫声。

㉚ 在变动为握：变动，指病变。握，即抽搐拘挛一类症状。张介宾注："握同搐搦，筋之病也。"

㉛ 悲胜怒：张介宾注："怒出于肝，过则伤肝。悲忧为肺金之志，故胜肝之怒。悲则不怒，是其征也。"

㉜ 风伤筋，燥胜风：风气通于肝，肝主筋，故风伤筋。吴崑注："同气相求，自伤其类。"燥为金气，金胜制木，故燥胜风。

㉝ 酸伤筋，辛胜酸：此五味之相胜。张介宾注："酸走筋，过则伤筋而拘挛。辛为金味，故胜木之酸。"

【原文】

南方生热①，热生火②，火生苦③，苦生心④，心生血⑤，血生脾⑥，心主舌⑦。其在天爲熱⑧，在地爲火⑨，在體爲脈⑩，在藏爲心⑪；在色爲赤⑫，在音爲徵⑬，在聲爲笑⑭，在變動爲憂⑮，在竅爲舌，在味爲苦，在志爲喜。喜傷心，恐勝喜⑯；熱傷氣，寒勝熱⑰；苦傷氣，鹹勝苦⑱。

【注释】

① 南方生热：张介宾注："阳极于夏，夏王于南，故南方生热。"

② 热生火：火，指五行的火气。在天之热气化生在地五行的火气。张介宾注："热极则生火也。"
③ 火生苦：《尚书·洪范》："火曰炎上，炎上作苦。"王冰注："凡物之味苦者，皆火气之所生也。"
④ 苦生心：吴崑注："苦味养心也。"
⑤ 心生血：心主血脉，血奉心神而化，故心生血。
⑥ 血生脾：血，《太素》作"脉"。脉为血府，为心所主，故脉生脾，即心生脾，是五脏之气自相资生。
⑦ 心主舌：《灵枢·脉度》篇说："心气通于舌，心和则舌能知五味矣。"故舌为心窍而心主舌。
⑧ 其在天为热：其，"神"之代词。下文"其"字义同。神，这里指阴阳五行变化。其在天为热，是说阴阳五行变化，在天之六气则为热气。张介宾说："六气在天者为热。"
⑨ 在地为火：阴阳五行变化，成形于地则为火。吴崑注："系质于地，则为火。"
⑩ 在体为脉：脉赤，火之象，故在体为脉。
⑪ 在藏为心：心属五脏之火，故在脏为心。
⑫ 在色为赤：吴崑注："象火色也。"
⑬ 徵（zhǐ 音纸）：五音之一，为南方夏火之音。王冰注："徵谓火音，和而美也。"
⑭ 在声为笑：心在志为喜，喜则发笑，故笑为心声。
⑮ 在变动为忧：杨上善注："心之忧在心变动，肺之忧在肺之志，是则肺主于秋，忧为正也。心主于夏，变而生忧也。"
⑯ 喜伤心，恐胜喜：张介宾注："喜出于心，过则伤心。恐为肾志，故胜心火之喜，恐则不喜，是其征也。"
⑰ 热伤气，寒胜热：吴崑注："壮火食气，故热则气不足。寒为水气，故胜火热。"按照上文东方例，则热伤气当为热伤脉。然《新校正》注："详此篇所伤之旨，其例有三：东方云风伤筋，酸伤筋；中央云湿伤肉，甘伤肉，是自伤者也。南方云热伤气，苦伤气；北方云寒伤血，咸伤血，是伤己所胜。西方云热伤皮毛，是被胜伤己；辛伤皮毛，是自伤者也。凡此五方所伤，有此三例不同。《太素》则俱云自伤。"
⑱ 苦伤气，咸胜苦：张介宾注："苦从火化，故伤肺气，火克金也。又如阳气性升，苦味性降，气为苦遏，则不能舒伸，故苦伤气。咸为水味，故胜火之苦。"

【原文】

中央生濕①，濕生土②，土生甘③，甘生脾④，脾生肉⑤，肉生肺⑥，脾主口⑦。其在天爲濕⑧，在地爲土⑨，在體爲肉⑩，在藏爲脾⑪；在色爲黄⑫，在音爲宫⑬，在聲爲歌⑭，在變動爲噦⑮，在竅爲口，在味爲甘，在志爲思。思傷脾，怒勝思⑯；濕傷肉，風勝濕⑰；甘傷肉，酸勝甘⑱。

【注释】

① 中央生湿：长夏六月，土润溽暑，大雨时行，阳上薄阴，故生湿。
② 湿生土：土，指五行的土气。在天之湿气，化生在地的土气。张介宾注："湿润则土气王而万物生。"
③ 土生甘：《尚书·洪范》："土爰稼穑，稼穑作甘。"郑玄注云："甘味生于百谷，是土之所生，故甘为土之味。"王冰注："凡物之味甘者，皆土之所生也。"
④ 甘生脾：甘味养脾，故甘生脾。
⑤ 脾生肉：吴崑注："脾之精气养肉。"
⑥ 肉生肺：肉，指脾。肉生肺，即脾生肺，是五脏之气自相资生。
⑦ 脾主口：《灵枢·脉度》篇说："脾气通于口，脾和则口能知五谷矣。"故口为脾窍而脾主口。
⑧ 其在天为湿：阴阳五行变化，在天之六气为湿气。
⑨ 在地为土：阴阳五行变化，在地之五行则为土气。张琦注："湿者土之气，土者湿之质。"
⑩ 在体为肉：体之有肉，犹地之有土，故张介宾说："肉属众体之土。"
⑪ 在藏为脾：脾属五行之土，故在脏为脾。

⑫ 在色为黄：黄为土之色。王冰注："象土之色。"
⑬ 在音为宫：宫，五音之一。王冰注："宫谓土音，大而和也。"
⑭ 在声为歌：张志聪注："脾志思，思而得之，则发声为歌。"
⑮ 在变动为哕：哕，呃逆。吴崑注："脾气作逆，名曰哕。"
⑯ 思伤脾，怒胜思：张介宾注："脾土为思，过则伤脾。怒为肝木之志，故胜脾土之思，怒则不思，是其征也。"
⑰ 湿伤肉，风胜湿：王冰注："脾主肉而恶湿，故湿胜则肉伤。风为木气，故胜土湿。"
⑱ 甘伤肉，酸胜甘：肉，《素问·天元纪大论》作"脾"。甘味太过则自伤。酸为木之味，木胜克土，故胜土之甘。

【原文】

西方生燥①，燥生金②，金生辛③，辛生肺④，肺生皮毛⑤，皮毛生肾⑥，肺主鼻⑦。其在天爲燥⑧，在地爲金⑨，在體爲皮毛⑩，在藏爲肺⑪，在色爲白⑫，在音爲商⑬，在聲爲哭⑭，在變動爲咳⑮，在竅爲鼻，在味爲辛，在志爲憂⑯。憂傷肺，喜勝憂⑰；熱傷皮毛，寒勝熱⑱；辛傷皮毛，苦勝辛⑲。

【注释】

① 西方生燥：西方主秋金之令，其气化燥。张琦注："阴自天降，自西而北，故阴收于西，阴之敛为燥为金也。"
② 燥生金：金，指在地五行之金气。在天之燥气，化生在地五行之金气。张介宾注："燥则刚劲，金气所生也。"
③ 金生辛：《尚书·洪范》："金曰从革，从革作辛。"孔疏："金之在火，别有腥气，非苦非酸，其味近辛，故辛为金之气。"王冰云："凡物之味辛者，皆金气之所生也。"
④ 辛生肺：吴崑注："辛味养肺。"
⑤ 肺生皮毛：王冰注："肺之精气，生养皮毛。"
⑥ 皮毛生肾：皮毛指肺。皮毛生肾，即肺生肾。吴崑注："金生水也。"
⑦ 肺主鼻：《灵枢·脉度》篇："肺气通于鼻，肺和则鼻能知香臭矣。"王冰注："肺藏气，鼻通息，故主鼻。"
⑧ 其在天为燥：阴阳五行变化，在天之六气为燥气。
⑨ 在地为金：阴阳五行变化，成形于地则为金气。
⑩ 在体为皮毛：张介宾注："皮毛属众体之金。"
⑪ 在藏为肺：肺属五脏之金，故在脏为肺。
⑫ 在色为白：白，象金之色。
⑬ 在音为商：商，五音之一，为秋金之音。王冰注："商谓金声，轻而劲也。"
⑭ 在声为哭：哭，悲声。肺在志为悲，故其声为哭。
⑮ 在变动为咳：吴崑注："肺气不利则咳。"
⑯ 在志为忧：姚止庵注："按《宣明五气篇》言，精气并于肺则悲，而此言忧。忧者，愁虑也，情之迫。悲者，哀苦也，情之惨。然悲极则忧，忧极则悲，悲忧同情，故皆为肺志。"
⑰ 忧伤肺，喜胜忧：张介宾注："忧则气消，故伤肺也。喜为心火之志，能胜肺金之忧。喜则神畅，故胜忧也。"
⑱ 热伤皮毛，寒胜热：《太素》作"燥伤皮毛，热胜燥。"
⑲ 辛伤皮毛，苦胜辛：吴崑注："辛主发散，故过于辛者，伤乎皮毛。苦为火味，故胜辛金。"

【原文】

北方生寒①，寒生水②，水生鹹③，鹹生腎④，腎生骨髓⑤，髓生肝⑥，腎主耳⑦。

其在天爲寒⑧,在地爲水⑨,在體爲骨⑩,在藏爲腎⑪,在色爲黑⑫,在音爲羽⑬,在聲爲呻⑭,在變動爲慄⑮,在竅爲耳,在味爲鹹,在志爲恐。恐傷腎,思勝恐⑯;寒傷血,燥勝寒⑰;鹹傷血,甘勝鹹⑱。

【注释】

① 北方生寒：冬季阴盛于北,寒气凝冽,故北方生寒。

② 寒生水：水,指五行的水气。在天的寒气,化生在地五行的水气。王冰注:"寒气盛凝,变为水。"

③ 水生咸：《尚书·洪范》："水曰润下,润下作咸。"孔疏："水性本甘,久浸其地,变而为卤,卤味乃咸。"王冰注："凡物之味咸者,皆水气之所生也。"

④ 咸生肾：肾属水,水味咸,故咸味能入肾。

⑤ 肾生骨髓：王冰注："肾之精气,生养骨髓。"

⑥ 髓生肝：髓,指肾。髓生肝,即肾生肝。吴崑注："水生木也。"

⑦ 肾主耳：《灵枢·脉度》篇说："肾气通于耳,肾和则耳能闻五音矣。"

⑧ 其在天为寒：阴阳五行变化,在天之六气则为寒气。张琦注："寒者,水之气,水者,寒之质。"

⑨ 在地为水：阴阳五行变化,在天之寒气,成形于地则为水。

⑩ 在体为骨：张介宾注："骨属众体之水。"

⑪ 在藏为肾：肾属五脏之水,故在脏为肾。

⑫ 在色为黑：黑为水之色,王冰注："象水色。"故在色为黑。

⑬ 在音为羽：羽,五音之一,为冬水之音。王冰注："羽谓水音,沉而深也。"

⑭ 在声为呻：呻,呻吟之声。张志聪注："呻者,伸也。肾气在下,故声欲太息而伸出之。"又张介宾注："气郁则呻吟,肾之声也。"

⑮ 在变动为栗：栗,战栗。肾为阳气之根,阳虚寒甚则战栗。

⑯ 恐伤肾,思胜恐：吴崑注："恐则气下,气并于肾,是为伤也。思深虑远则见事源,故胜恐也。又思为脾志,土能胜水,故思能胜恐。"

⑰ 寒伤血,燥胜寒：《太素》血作"骨",燥作"湿"。

⑱ 咸伤血,甘胜咸：张介宾注："咸从水化,故伤心血,水胜火也。食咸则渴,伤血可知。"王冰注："甘土味,故胜咸。"《太素》血作"骨"。

【原文】

故曰①:天地者,萬物之上下②也;陰陽者,血氣之男女也③;左右④者,陰陽之道路也;水火者,陰陽之徵兆也⑤;陰陽者,萬物之能始⑥也。故曰:陰在內,陽之守也;陽在外,陰之使也⑦。

【注释】

① 故曰：承上文四时五行的总结语。马莳注："由上文四时五方之所生、所属、所伤、所胜者之类观之,亦不外乎天地阴阳五行之妙而已,故此节首以'故曰'承之。"

② 上下：指天地。天位于上为阳,地位于下为阴,天覆地载而万物化生于其间,所以天地为万物之上下。

③ 血气之男女也：之,与也、和也。张志聪注："阴阳之道,其在人则为男为女,在体则为气为血。"又孙诒让《札迻》说："阴阳者,血气之男女也,疑当作'血气者,阴阳之男女也'。"一说：男女,即父母,根本的意思。谓阴阳是产生气血的根本。

④ 左右：古代浑天说认为天体自东向西旋转,称为右旋。天地左右旋转而后有昼夜四时。天为阳,地为阴,所以说左右是阴阳之道路。

⑤ 征兆：征,即验证。兆,即见端。吴崑注："阴阳不可见,水火则有其征而兆见者也。"

⑥ 能始：孙诒让《札迻》说："能者，胎之借字。《尔雅·释诂》：'胎，始也'。"胎始，即元始、本元的意思。有阴阳而后生万物，万物之能始，即阴阳是万物的最终本元。

⑦ 阴在内，阳之守也；阳在外，阴之使也：守，镇守于内；使，役使于外。阴在内而为阳之守，阳在外而为阴之使，说明阳以阴为基，阴以阳为偶，阴阳二者相互为用，相互转化的关系。吴崑注："阴静，故为阳之镇守；阳动，故为阴之役使，见阴阳相为内外，不可相离也。"

【按语】

本段运用阴阳五行学说的理论，把自然界有关事物和人体脏腑组织等，进行了有机的联系，大体勾画出《内经》理论中"四时五脏阴阳"的系统结构，也就是以五脏为主体外应五时五气的人与自然界相通应的五个功能活动系统。

表1　外内相应的五脏功能系统表

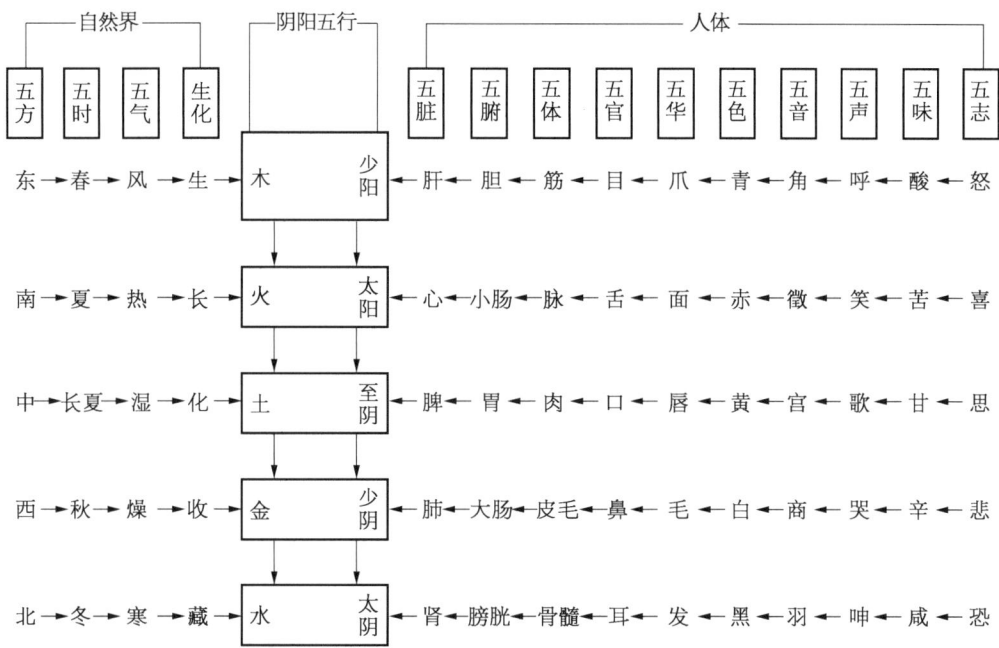

"四时五脏阴阳"的多层次系统结构，是"藏象学说"的核心内容，它体现了人体内部五脏之间的相互资生和相互制约的关系，以及人与外在环境之间的密切联系，反映出《内经》理论体系的整体观念。

五脏功能活动系统的划分，主要是与人体适应自然变化这一认识分不开的，这是古代医家通过"象"的长期观察而总结出来的，这也就是所以名"藏象"的原因。藏象学说的五脏功能活动系统，指出了人的生命活动，是受着自然环境等外在因素影响的。当然这些外在因素仅是人体生命活动的外因，而在生命内部必然有一种相适应的活动机制，这就为我们运用近代科学方法，来整理祖国医学提出了新课题。

文中"阴在内，阳之守也；阳在外，阴之使也"的论述，不仅运用了阴阳学说对人体的生命活动规律进行了概括，而且所论的阴阳依存、互根的理论，对病理的分析和临床实践，都有着重要的意义。

2·1·4
【原文】

帝曰：法陰陽①奈何？岐伯曰：陽勝則身熱，腠理閉，喘麤爲之俛仰②，汗不出而熱，齒乾以煩冤③，腹滿④，死，能⑤冬不能夏；陰勝則身寒，汗出，身常清⑥，數慄而寒，寒則厥⑦，厥則腹滿，死，能夏不能冬⑧。此陰陽更勝⑨之變，病之形能⑩也。

【注释】

① 法阴阳：法，取法、效法的意思。张志聪注："帝言何以取法天地阴阳之气，而为调治之法也。"

② 喘麤为之俛仰：麤，音义同"粗"，又作"麁"。喘粗，即呼吸急促。俛，同"俯"。仰，俯之反。喘粗为之俯仰，即呼吸困难而身体前俯后仰。张介宾注："阳实于胸，则喘粗不得卧，故为俛仰。"

③ 烦冤：冤，同"悗"。烦冤，即心烦满闷的意思。张琦注："君相燔腾，神明内扰，故烦冤。"烦冤与高热、无汗、齿干并见，为热盛阴液涸竭之证。

④ 腹满：高世栻注："腹满而土气内绝，故死。"

⑤ 能：同"耐"，下同。张志聪注："言人之阴阳，又配合天地四时之阴阳而为生死也。"张介宾注："阴竭者，得冬之助尤可支持，遇夏之热，不能耐受矣。"

⑥ 清：同"凊"（qìng）。《正韵》："寒也。"阴气有余则阳气衰，表阳不固则多汗，阳衰不温于四肢故身寒。

⑦ 厥：四肢厥冷。阴胜于外，阳虚于内，外内皆寒，故四肢厥冷。

⑧ 能夏不能冬：张介宾注："阳衰者，喜暖恶寒，故耐夏不耐冬也。"

⑨ 更胜：更迭胜负。张介宾注："即阴胜则阳病，阳胜则阴病。"

⑩ 能：能、耐、态，古通用。胡澍说："能，读如态。病之形能也者，病之形态也。"

【原文】

帝曰：調此二者①奈何？岐伯曰：能知七損八益②，則二者可調；不知用③此，則早衰之節也④。年四十，而陰氣自半也⑤，起居衰矣；年五十，體重，耳目不聰明矣⑥；年六十，陰痿⑦，氣大衰，九竅不利⑧，下虛上實⑨，涕泣俱出矣。故曰：知之則強，不知則老⑩，故同出而名異⑪耳。智者察同，愚者察異⑫。愚者不足，智者有餘，有餘則耳目聰明，身體輕強，老者復壯，壯者益治。是以聖人爲無爲⑬之事，乐恬憺之能，從欲快志于虛無之守⑭，故壽命無窮，與天地終，此聖人之治身也。

【注释】

① 二者：指阴阳。张介宾注："帝以阴阳为病俱能死，故问调和二者之道。"

② 七损八益：历来注释不一。近据马王堆出土竹简《养生方·天下至道谈》的记载，属于古代的房中术。

③ 用：运用，亦即上文"调"的意思。此承上文七损八益而言。

④ 早衰之节：节，节次、阶段次第的意思。早衰之节，即下文十年为一节次。

⑤ 年四十，而阴气自半也：据《上古天真论》女子七七，男子八八，是衰老之始；年四十，只是大概而言。阴气，当是指肾气。

⑥ 耳目不聪明矣：指听、视觉功能衰退。年五十而精血皆虚，是以体重而行动不灵活。精气虚而不能并于上，则耳目不聪明矣。

⑦ 阴痿：痿，与"萎"通，萎弱不用也。阴痿，即阳事不举，又叫阳痿。张志聪注："人年六十，已逾七八之期，天癸竭，肾气大衰，而阴事痿矣。"

⑧ 九窍不利：张志聪注："九窍为水注之气，精水竭而精气衰，则九窍为之不利也。"

⑨ 下虚上实：下虚，指下焦阳气不足；上实，为阴实于上。涕泣俱出，为阳虚不化，阴实于上所致。

⑩ 知之则强,不知则老:知,指七损八益之道。知此道则身体强壮,不知此道,则易衰老。
⑪ 同出而名异:即阴阳二气同出于天真,而有阴和阳的异名。一说同出,指同出生;名异,指寿夭不同。
⑫ 智者察同,愚者察异:察,作"见识"解。张介宾注:"智者所见,皆合于道,故察同。愚者闻道则笑,而各是其是,故察异。"一说,察作"省察"解。高世栻说:"察同者,于同年未衰之日而省察之,智者之事也。察异者,于强老各异之日而省察之,愚者之事也。"
⑬ 无为:道家语,"道常无为而无不为",这里可作"恬惔虚无"来理解。
⑭ 守:胡澍说:"守字不相属。守,当作宇……宇,居也。"少欲所以能从心,乐观所以能快志。虚无之宇,即上文"无为"的意思。

【原文】

　　天不足西北,故西北方陰也,而人右耳目不如左明也①。地不滿東南,故東南方陽也,而人左手足不如右强也②。帝曰:何以然?岐伯曰:東方陽也,陽者其精并于上③,并于上,則上明而下虚,故使耳目聰明,而手足不便也。西方陰也,陰者其精并于下④,并于下,則下盛而上虚,故其耳目不聰明,而手足便也。故俱感于邪⑤,其在上則右甚,在下則左甚,此天地陰陽所不能全也,故邪居之。

【注释】

① 天不足西北……而人右耳目不如左明也:高世栻注:"圣人寿命与天地终,则人之形体即天地之形体也。"耳目在上,王冰注:"在上法天。"张介宾注:"天为阳,西北阴方故天不足西北。"人身右耳目应西北阴方,故右耳目不如左明。
② 地不满东南……而人左手足不如右强也:手足在下,王冰注:"在下故法地。"张介宾注:"地为阴,东南阳方,故地不满东南。"人体左手足应东南阳方,故左手足不如右强。
③ 阳者其精并于上:并,聚集的意思。高世栻注:"人身南面而立,左东右西,左者乃东方阳也,阳者其精并于上,并于上则上明而下虚,故使左耳目聪明,而左手足不便也。"
④ 阴者其精并于下:高世栻注:"右者乃西方阴也,阴者其精并于下,并于下则下盛而上虚,故其右耳目不聪明,而右手足强也。"
⑤ 俱感于邪:俱,兼上下而言。张介宾注:"夫邪之所凑,必因其虚。故在上则右者甚,在下则左者甚。盖以天之阳不全于上之右,地之阴不全于下之左,故邪得居之而病独甚也。"

【原文】

　　故①天有精,地有形②;天有八纪,地有五里③,故能爲萬物之父母。清陽上天,濁陰歸地,是故天地之動静,神明爲之綱紀④,故能以生長收藏,終而復始。惟賢人上配天以養頭,下象地以養足⑤,中傍人事以養五藏⑥。天氣通於肺⑦,地氣通於嗌⑧,風氣通於肝⑨,雷氣通於心⑩,穀氣通於脾⑪,雨氣通於腎⑫。六經爲川⑬,腸胃爲海⑭,九竅爲水注之氣⑮。以天地爲之陰陽,陽之汗,以天地之雨名之⑯;陽之氣,以天地之疾風名之⑰。暴氣象雷,逆氣象陽⑱。故治⑲不法天之紀,不用地之理,則災害至矣。

【注释】

① 故:承上人身法天地而言。马莳注:"此承上文而极言之。见人之一身无非象乎天地,而人之治身者,当法天地也。"
② 天有精,地有形:精,五行之精气。古人认为日为阳精之宗,月为阴精之宗。金、木、水、火、土五大行星为五行精气的本原,所以说天有精。形,指万物之形体。在天五行的精气,降于地而成万物之形,故说地有形。王冰注:"阳为天,降精气以施化;阴为地,布和气以成形。"

③ 天有八纪,地有五里:八纪,八节之纪,即立春、立夏、立秋、立冬、春分、秋分、夏至、冬至八个节气的道理。五里,即东、南、中、西、北五方五行的道理。马莳注:"天有八节之纪,地有五行之理,故天以精,地以形,形气相感而化生万物,所以为万物之父母。"

④ 天地之动静,神明为之纲纪:马莳注:"其清阳则上于天,其浊气则归于地,阴阳升降,即天地之动静也。"又说:"以为之纲纪,即首篇所谓神明之府者是也。"王冰注:"其动静谁所主司,盖由神明之纲纪耳。"

⑤ 上配天以养头,下象地以养足:配,义同"象",即比象的意思。上,指身半以上;下,指身半以下。在上者法天之清,犹天气之宜降;在下者法地之静,犹地气之上升。清静有常,升降有序,则头目清明,腰脚轻健。

⑥ 中傍人事以养五藏:傍,依附,这里可作"比喻"解。人事,指人气的变化。《素问·气交变大论》说:"通于人气之变化者,人事也。"张介宾注:"五气运行于中,五藏傍人事以养其和。"

⑦ 天气通于肺:张介宾注:"天气,清气也,谓呼吸之气。清气通于五藏,由喉而先入肺。"

⑧ 地气通于嗌:嗌,咽也。张介宾注:"地气,浊气也,谓饮食之气。浊气通于六腑,由嗌而先入胃。"

⑨ 风气通于肝:风为木气,肝属木,同气相求,故风气通于肝。

⑩ 雷气通于心:雷,火声。心为火脏,同气相求,故雷气通于心。

⑪ 谷气通于脾:谷气,这里指土气。土气通于脾,是同气相求。

⑫ 雨气通于肾:雨气,即寒水之气。肾为水脏,同气相求,故雨气通于肾。

⑬ 六经为川:川,河流。六经,指三阴三阳经脉,张介宾注:"六经者,三阴三阳也,周流气血,故为人之川。"

⑭ 肠胃为海:肠胃容纳水谷,故为人体水谷之海。

⑮ 九窍为水注之气:张介宾注:"水注之气,言水气之注也。如目之泪,鼻之涕,口之津,二阴之尿秽皆是也。虽耳若无水,而耳中津气湿而成垢,是即水气所致。气至水必至,水至气必至,故言水注之气。"

⑯ 阳之汗,以天地之雨名之:张介宾注:"雨即人之汗,汗即天之雨,皆阴精之所化,知雨之为义,则可与言汗矣。"

⑰ 阳之气,以天地之疾风名之:张介宾注:"气本属阳,阳胜则气急,故以天地之疾风名之。"

⑱ 暴气象雷,逆气象阳:暴气,暴悍之气,这里指怒气。逆气,人体上逆之气。张介宾注:"天有雷霆,火郁之发也。人有刚暴,怒气之逆也,故语曰雷霆之怒。天地之气升降和则不逆矣。天不降,地不升,则阳亢于上,人之逆气亦犹此也。"

⑲ 治:治身,即调养身体的意思。高世栻注:"天地之阴阳,即人身之阴阳,人身之阴阳,即天地之阴阳也。故治身而不法天之八纪,不用地之五里,则灾害至矣。"

【按语】

本段从阴阳盛衰的病理变化、人体生长发育的过程、耳目手足左右功能的差异,以及人身脏腑组织的生理现象等方面,阐发了人取法于天地阴阳的道理,提出了"阳盛病能冬不耐夏,阴盛病耐夏不耐冬",不知调阴阳则"早衰之节""天地阴阳所不能全",以及"治不法天之纪,不用地之理,则灾害至矣"等论点,反映出《内经》理论中"人与天地相参"的人与自然统一的学术观点。

2·1·5

【原文】

故邪风之至①,疾如风雨,故善治者治皮毛②,其次治肌肤③,其次治筋脉④,其次治六府⑤,其次治五藏。治五藏者,半死半生⑥也。故天之邪气,感则害人五藏⑦;水谷之寒热,感则害于六府⑧;地之湿气,感则害皮肉筋脉⑨。

【注释】

① 邪风之至:邪风,泛指六淫外感之邪。至,入侵的意思。王冰注:"至,谓至于身形。"

② 善治者治皮毛:张志聪注:"阳气者,卫外而为固也。天之阳邪,始伤皮毛气分,故善治者,助阳气以

宣散其邪,不使内入于阴也。"王冰注:"止于萌也。"

③ 其次治肌肤:张志聪注:"邪在皮毛留而不去,则入于肌肤矣。肌肤尚属外之气分,亦可使邪从外解,故其治之次也。"王冰注:"救其已生。"

④ 其次治筋脉:张志聪注:"邪在肌肤,留而不去,则入于经络矣。经脉内连藏府,外络身形,善治者,知邪入于经,即从经而外解,不使内干藏府,此为治之法,又其次也。"王冰注:"攻其已病。"

⑤ 其次治六府:张志聪注:"邪入于经,留而勿治,则入于里矣,故止可从府而解。"王冰注:"治其已甚。"

⑥ 半死半生:指预后较差。张志聪注:"邪在五藏经气之间,尚可救治而生,如干藏则死矣,故曰半死半生也。"王冰注:"治其已成。"

⑦ 天之邪气,感则害人五藏:天之邪气,指外感六淫之邪。马莳注:"上文言天气通于肺,肺为五藏之华盖,言肺则脏皆通矣,故天之邪气,感则害人五脏,凡风寒暑湿燥火是也。"

⑧ 水谷之寒热,感则害于六府:水谷寒热,指饮食失节。张志聪注:"水谷入胃,寒温不适,饮食不节,而病生于肠胃,故害于六府。"

⑨ 地之湿气,感则害皮肉筋脉:张介宾注:"人之应土者肉也,湿胜则营卫不行,故感则害于皮肉筋脉。"

【原文】

故善用鍼者,從陰引陽,從陽引陰①,以右治左,以左治右②,以我知彼③,以表知裏,以觀過與不及之理,見微得過④,用之不殆⑤。善診⑥者,察色按脈,先別陰陽⑦;審清濁而知部分⑧;視喘息⑨、聽音聲而知所苦⑩;觀權衡規矩⑪而知病所主;按尺寸⑫、觀浮沉滑濇而知病所生。以治無過⑬,以診則不失矣。

【注释】

① 从阴引阳,从阳引阴:引,引经络之气,调节虚实。阴,泛指内脏、五脏、阴经、胸腹部、下部等;阳,指体表、六腑、阳经、背部、上部等。所以从阴引阳,从阳引阴的治疗原则,临床上可运用于多种情况。比如,从阳引阴,可取背部的俞穴,以治五脏之病;也可以取阳经的穴位,治疗阴经的病;也可以取上部的穴位,治疗下部的疾病。这是因为人身的阴阳气血,是外内上下交相贯通的。正如张志聪注:"此言用针者,当取法乎阴阳也。夫阴阳气血,外内左右,交相贯通。"《灵枢·终始》篇说:"病在上者阳也,病在下者阴也。"又说:"病在上者下取之,病下者高取之,病在头者取之足,病在腰者取之腘。"以及《难经·六十七难》所说"阴病行阳,阳病行阴,故令募在阴,俞在阳"等说的都是这个原则。

② 以右治左,以左治右:三阴三阳经脉,左右交叉,互相贯通,故针刺可以左病刺右,右病刺左,此即缪刺之法。

③ 以我知彼:我,医生。彼,病人。杨上善注:"谓医不病,能知病人。"

④ 见微得过:微,指病之初起。过,指病的发展变化。

⑤ 用之不殆:殆,危也。用之不殆,即运用上述的治法,就不会发生延误病情的危险。

⑥ 诊:张介宾注:"诊之一字,所该者广,如下文审清浊,知部分,视喘息,听音声,观权衡规矩,总皆诊法,非独指诊脉为言也,然无非欲辨明阴阳耳。"

⑦ 察色按脉,先别阴阳:吴崑注:"色与脉皆有阴阳。色之阴阳,阳舒阴惨也;脉之阴阳,太过为阳,不及为阴也。"又姚止庵从病之阴阳注:"天地之道,阴阳而已。人之病也,或偏于阴,或偏于阳,或阳实,或阴实,或阳虚,或阴虚,或阴盛而阳虚,或阳盛而阴虚,病之变化不可胜数,故其大要在先别阴阳。"

⑧ 审清浊而知部分:即既要审清浊,又要知部分。清浊、部分都是指色诊而言。吴崑注:"色清而明,病在阳分;色浊而暗,病在阴分。"部分,即面部的五色分部。知部分,如《金匮要略》说:"病人有气色见于面部……鼻头色青,腹中痛,苦冷者死;鼻头色微黑者,有水气;色黄者,胸上有寒;色白者,亡血也。设微赤非时者,死。"又说:"色青为痛,色黑为劳,色赤为风,色黄者便难,色鲜明者有留饮。"

⑨ 视喘息:姚止庵注:"乃喘息亦音声也,何以言视?盖气喘则身必动,轻者呼吸少而已,重者瞪目

掀鼻,竦(sǒng)胁抬肩,故不但听其呼吸之声,而必视其呼吸之状。"

⑩ 苦：这里指病苦。张介宾注："病苦于中,声发于外,故可视喘息,听声音而知其苦也。"吴崑说："喘粗气热为有余,喘急气寒为不足,息高者心肺有余,吸弱者肝肾不足。"

⑪ 权衡规矩：权为秤锤,衡为秤杆,作圆之器曰规,为方之器曰矩。这里指四时脉象而言,即《素问·脉要精微论》所说："春应中规,夏应中矩,秋应中衡,冬应中权。"

⑫ 按尺寸：尺指尺肤,寸指寸口脉。《素问·平人气象论》说："尺脉缓涩(尺肤弛缓,寸口脉涩),谓之解㑊安卧。(尺热)脉盛,谓之脱血。尺(肤)涩脉滑,谓之多汗。尺(肤)寒脉细,谓之后泄。脉尺(当作尺脉)粗常热者,谓之热中。"

⑬ 过：失也,差误的意思。张介宾注："言无失以前诸法,则治亦可以无失矣。"

【按语】

本段论述了诊治之道,必须取法于阴阳的重要意义。文中所论外邪致病由表入里的传变次第,不仅体现了中医学早期治疗的预防思想,而且对后世外感病辨证论治的发展有深远的影响。

在针刺法中,提出"从阴引阳,从阳引阴"以及"以左治右,以右治左"等治则,至今仍然广泛用之于临床实践,并为针刺治疗的重要针刺法之一。特别是察色按脉的诊法必别阴阳,可以说已成为诊法的纲领。

2·2 素问·金匮真言论篇第四

2·2·1

【原文】

黄帝问曰：天有八风①,经有五风②,何谓？岐伯对曰：八风發邪,以為經風,觸五藏,邪氣發病③。所謂得四時之勝者,春勝長夏,長夏勝冬,冬勝夏,夏勝秋,秋勝春,所謂四時之勝也④。

【注释】

① 八风：指东、东南、南、西南、西、西北、北、东北的八方之风。这八方之风,如果时至而至,为正常气候,主生长万物,称谓实风。如果不依时令而至,就成为邪风,能使人致病,称为虚风,亦即下文所说的"八风发邪"。

② 经有五风：五风,指心风、肺风等五藏之风证。经有五风,谓外风伤经脉,内犯五脏,而成肝风、脾风、心风、肺风、肾风之证。马莳注："夫天有八风,则人之所伤在此八风也,而复有五风之谓,岂八风之外,复有五风乎？殊不知五风者,即八风之所伤也,特所伤异脏而名亦殊耳。"

③ 邪气发病：邪气,即上文的"八风发邪"。王冰注："原其所起,则谓八风发邪,经脉受之,则循经而触于五藏,以邪干正,故发病也。"

④ 得四时之胜者……所谓四时之胜也：王冰注："言五时之相胜者,不谓八风中人则病,各谓随其不胜则发病也。"随其不胜发病,即某一季节见到克制它的季节的气候。如长夏见到春季气候,冬季见到长夏气候等而发病。又丹波元简说："按以下三十二字,文义不顺承,恐他篇错简。此一节,又见《六节藏象论》。王氏补文中。"

【原文】

東風生於春,病在肝,俞在頸項①；南風生於夏,病在心,俞在胸脅②；西風生於秋,病在肺,俞在肩背③；北風生於冬,病在腎,俞在腰股④；中央為土,病在脾,俞在脊⑤。故春氣者,病在頭⑥；夏氣者,病在藏⑦；秋氣者,病在肩背⑧；冬氣者,病在四支⑨。故春善病鼽衄⑩,仲夏善病胸胁⑪,长夏善病洞泄寒中⑫,秋善病风疟⑬,冬善病痹厥⑭。故冬不按蹻⑮,春不鼽衄,春⑯不病颈项,仲夏不病胸胁,长夏不病洞泄寒中,秋不病风疟,冬不病痹厥,飧泄而汗出也⑰。夫精者,身之本也,故藏于精者,春不病温⑱;夏暑汗不出者,秋成风疟。此平人脉法也⑲。

【注释】

① 俞在颈项:俞,通"输""腧",即腧穴。腧穴为经气输注之处,同时也常是邪气入侵的门户。张介宾注:"春气发荣于上,故俞应于颈项。"然下文说"春气者病在头",颈项当为头之误,故张琦注:"肝胆之经,颈项皆无俞穴,下言春病在头,颈项即头之变文。"

② 俞在胸胁:张介宾注:"火气应于心,心脉循胸出胁,而南方之气主于前,故俞在胸胁。"

③ 俞在肩背:张介宾注:"肺居上焦,附近肩背,故俞应焉。"

④ 俞在腰股:张介宾注:"腰为肾之府,与股接近,故俞应焉。"

⑤ 俞在脊:张介宾注:"脊居体中,故应土也。"

⑥ 春气者,病在头:王冰注:"春气为肝也,各随其藏气之所应。"

⑦ 夏气者,病在藏:藏,指心脏。张介宾注:"在藏言心,心通夏气,为诸脏之主也。"上文言"俞在胸胁",而此言藏,马莳说:"外为胸胁,而内为藏也。"

⑧ 秋气者,病在肩背:王冰注:"肺之应也。"

⑨ 冬气者,病在四支:支,即"肢"。马莳注:"上文言腰股,而此言四肢者,以四肢为末,如木之枝得寒而凋,故不但腰股为病,而四肢亦受病也。"

⑩ 鼽(qiú 音求)衄:鼽,鼻塞流涕;衄,鼻出血。吴崑注:"亦阳气上升之故。"

⑪ 仲夏善病胸胁:农历五月为夏季之中,称为仲夏。夏气者病在心脏,心之脉循胸胁,故仲夏善病胸胁。

⑫ 长夏善病洞泄寒中:洞泄,泄泻无度。寒中,即内寒。中央为土,病在脾,脾主运化,脾阳衰微,故长夏善病洞泄寒中。

⑬ 秋善病风疟:风疟,疟疾的一种。夏宜疏泄,逆之而汗不出,则暑邪内伏,遇秋风凄切,金寒火热相战成为疟。

⑭ 冬善病痹厥:痹厥,指关节痹痛,手足麻木,逆冷等症。张志聪注:"四肢为诸阳之本,冬时阳气下藏,经气外虚,风入于经,故手足痹厥也。"

⑮ 按蹻:王冰注:"按谓按摩,蹻谓如蹻捷者之举动手足,是所谓导引也。"按蹻即按摩、气功、健身操等养生的方法。张介宾注:"三冬元气伏藏在阴,当伏藏之时而扰动筋骨,则精气泄越,以致春夏秋冬各生其病。故冬宜养藏,则春时阳气虽升,阴精自固,何有鼽衄及如下文之患。"

⑯ 春:吴崑删此春字。

⑰ 飧泄而汗出也:《新校正》注:"详'飧泄而汗出也'六字,上文疑剩。"

⑱ 藏于精者,春不病温:张介宾注:"此正谓冬不按蹻,则精气伏藏,阳不妄升,则春无温病,又何虑乎鼽衄颈项等病。"

⑲ 此平人脉法也:脉法,这里统指诊法而言。又《新校正》认为"详此下(指夏暑汗不出以下三句)义与上文不接。"故张琦说:"此三句他经脱文。"

【按语】

本段根据人与自然统一的"四时五藏阴阳"的理论,论述了四时八风之邪所致五脏病变的一般规律,所以它的内容与《素问·四气调神大论》的精神是一脉相承的。从其所论的病证来看,主要是论病位问题。这些各不相同的发病部位,正体现出王冰所说的"各随其藏气之所应"的观点。

此外，文中值得提出的有两个问题：一是特别重视冬季的养藏气，突出了肾的精气对四时发病的重要意义，可以说，这是《素问·上古天真论》中保养天真的进一步发挥；二是文中提出的"冬不藏精，春必病温"的理论，为后世温热病伏气学说奠定了理论基础。

关于"冬不按蹻，春不鼽衄……"一节，李治《古今黈》认为春、夏、秋、冬四时，皆宜导引，"但勿使发泄至于汗出耳"。如汗出则外邪易中，因而发生如"春伤于风，夏乃洞泄；夏伤于暑，秋为痎疟；秋伤于湿，冬为痿厥；冬伤于寒，春必温病"等病变。所以他怀疑本篇所云，应是"冬不按蹻，春不鼽衄，或病颈项；春不按蹻，仲夏必病胸胁，长夏必病洞泄寒中；夏不按蹻，秋必病风疟；秋不按蹻，冬必痹厥"。这与现代实际情况是基本相符的。

2·2·2

【原文】

故曰：陰中有陰，陽中有陽。平旦①至日中，天之陽，陽中之陽也；日中至黄昏②，天之陽，陽中之陰也；合夜③至鷄鳴④，天之陰，陰中之陰也；鷄鳴至平旦，天之陰，陰中之陽也，故人亦應之。

【注释】

① 平旦：平，天地昼夜之平分。旦，《说文》："明也。从日见一上，一，地也。"平旦，即日出之时。
② 黄昏：即日落之时。《礼记广义·月令》说："日落，天地之色玄黄而昏昏然也，又曰黄昏。"
③ 合夜：日暮而合于夜也。即黄昏之时。
④ 鸡鸣：指夜半。

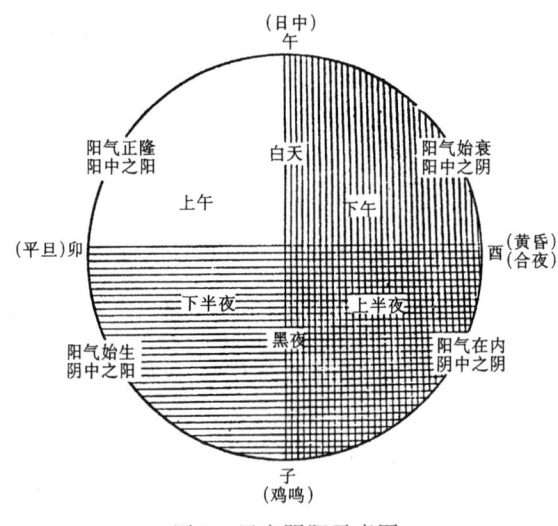

图3　昼夜阴阳示意图

【原文】

夫言人之陰陽，則外爲陽，內爲陰①；言人身之陰陽，則背爲陽，腹爲陰②；言人身之藏府中陰陽，則藏者爲陰，府者爲陽③，肝、心、脾、肺、腎五藏皆爲陰，膽、胃、大肠、小肠、膀胱、三焦六府皆爲陽。所以欲知陰中之陰，陽中之陽者何也？爲冬病在陰，夏病在陽④，春病在陰，秋病在陽⑤，皆視其所在，爲施鍼石也。故背爲陽，陽中之陽心也⑥；背爲陽，陽中之陰肺也⑦；腹爲陰，陰中之陰腎也⑧；腹爲陰,陰中之陽肝也⑨;腹爲陰,陰中之至陰脾也⑩。此皆陰陽表裏內外雌雄相輸應⑪也,故以應天之陰陽也⑫。

【注释】

① 外为阳,内为阴：外指体表,内指脏腑。外为表属阳,内为里属阴。

② 背为阳,腹为阴：马莳注："言人身之前后分阴阳,则在背为阳,在腹为阴。"

③ 藏者为阴,府者为阳：五脏在里,藏精气而不泻,故为阴；六腑为表,传化物而不藏,故为阳。

④ 冬病在阴,夏病在阳：冬病在肾,肾为阴中之阴,故为阴；夏病在心,心为阳中之阳,故为阳。

⑤ 春病在阴,秋病在阳：春病在肝,肝为阴中之阳,故春病在阴；秋病在肺,肺为阳中之阴,故秋病在阳。

⑥ 阳中之阳心也：心系于背,位居上焦,外应于夏,故为阳中之阳。

⑦ 阳中之阴肺也：肺系于背,位居上焦,外应于秋,故为阳中之阴。

⑧ 阴中之阴肾也：肾系于腹,位居下焦,外应于冬,故为阴中之阴。

⑨ 阴中之阳肝也：肝系于腹,位居膈下,外应于春,故为阴中之阳。

⑩ 阴中之至阴脾也：脾系于腹,外应长夏,居春夏与秋冬之交,由阳入阴,故脾为阴中之至阴。

⑪ 阴阳表里内外雌雄相输应：雄性属阳,雌性属阴。这里指脏腑而言,脏为阴为雌,腑为阳为雄。相输应,吴崑注："转输传送而相应也",也就是相互收受的意思。

⑫ 应天之阴阳：张介宾注："此总结上文以人应天之义。"

【按语】

本段以人之阴阳应天之阴阳的"天人相应"的理论,具体分析了人体形态结构的阴阳属性,是阴阳学说应用于人体的最基本的内容之一。从本文的分析,不仅说明了人体阴阳的可分性,而且也指出了人体阴阳的相对性,特别是五脏阴阳属性的归属,对五脏的生理、病理以及辨证,都具有重要的意义。

2·2·3

【原文】

帝曰：五藏應四時,各有收受①乎？岐伯曰：有。東方青色,入通於肝,開竅於目,藏精於肝②,其病發驚駭③,其味酸,其類草木④,其畜雞⑤,其穀麥⑥,其應四時,上爲歲星⑦,是以春氣在頭也⑧,其音角,其數八⑨,是以知病之在筋也⑩,其臭臊⑪。

【注释】

① 收受：这里是通应的意思。张介宾注："收受者,言同气相求,各有所归也。"一说收为攸之误。攸,所也。攸受,即各有所受的意思。

② 藏精于肝：精,精气也。张介宾注："木之精气,藏于肝曰魂。"一说这里的精及下文"藏精于心""藏精于脾""藏精于肺""藏精于肾"中的"精"字,均指五藏之精气而言。《素问·五藏别论》说："所谓五藏者,藏精气而不泻也。"据此,则藏精于肝,即精气藏于肝的意思。下文"藏精于心"等义同。

③ 其病发惊骇：《新校正》云："详东方云病发惊骇,余方各阙者,按《五常政大论》委和之纪,其发惊骇,疑此文为衍。"然据下文各方文例,是应为"故病在头"四字。

④ 其类草木：类,比类也。马莳注："肝性柔而能曲直,故其类为草木。"

⑤ 其畜鸡：鸡,及下文羊、牛、马、彘（猪）,谓之五畜。张介宾注："《易》曰巽为鸡,东方木畜也。"王冰注："以畜为鸡,取巽言之。"

⑥ 其谷麦：麦,及下文黍、稷（俗称小米。粳者为稷,糯者为黍）、稻、豆,共称为五谷。张志聪注："麦为五谷之长,故东方应之。"

⑦ 岁星：岁星,及下文荧惑星、镇星、太白星、辰星,是谓五星。《五行大义》云："岁星,木之精,其位东方,主春,以其主岁,故名岁星。"

⑧ 春气在头：张介宾注："木王春,春气上升也。"又丹波元简说："按据文例,当云知病之在筋。"

⑨ 其数八：八,及下文"其数七""其数五""其数九""其数六",均为成数。《易·系辞》郑注云："天一生水于北,地二生火于南,天三生木于东,地四生金于西,天五生土于中。阳无偶,阴无配,未得相成。地六成水于北,与天一并(天一生水,地六成之);天七成火于南,与地二并(地二生火,天七成之);地八成木于东,与天三并(天三生木,地八成之);天九成金于西,与地四并(地四生金,天九成之);地十成土于中,与天五并(天五生土,地十成之)。"木之成数八,故曰其数八;火之成数七,故曰其数七;土之成数十,其生数为五,张志聪注："土居五位之中,故独主于生数",故曰其数五;金之成数九,故曰其数九;水之成数六,故曰其数六。

⑩ 知病之在筋：张介宾注："肝主筋也。"又丹波元简说："推余之例,此八字系于错出,当在上为岁星之后。"

⑪ 臊：一种难闻的气味,如尿臊气、狐臭。又《新校正》云："详臊《月令》作膻。"马莳注："膻与臊同。"下文焦、香、腥、腐,称谓五臭,亦称五气。王冰注："凡气因木变,则为臊";"凡气因火变,则为焦";"凡气因土变,则为香";"凡气因金变,则为腥膻之气也";"凡气因水变,则为腐朽之气也"。

【原文】

南方赤色，入通於心，開竅於耳①，藏精於心②，故病在五藏③，其味苦，其類火④，其畜羊⑤，其穀黍⑥，其應四時，上爲熒惑星⑦，是以知病之在脈也⑧，其音徵，其數七，其臭焦。

【注释】

① 开窍于耳：《素问·阴阳应象大论》说："心在窍为舌","肾在窍为耳"。此云心开窍于耳者,张介宾注："舌本属心,耳则兼乎心肾也。"后人多从《阴阳应象大论》说。

② 藏精于心：马莳注："火精之气,其神神,所谓精者,神也。"

③ 病在五藏：吴崑注："上言夏气者,病在藏是也。"

④ 其类火：马莳注："心属火而炎上,故曰其类火。"

⑤ 其畜羊：羊,五畜之一。张介宾注："《五常政大论》曰：'其畜马',而此曰羊者,意谓午未俱属南方耳。"

⑥ 其谷黍：王冰注："黍色赤"。

⑦ 荧惑星：《五行大义》说："荧惑,火之精,其位南方,主夏,以其出入无常,故名荧惑。"

⑧ 是以知病之在脉：心主血脉,故心病在脉。

【原文】

中央黄色，入通於脾，開竅於口，藏精於脾①，故病在舌本②，其味甘，其類土③，其畜牛④，其穀稷⑤，其應四時，上爲鎮星⑥，是以知病之在肉也⑦，其音宮，其數五，其臭香。

【注释】

① 藏精于脾：马莳注："盖土精之气,其神意,所谓精者,意也。"

② 舌本：即舌根。王冰注："脾脉上连于舌本,故病气居之。"据上文例,当云："病在脊。"

③ 其类土：甘味生于百谷,谷是土之所生,故甘为土之味,其类土。

④ 其畜牛：牛属丑而色黄,《易》曰："坤为牛。"

⑤ 其谷稷：稷黄而味甘,故其谷稷。

⑥ 镇星：土之精,其位中央,主四季,以其镇宿不移,故名镇星。

⑦ 病之在肉：脾主肌肉,故病之在肉。

【原文】

西方白色，入通於肺，開竅於鼻，藏精於肺①，故病在背②，其味辛，其類金③，其畜馬④,其穀稻⑤,其應四時,上爲太白星⑥,是以知病之在皮毛也⑦,其音商,其數九,其臭腥。

【注释】

① 藏精于肺：马莳注："盖金精之气，其神魄，所谓精者，魄也。"
② 病在背：肺系于背，背为胸中之腑，故病在背。
③ 其类金：《尚书·洪范》："金曰从革，从革作辛。"
④ 其畜马：肺为乾象，《易》曰："乾为马。"
⑤ 其谷稻：稻色白而秋成，故为肺之合。
⑥ 太白星：太白，金之精，其位西方，主立秋，金色白，故曰太白。
⑦ 病之在皮毛：肺主皮毛，故知病之在皮毛。

【原文】

北方黑色,入通於腎,開竅於二陰,藏精於腎①,故病在谿②,其味鹹,其類水③,其畜彘④,其穀豆⑤,其應四時,上爲辰星⑥,是以知病之在骨⑦也,其音羽,其數六,其臭腐。

【注释】

① 藏精于肾：马莳注："水精之气，其神志。所谓精者，志也。"
② 故病在谿：张志聪注："谿乃小分之肉，连于筋骨之间，是肾主骨，而谿乃骨气所生之分肉也。"
③ 其类水：肾主水而性润，故其类水。
④ 其畜彘：扬雄《方言》说："猪，北燕朝鲜之间谓之豭，关东西或谓之彘。"《易》曰"坎为豕。"
⑤ 其谷豆：豆色黑而性沉，故谓水之谷。
⑥ 辰星：水之精，其位北方主冬，是天之执正，出入平时，故曰辰星。
⑦ 病之在骨：肾主骨，故知病之在骨。

【原文】

故善爲脈者①,謹察五藏六府,一逆一從,陰陽表裏,雌雄之紀,藏之心意,合心於精②,非其人勿教,非其真勿授,是謂得道。

【注释】

① 善为脉者：脉，义同"诊"。马莳注："此结上文而言，善脉者之必察藏府也。反四时者为逆，顺四时者为从，善为脉者，必察藏府之逆从及阴阳表里，雌雄相应之纪。"
② 精：精微深妙。高世栻注："藏之心意，谓其理至微，难以语人也。合心于精，谓之心意，合心而归于精密也。"

【按语】

本段以阴阳五行的理论，阐明了人之五脏外应五方、五时、五味等五脏与五时各有收受的理论，所以本篇也是重点阐发"四时五脏阴阳"理论的重要篇章。

文中提出将五畜、五谷等分别归属于五时五行，用以说明这些事物在生长发展过程中同样存在着生克制约的关系，这符合现代生物生态学的观点。

2·3 素问·阴阳离合论篇第六（节选）

【原文】

黃帝問曰：余聞天爲陽,地爲陰,日爲陽,月爲陰,大小月三百六十日成一歲,人亦應之。今三陰三陽,不應陰陽①,其故何也？岐伯對曰：陰陽者,數②之可十,推之可百,數之可千,推之可萬,萬之大,不可勝數,然其要一③也。

【注释】

① 不应阴阳：谓不与天地一阴一阳之数相应。杨上善注："三阴三阳之数,各不应天地日月阴阳二数。"

② 数(shǔ)：这里作动词用,即一个个计算的意思。下同。

③ 一：指一阴一阳。吴崑注："言阴阳之道始于一,推之则十百千万不可胜数,然其要则本于一阴一阳也。"一说,一谓阴阳对立统一之理,张介宾注："谓阴阳之道,合之则一,散之则十百千万,亦无非阴阳之变化。故于显微大小,象体无穷,无不有理存焉。然变化虽多,其要则一,一即理而已。"

【原文】

天覆地載,萬物方生未出地者,命曰陰處①,名曰陰中之陰;則出地者,命曰陰中之陽②。陽予之正,陰爲之主③。故生因春,長因夏,收因秋,藏因冬,失常則天地四塞④。陰陽之變,其在人者,亦數之可數⑤。

【注释】

① 阴处：地下为阴,地上为阳。阴处,即伏处于地下。杨上善注："人之与物,未生之前,合在阴中,未出地也。未生为阴,在阴之中,故为阴中之阴。"

② 阴中之阳：万物出地为阳,然其根在于地下之阴,故为阴中之阳。王冰注："形动出者,是则为阳,以阳居阴,故曰阴中之阳。"

③ 阳予之正,阴为之主：予,同"与"。正,主的意思,与下"主"字为互词。意谓万物生长成形,必依赖阴阳二气的作用,阳气主发生,阴气主成形。王冰注："阳施正气,万物方生;阴为主持,群形乃立。"

④ 天地四塞：塞,停止的意思。天地四塞,意谓天地间生长收藏的变化停止。

⑤ 数之可数：前"数"字作数目解;后"数"字义同上节注②,即其数目可以计算的意思。

【按语】

本篇也是《内经》中论述阴阳的重要篇章。本段的内容,主要讨论了两个问题：一是阐发了阴阳的可分性,指出了自然阴阳虽有万千变化,但其要仍在于一阴一阳,这就充实了上篇《阴阳应象大论》的内容;二是阴阳应之于人,有其一定的物质基础,故"亦数之可数",并提出了"阳予之正,阴为之主",阴阳二气对生物生长成形的作用。

3 藏象学说

藏象学说是研究人体脏腑生理功能、病理变化及其相互关系的学说，是祖国医学理论体系的重要组成部分。所谓"藏"，是指藏于体内的脏腑；"象"，主要指脏腑机能反映于外的征象及脏腑的实质形象。正如张介宾说："象，形象也。藏居于内，形见于外，故曰藏象。"

藏象学说的理论基础，是建立在人们的生活体验、治疗实践和解剖知识等方面，尤其是在治疗实践中，通过病理反映和治疗效果来反证生理的功能。藏象学说虽有解剖学基础，但它所论述脏腑的生理并不局限于实质的脏腑，绝大部分是包括了脏腑所属范围的功能。因此，不能单纯地用现代医学的解剖学、组织学观点来理解脏腑的功能。

祖国医学认为，人体复杂的生命活动是脏腑功能的综合反映，内而消化循环，外而视听言行，无一不是这些功能活动的表现。而脏腑的活动又是相互配合形成不可分割的整体。所以各脏腑虽有自己的功用，但在活动过程中脏与脏、腑与腑、脏与腑之间，以及脏腑和外在组织器官之间，都有密切的联系，并与自然环境息息相关。

藏象学说的内容，主要有五脏、六腑、奇恒之腑、精、神、气、血、津液等，其中又是以五脏为主体的。

脏　腑

3·1　素问·六节藏象论篇第九（节选）

【原文】

帝曰：藏象何如？岐伯曰：心者，生之本①，神之变②也；其華在面，其充在血脈，爲陽中之太陽，通於夏氣③。肺者，氣之本，魄之處也；其華在毛，其充在皮，爲陽中之太陰④，通於秋氣。腎者，主蟄⑤，封藏之本，精之處也⑥，其華在髮，其充在骨，爲陰中之少陰⑦，通於冬氣。肝者，罷極之本⑧，魂之居也；其華在爪，其充在筋，以生血氣，其味酸，其色蒼⑨，此爲陽中之少陽⑩，通於春氣。脾、胃、大腸、小腸、三焦、膀胱者，倉廩之本，營之居也⑪，名曰器⑫，能化糟粕，轉味而入出者也⑬；其華在脣四白⑭，其充在肌，其味甘，其色黃⑨，此至陰之類，通於土氣⑮。凡十一藏取決於膽也⑯。

【注释】

① 生之本：生，生命。高世栻注："心者，身之主，故为生之本。"

② 神之变：《新校正》云："详神之变，全元起本并《太素》作'神之处'。"处，即居处之义。下文"魄之处""精之处""魂之居""营之居"，例同。

③ 阳中之太阳，通于夏气：马莳注："心肺居于膈上，皆属阳，而心则为阳中之阳，当为阳中之太阳也。自时而言，夏主火，心也属火，其通于夏气乎。"

④ 阳中之太阴：《新校正》云："按'太阴'《甲乙经》并《太素》作'少阴'。当作'少阴'。肺在十二经虽为太阴，然在阳分之中，当为少阴也。"《灵枢·阴阳系日月》篇说："肺为阳中之少阴。"

⑤ 蛰：指冬眠伏藏之虫。在此喻肾气闭藏和藏精的功能。

⑥ 封藏之本，精之处：肾主藏精，宜闭固而不妄泄，故称"封藏之本"。张介宾注："肾者胃之关也，位居亥子，开窍二阴而司约束，故为主蛰封藏之本；肾主水，受五藏六腑之精而藏之，故曰精之处也。"

⑦ 阴中之少阴：《新校正》云："按全元起本并《甲乙经》、《太素》'少阴'作'太阴'，当作'太阴'。肾在十二经虽为少阴，然在阴分之中，当为太阴。"《灵枢·阴阳系日月》篇说："肾为阴中之太阴。"

⑧ 罢极之本：罢，音义同"疲"；极，《说文》："燕人谓劳曰极"。罢极，即劳困的意思。吴崑注："动作劳甚，谓之罢极。肝主筋，筋主运动，故为罢极之本。"

⑨ 其味酸，其色苍：根据林校，此六字及下文"其味甘，其色黄"六字，并当去之。

⑩ 阳中之少阳：《灵枢·阴阳系日月》篇说："肝为阴中之少阳。"

⑪ 营之居：王冰注："营起于中焦，中焦为脾胃之位，故云营之居也。"

⑫ 名曰器：吴崑注："盛贮水谷，犹夫器物，故名曰器。"六腑能运行糟粕，转五味而入养五脏，出糟粕而通前后二阴，故六腑为水谷精气糟粕升降出入之器。

⑬ 转味而入出：是指六腑对水谷精气糟粕升降出入而言。姚绍虞说："入出二字妙，唯有入故有出也，大小肠脾胃膀胱者皆先入而后出者。"

⑭ 唇四白：张介宾注："四白，唇之四际白肉也。"

⑮ 至阴之类，通于土气：至阴，即到达阴的意思。太阴为三阴之始，故称它为至阴。张介宾注："脾以阴中之至阴而分王四季，故通于土气。此虽若指脾为言，而实总结六腑者，皆仓廪之本，无非统于脾气也，故曰此至阴之类。"关于脾与土的配合，另一种说法是脾主长夏，春、夏、秋、冬配合肝、心、肺、肾四脏。长夏指农历六月，居中属土，暑令多雨多湿，故与脾土相应。

⑯ 凡十一藏取决于胆：李东垣说："胆者少阳春升之气，春气升则万化安。故胆气春升，则余脏从之，所以十一藏皆取决于胆。"又张介宾注："足少阳为半表半里之经，亦曰中正之官，又曰奇恒之腑，所以能通达阴阳，而十一藏皆取乎此也。"

【按语】

本段经文首先提出"藏象"的名称，而后重点说明五脏的性能，并联系五体、五华以及四时阴阳等，阐明了五脏功能系统，体现了祖国医学生理功能"天人相应"的整体观念，是藏象学说的基本内容之一。人体内在脏腑的生理活动及病理变化的征象能够于相应的外部反映出来，临床时根据这些征象来了解脏腑的病变概况，作为辨证中定位、定性的依据。即以肾的"其华在发""其充在骨"而言，说明头发和骨骼在生理上与肾是有密切关系的，故当发或骨发生了病变现象，便可初步诊断为肾脏有病。又如近人从肝为"罢极之本"和"其华在爪"的理论，提出对因劳累而生的低热，采用补养肝血的治法，获得较为满意的效果。临床上又根据爪甲的荣枯，以判断肝经气血的盛衰。由此可见，藏象学说是中医学辨证论治的理论基础，也是中医学理论体系的重要组成内容。

3.2 素问·灵兰秘典论篇第八（节选）

【原文】

黄帝问曰：願聞十二藏①之相使②，貴賤③何如？岐伯對曰：悉乎哉問也！請遂言之。心者，君主之官也，神明出焉。肺者，相傅之官④，治節⑤出焉。肝者，將軍之官，謀慮出焉⑥。膽者，中正之官，決斷出焉⑦，膻中⑧者，臣使之官，喜樂出焉⑨。脾胃者，倉廩之官⑩，五味出焉。大腸者，傳道之官，變化出焉⑪。小腸者，受盛之官,化物出焉⑫。肾者,作强之官,伎巧出焉⑬。三焦者,决渎之官,水道出焉⑭。膀胱者,州都之官,津液藏焉,气化则能出矣⑮。凡此十二官者,不得相失⑯也。故主明则下安,以此养生则寿,殁世不殆⑰,以为天下则大昌。主不明则十二官危,使道闭塞而不通⑱,形乃大伤,以此养生则殃,以为天下者,其宗大危⑲,戒之戒之!

【注释】

① 十二藏:张介宾注:"藏,藏也。六藏(包括心包络)、六府,总为十二。分言之,则阳为府,阴为藏。合言之,则皆可称藏,犹言库藏之藏,所以藏物者。"

② 相使:张介宾注:"相使者,辅相臣使之谓。"即相互使用的意思,在此指十二脏腑的功能及其相互联系。

③ 贵贱:张介宾注:"贵贱者,君臣上下之分。"这里是主从的意思,指脏腑功能的主要、次要之分。

④ 相傅之官:相傅,古代官名,辅助君主而治国者,如相国、宰相。姚绍虞注:"肺之为藏,上通呼吸,下复诸脏,亦犹相傅之职。佐一人以出治,而为百僚之师表也。"

⑤ 治节:治理、调节的意思。张介宾注:"肺主气,气调则营卫脏腑无所不治,故曰治节出焉。"

⑥ 将军之官,谋虑出焉:高世栻注:"气勇善怒,犹之将军之官。运筹揆度,故谋虑由之出焉。"恽铁樵《群经见智录》说:"肝主怒,拟其似者,故曰将军。怒则不复有谋虑,是肝之病也。从病之失职,以测不病时之本能,故谋虑归诸肝。"

⑦ 中正之官,决断出焉:王冰注:"刚正果决,故官为中正;直而不疑,故决断出焉。"

⑧ 膻中:这里指心包络。

⑨ 臣使之官,喜乐出焉:吴崑注:"主化气而承治节,宣神明者也,是行君相之令,故曰臣使。然膻中气化则阳气舒,而令人喜乐,气不化则阳气不舒,而令人悲愁,是为喜乐之所从出也。"

⑩ 仓廪之官:《礼记·月令》:"谷藏曰仓,米藏曰廪。"仓廪之官,即管理粮食仓库的官吏。脾主运化,胃司受纳,为水谷之海,故为仓廪之官。

⑪ 传道之官,变化出焉:高世栻注:"糟粕所出,犹之传道之宫,食化而变粪,故变化由之出焉。"

⑫ 受盛(chéng 音成)之官,化物出焉:张介宾注:"小肠居胃之下,受盛胃中水谷而分清浊,水液由此而渗于前,糟粕由此而归于后,脾气化而上升,小肠化而下降,故曰化物出焉。"

⑬ 作强之官,伎巧出焉:唐容川说:"盖髓者,肾精所生,精足则髓足,髓在骨内,髓足则骨强,所以能作强,而才力过人也。精以生神,精足神强,自多伎巧,髓不足者力不强,精不足者智不多。"伎,同"技",指多能;巧,精巧的意思。

⑭ 三焦者,决渎之官,水道出焉:张介宾注:"决,通也;渎,水道也。上焦不治,则水泛高原;中焦不治,则水留中脘;下焦不治,则水乱二便。三焦气治,则脉络通而水道利,故曰决渎之官。"

⑮ 州都之官,津液藏焉,气化则能出矣:州都,本为水中可居之处,这里可作水液会聚之处解。张介宾注:"膀胱位居最下,三焦水液所归,是同都会之地,故曰州都之官,津液藏焉……津液之入者为水,水之化者由气,有化而入,而后有出,是谓气化则能出矣。"唐容川说:"人但知膀胱主溺,而不知水入膀胱,化气上行,则为津液;其所剩余质,乃下出而为溺。经文所谓气化则能出者,谓出津液,非出溺也。"

⑯ 相失:彼此失去正常的协调关系。马莳注:"凡此十二官者,上下相使,彼此相济,不得相失也。"

⑰ 殁世不殆:殁,通"没",终也。殁世,终身的意思。殆,《说文》:"危也。"张志聪注:"终身而不致危殆。"

⑱ 使道闭塞不通:使道,脏腑相使之道,即十二脏腑相互联系的道路。张介宾注:"心不明则神无所主,而脏腑相使之道闭塞不能。"马莳注:"心主不明,则十二官危,凡各经转输之路,皆闭塞而不通。"

⑲ 其宗大危:宗,指宗族、宗庙,这里指国家的统治地位。其宗大危,犹言统治地位有倾覆之危。

【按语】

本段用比喻法阐述了人体十二脏腑的主要生理功能及其相互间的联系,亦是藏象学说主要理论之一。文中以"主明则下安""主不明则十二官危",来说明心在十二脏腑生理活动中的主导作用;以"凡此十二官者不得相失也"来说明人体内脏功能既分工又合作的整体性,所以它是中医学整体观念的重要内容之一。

3.3 素问·五藏别论篇第十一(节选)

【原文】

黄帝问曰:余闻方士①,或以脑髓为藏,或以肠胃为藏,或以为府。敢②问更相反③,皆自谓是。不知其道,愿闻其说。岐伯对曰:脑、髓、骨、脉、胆、女子胞④,此六者,地气之所生也,皆藏于阴而象于地,故藏而不写⑤。名曰奇恒之府⑥。夫胃、大肠、小肠、三焦、膀胱,此五者,天气之所生也,其气象天,故写而不藏⑦。此受五藏浊气,名曰传化之府⑧,此不能久留,输写者也。魄门亦为五藏使⑨,水谷不得久藏。所谓五藏者,藏精气而不写也,故满而不能实⑩。六府者,传化物而不藏,故实而不能满也。所以然者,水谷入口,则胃实而肠虚⑪;食下,则肠实而胃虚。故曰:实而不满,满而不实也。

【注释】

① 方士:指通晓方术的人,在此指医生。
② 敢:谦词,自言冒昧之意。
③ 更相反:高世栻注:"方士之中,更易其说,彼此相反。"即指上文或以肠胃为脏,或以为腑的不同说法。
④ 女子胞:即子宫,又名胞宫。
⑤ 写:与"泻"通。泻,传泻、输泻的意思。下同。
⑥ 奇恒之府:高世栻注:"奇,异也。恒,常也。言异于常府也。"
⑦ 天气之所生也,其气象天,故写而不藏:张介宾注:"若此五府包藏诸物而属阳,故曰天气所生。传化浊气而不留,故曰泻而不藏。因其转输运动,故曰象天之气。"
⑧ 传化之府:王冰注:"言水谷入已,糟粕变化而泄出,不能久久留住于中,但当化已输泻令去而已,传泻诸化,故曰传化之府。"
⑨ 魄门亦为五藏使:魄门,即肛门。魄与粕,古通用。肛门传送糟粕,故名魄门。张介宾注:"虽诸府糟粕固由其泻,而脏气升降亦赖以调,故亦为五脏使。"
⑩ 满而不能实:满,指精气盈满。实,指水谷充实。满而不能实,就是说五脏贮藏的都是精气,而不是水谷或废料。
⑪ 胃实而肠虚:姚绍虞说:"食之所在为实,食之所不在为虚。"下同。

【按语】

本段指出五脏总的功能是"藏精气而不泻",具有"满而不实"的特点;六腑总的功能是"传化物而不藏",具有"实而不满"的特点;奇恒之腑形似六腑,但能贮藏精气,有异于一般的脏腑。这是藏象学说脏腑分类法的依据。

五脏所藏精气,是全身营养及各种功能活动的物质基础。如果精气不足,不仅五脏本身将会虚弱,而且可影响到六腑以及与之相联系的组织器官。因此在治疗六腑或其他组织器官疾患时,往往需要联系五脏。六腑转化水谷,胃实肠虚,肠实胃虚,这是消化、排泄的活动规律,后世治则中"六腑以通为用"的论点就是根据"泻而不藏"的生理特点而制定的。近年来采用通里攻下法治疗急腹症,就是应用了六腑"泻而不藏""传化物而不藏""以通为用,以降为顺"的理论为指导,取得可喜的成果。

但须指出,脏腑藏泻不同的理论仅是就其生理功能的特点而言的。实际上五脏中亦有浊气,六腑中亦有精气,脏中的浊气由腑输泻而出,腑中的精气输于脏而藏之。同样,奇恒之腑的"藏而不泻"亦不是绝对的。例如,胆藏精汁,但又主疏泄;女子胞主胎孕,却还能排泄经血。所以在理解和应用时,应当灵活掌握。

此外,"魄门亦为五藏使,水谷不得久藏"指出了魄门的生理与五脏之间的密切关系。魄门的启闭要依赖于心神的主宰,肝气的条达,脾气的升提,肺气的宣降,肾气的固摄,方能不失其常度。而魄门功能正常又能够协调内脏的升降之机。所以魄门的功能常能反映内在脏腑的状况。这对于临床上辨证、治疗、预后等,都有其一定的指导意义。

3·4 灵枢·天年第五十四

3·4·1

【原文】

黄帝问于岐伯曰:愿闻人之始生,何氣築爲基①?何立以爲楯②?何失而死?何得而生?岐伯曰:以母爲基,以父爲楯③,失神者死,得神者生也。

黄帝曰:何者爲神?岐伯曰:血氣已和,榮衛已通,五藏已成,神氣舍心,魂魄畢具,乃成爲人。

黄帝曰:人之壽夭各不同。或夭壽④,或卒死,或病久,願聞其道。岐伯曰:五藏堅固⑤,血脈和調,肌肉解利⑥,皮膚致密,營衛之行,不失其常,呼吸微徐⑦,氣以度行⑧,六府化穀,津液布揚⑨,各如其常,故能長久。

黄帝曰:人之壽百歲而死,何以致之?岐伯曰:使道隧以長⑩,基墙高以方⑪,通調營衛,三部三里起⑫,骨高肉滿,百歲乃得終⑬。

【注释】

① 基:基础。

② 楯(shǔn 音吮):《说文》:"阑槛也。"《康熙字典》引王逸语"纵曰栏,横曰楯",据此楯为栏杆。又楯音义同"盾(旧读 shǔn)",为古时战斗中起保护作用的兵器。综上二说,楯在此处可引申为"卫护"解。

③ 以母为基,以父为楯:意思是说人体胚胎的形成,全赖父精母血,阴阳两性结合而成。阴血为基础,阳气为外卫,阴阳互用,从而促成了胚胎的发育生长。马莳注:"方其始生,赖母以为之基,坤道成物也;赖父以为之楯,阳气以为捍卫也。"

④ 或夭寿:《太素》作"或夭、或寿"。

⑤ 五脏坚固:指五脏阴精充沛,阳气秘固。

⑥ 肌肉解利:解,是开解;利,是通利。肌肉解利,是指肌肉滑润,通利无滞。

⑦ 呼吸微徐:指气息调匀,不粗不疾。杨上善注:"谓吐纳气,微微不粗,徐徐不疾。"

⑧ 气以度行:指气血运行与呼吸保持正常的比例。杨上善注:"呼吸定息,气行六寸,以循度数,日夜百刻。"

⑨ 六府化谷,津液布扬:《灵枢集注》引朱永年语说:"此言已生之后,借水谷之精气,滋生营卫津液,资

养脏腑形身,而后能长久。"

⑩ 使道隧以长:使道,一指鼻孔,如杨上善注"使道谓是鼻孔使气之道";一说指人中沟,如马莳注:"使道者,水沟也。"一般多从后说。隧以长,深而长的意思。

⑪ 基墙高以方:基,星相家称地阁,俗称下巴。墙,指面部的四旁。高以方,是高厚方正的意思。

⑫ 三部三里起:三部三里,指将面部分为上、中、下三部,分别以额角、鼻头、下颌为标志。起,高起而不平陷的意思。马莳注:"面之三里,即三部也……皆已耸起。"

⑬ 终:无疾而死曰终。

3·4·2

【原文】

黄帝曰:其氣之盛衰,以至其死,可得聞乎?岐伯曰:人生十歲,五藏始定,血氣已通,其氣在下①,故好走②。二十歲,血氣始盛,肌肉方長,故好趨。三十歲,五藏大定,肌肉堅固,血脈盛滿,故好步。四十歲,五藏六府,十二經脈,皆大盛以平定,腠理始疏,榮華頹落,髮頗斑白,平盛不搖,故好坐③。五十歲,肝氣始衰,肝葉始薄,膽汁始滅④,目始不明。六十歲,心氣始衰,苦憂悲,血氣懈惰,故好臥。七十歲,脾氣虛,皮膚枯。八十歲,肺氣衰,魄離,故言善誤。九十歲,腎氣焦⑤,四藏⑥經脈空虛。百歲,五藏皆虛,神氣皆去,形骸⑦獨居而終矣。

黄帝曰:其不能終壽而死者,何如?岐伯曰:其五藏皆不堅,使道不長,空外以張⑧,喘息暴疾;又卑基墻,薄脈少血⑨,其肉不石⑩,數中風寒,血氣虛,脈不通,真邪相攻,亂而相引⑪,故中壽而盡也。

【注释】

① 其气在下:气,指生长之气。人之生长,本于肾脏之精气,故生气是自下而上的。张志聪注:"此言人之生长,从阴而生,自下而上,故曰'其气在下'。"

② 走:《说文》段注:"《释名》曰:徐行曰步,疾行曰趋,疾趋曰走。"

③ 发颇斑白,平盛不摇,故好坐:发颇斑白,《太素》作"发鬓斑白"。平盛,是指发育生长已经到了极限。《说文》:"摇,动也。"不摇,是不好动的意思。张介宾注:"天地消长之道,物极必变,盛极则衰,日中则昃,月盈则亏。人当四十,阴气已半,故发颇斑白,而平盛不摇好坐者,衰之渐也。"

④ 胆汁始灭:《太素》作"胆汁始减"。

⑤ 肾气焦:焦,作"枯竭"解。张介宾注:"肾气焦者,真阴亏竭也。"

⑥ 四藏:指心、肝、脾、肺四脏。

⑦ 形骸:骸,《释文》:"手足骨身也。"形骸,即躯壳。

⑧ 空外以张:空,同"孔"。空外以张,指鼻孔外张。马莳注:"其鼻孔向外而张,鼻为肺窍,肺气泄矣。"

⑨ 薄脉少血:杨上善注:"脉小血少。"

⑩ 其肉不石:《太素》作"其肉不实"。

⑪ 乱而相引:乱,指真气乱。张介宾注:"正本拒邪,正气不足,邪反随之而入,故曰相引。"

【按语】

以上两段着重论述人寿夭的根本因素,决定于五脏的坚与不坚。而在五脏中,尤其强调先天之本肾气的作用,故而提出了以母为基、以父为楯的先天禀赋理论。这种先天禀赋理论,为后世强身抗老重视肾气的保养与培补,提供了理论根据。但应该指出的是,人的寿夭不仅与先天有关,后天的充养和调摄亦是十分重要的。如果先天秉气薄弱,后天犹能资培,这就是所谓"后天生先天"的理论。这是因为肾者主水,受五脏六腑之精而藏之,五脏六腑之精气又无一不是来源脾胃的水谷之精,故唐容川曾明确指出:人之既育,是后天生先天。此外,若更能无犯贼风虚邪,重视体育锻炼,使五脏坚固,血脉和调,精、气、神充沛旺盛,则能享大寿,臻高年,达到尽终其"天年"的目的。

文中所论神的生成及其对人体的重要性,指出了人体精、气、神三者之间存在着相互依存、相互促进、相互影响的关系,后世将它概括为人身的"三宝"。其中"失神者死,得神者生"的论点对临床望诊、脉诊很有指导意义。观察病人神气的盛衰,脉象的有神无神,从而推断病情的轻重、预后的良恶,又成为诊断学的重要内容。

3.5 灵枢·五味第五十六(节选)

【原文】

黄帝曰:愿闻穀氣有五味,其入五藏,分別奈何?伯高曰:胃者,五藏六府之海也,水穀皆入於胃,五藏六府皆稟氣於胃。五味各走其所喜,穀味酸,先走肝;穀味苦,先走心;穀味甘,先走脾;穀味辛,先走肺;穀味鹹,先走肾。穀氣津液已行,營衛大通①,乃化糟粕,以次傳下②。

【注释】

① 营卫大通:杨上善注:"水谷化为津液,清气犹如雾露,名营卫,行脉内外,无所滞碍,故曰大通。"

② 以次传下:张介宾注:"人受气于谷,故谷气入于营卫,其糟粕之质,降为便溺,以次传下,而出于大肠、膀胱之窍。"

【原文】

黄帝曰:營衛之行奈何?伯高曰:穀始入於胃,其精微者,先出於胃之兩焦①,以溉五藏,別出兩行②,營衛之道。其大氣③之摶④而不行者,積於胸中,命曰氣海⑤,出於肺,循喉咽,故呼則出,吸則入。天地之精氣⑥,其大數常出三入一⑦,故穀不入,半日則氣衰,一日則氣少矣。

【注释】

① 胃之两焦:张介宾注:"之,至也。"两焦,指上、中两焦。张志聪引任氏说:"此言入胃水谷所生之精气,先出于胃之两焦,以溉五脏。两焦,上焦、中焦也。上焦出胃上口,中焦亦并胃中,故曰胃之两焦。"

② 两行:指营卫运行的两条道路。张介宾注:"两行,言清者入营,营行脉中,浊者入卫,卫行脉外,故营主血而濡于内,卫主气而布于外,以分营卫之道。"

③ 大气:此处指宗气。

④ 摶(tuán 音团):聚也。

⑤ 气海:是指宗气汇聚之处。其位在胸中,称"上气海"。张介宾注:"气海即上气海,一名膻中,居于膈上。"

⑥ 天地之精气:天之精气,指自然界吸入的空气;地之精气,指水谷精微之气。

⑦ 出三入一:出三,指五谷入胃,其糟粕、津液、宗气分为三隧;入一,指纳入的水谷。

【按语】

本段着重论述了胃在人体的重要作用,提出了胃为"五脏六腑之海"的论点。同时,还论证了营气、卫气、宗气与胃的密切关系,指出了水谷精微之气由中焦开发散布,分出营气、卫气、别行两道,以营养五脏六腑,四肢百骸。布散于胸中的一部分气,与肺吸入的自然界的清气相结合,形成宗气。由于胃在人体具有如此重要的作用,所以时刻注意保全胃气,是养生或治疗的重要问题。

文中还提出了五味对五脏各有所喜的理论。这是古人在长期的生活和医疗实践中总结出来的,是中医学五味理论的基础,也是食养疗法的理论根据。在五味理论的基础上,又发展为药物归经的理论,对处方用药具有重要的指导意义。

3·6 灵枢·海论第三十三

3·6·1
【原文】

黄帝问於岐伯曰:余闻刺法於夫子,夫子之所言,不离於营卫血气。夫十二经脉者,内属於府藏,外络於肢节,夫子乃合之於四海乎?岐伯答曰:人亦有四海,十二经水①。经水者,皆注於海。海有东西南北,命曰四海。黄帝曰:以人应之奈何?岐伯曰:人有髓海,有血海,有气海,有水谷之海,凡此四者,以应四海也。

黄帝曰:远乎哉!夫子之合人天地四海也,愿闻应之奈何?岐伯答曰:必先明知阴阳表里荥输②所在,四海定矣。黄帝曰:定之奈何?岐伯曰:胃者,水谷之海,其输上在气街③,下至三里;冲脉者,为十二经之海④,其输上在於大杼⑤,下出於巨虚之上下廉⑥;膻中⑦者,为气之海,其输上在於柱骨之上下⑧,前在於人迎;脑为髓之海,其输上在於其盖⑨,下在风府。

【注释】

① 十二经水:张介宾注:"人有经脉十二,手足之三阴三阳也。天地有经水十二,清、渭、海、湖、汝、渑、淮、漯、江、河、济、漳也。经脉有高下小大不同,经水有广狭远近不同,故人与天地皆相应也。"又《灵枢·经水》篇说:"经水者,受水而行之。""经脉十二者,外合于十二经水,而内属于五藏六府。"

② 荥(xíng 音行)输:十二经各有井、荥、输、经、合各穴。这里的"荥输",泛指四海所流注的穴位。

③ 气街:即气冲穴,属于足阳明胃经,在任脉曲骨穴旁开二寸。

④ 十二经之海:张介宾注:"此即血海也。冲脉起于胞中,其前行者,并少阴之经侠脐上行,至胸中而散,其后行者,上循背里,为经络之海。"

⑤ 大杼:穴名。属足太阳膀胱经,在第一胸椎下旁开三寸。

⑥ 巨虚之上下廉:即足阳明胃经之上巨虚(膝下六寸)和下巨虚穴(膝下九寸)。

⑦ 膻中:这里指胸中而言。

⑧ 柱骨之上下:柱骨,亦称天柱骨、项骨。柱骨之上下,指督脉经之哑门穴与大椎穴。

⑨ 盖:张志聪注:"盖,谓督脉之百会,督脉应天道之环转覆盖,故曰盖。"

3·6·2
【原文】

黄帝曰:凡此四海者,何利何害?何生何败?岐伯曰:得顺者生,得逆者败①;知调者利,不知调者害②。

黄帝曰:四海之逆顺奈何?岐伯曰:气海有余③者,气满胸中,悗息④面赤;气海不足,则气少不足以言。血海有余,则常想其身大,怫然⑤不知其所病⑥,血海不足,亦常想其身小,狹然⑦不知其所病。水穀之海有餘,則腹滿;水穀之海不足,則饑不受穀食。髓海有餘,則輕勁多力,自過其度⑧;髓海不足,則腦轉⑨耳鳴,脛痠眩冒,目無所見,懈怠安臥。

黃帝曰:余已聞逆順,調之奈何?岐伯曰:審守其輸⑩,而調其虛實,無犯其害⑪,順者得復,逆者必敗。黃帝曰:善。

【注释】

① 得顺者生,得逆者败:人体四海作用正常,则可维持人的生命;如四海作用反常,就易于败亡。杨上善注:"得生得败言逆顺,天也。"

② 知调者利,不知调者害:懂得调养四海的,就有利于健康;不知道调养四海的,就有害于健康。杨上善注:"为利为害言调不,人也。"

③ 气海有余:马莳注:"有余者,邪气有余而实也。不足者,正气不足而虚也。"下文血海、水谷之海仿此。

④ 悗(mán 音瞒)息:指气息闷乱。

⑤ 怫(fú 音弗)然:张介宾注:"怫,怫郁也,重滞不舒之貌。"

⑥ 不知其所病:形容病程进展缓慢,平时看不出有患病的样子。

⑦ 狭然:张介宾注:"狭,隘狭也,索然不广之貌。"

⑧ 自过其度:超过一般人的寿命。一说为耐劳而超其常度。按四海有余与不足共八条,惟"髓海有余"而见"轻劲有力,自过其度",余均为病。故诸家也有认为"自过其度"亦即无病之象。

⑨ 脑转:头目眩晕旋转。

⑩ 审守其输:输,同"腧"。审察与四海相通的上下腧穴。

⑪ 无犯其害:无,同"毋"。张介宾注:"无犯其害,无盛盛,无虚虚也。"

【按语】

本文论述了人体胃、冲脉、膻中、脑四者是水谷、血、气、髓的汇聚之所,与大地的四海拟似,从而指出了人体四海在生命活动中的重要作用。继而又论述了四海经气运行的俞穴,及其有余、不足的表现等。文中所述的四海有余(髓海有余除外)、不足的证候表现,实质上还与肺、胃、肾等脏腑的病变有关,这是临床常见的病证。以不足为例,如气海不足的气少不足以言,与肺气不足多有密切的关系;水谷之海不足的饥不受谷食,多属脾胃之气的虚弱;髓海不足的脑转耳鸣、脛痠眩冒、目无所见、懈怠安卧等,则大多与肾阴亏损之证有关。至于所论血海不足的常想其身小,则系病者的一种幻觉,可与"肝为血海"的说法联系起来理解。

3·7　灵枢·本输第二(节选)

【原文】

肺合大腸,大腸者,傳道之府①。心合小腸,小腸者,受盛之府。肝合膽,膽者,中精之府②。脾合胃,胃者,五穀之府。腎合膀胱,膀胱者,津液之府也。少陰屬腎,腎上連肺,故將兩藏③。三焦者,中瀆之府也④,水道出焉,屬膀胱⑤,是孤之府也⑥。是六府之所與合者。

【注释】

① 传道之府:马莳注:"凡小肠已化之物,从此传道而下也。"

② 中精之府：胆是贮藏精汁的脏器，与六腑贮藏或转输浊物有所不同，胆汁中清不浊，故称为中精之府。杨上善注："胆不同肠胃受传糟粕，惟藏精液于中也。"

③ 少阴属肾，肾上连肺，故将两藏：少阴，原本误作"少阳"，今依《太素》改之。将，统率的意思。这是说少阴经脉属于肾，从脏腑相合来说，肾合膀胱，而又上连于肺，故曰其将两脏也。《素问·水热穴论》说："少阴者，冬脉也，故其本在肾，其末在肺。"

④ 中渎之府：中，谓脏腑之中。渎，是水道。三焦具有主持人体气化和通行水道的功能，所以称谓中渎之府。张介宾注："中渎者，谓如川如渎，源流皆出其中也。即水谷之入于口，出于便，自上而下，必历三焦，故曰中渎之府，水道出焉。"

⑤ 属（zhǔ 音主）膀胱：属，连接的意思。属膀胱，指三焦的下腧出于委阳，合并于太阳经脉，而联络膀胱。

⑥ 孤之府：丹波元简说："肺合大肠，心合小肠，肝合胆，脾合胃，肾合膀胱，而三焦唯属膀胱，无所配合，故谓孤之府也。"

【按语】

本节论述了六府的生理功能及其与五脏的阴阳表里配合的内在联系。正因生理上脏腑之间有表里相合关系，故病理上亦必然会相互影响。所以临床上有脏病治腑、腑病治脏的治则。例如，肺气不宣，咳嗽气喘，若兼有大便秘结者，治疗时结合通腑，则有利于肺气的宣降；亦有大便秘结用宣肺润肺法而大便通畅者。又如，膀胱不约的遗尿，治疗时多数用温补肾阳，而获得满意的疗效。其余肝与胆、脾与胃、心与小肠在病变和治疗上，都有相互为治的例子。

关于"少阴属肾，肾上连肺，故将两藏"，说明了在组织上肺与肾由少阴经脉相互沟通，在功能上，肾主水，肺为水之上源，二者对体内水液的代谢具有重要作用。在病理情况下，肺病能够及肾，肾病亦可影响到肺。因此，有人提出肾炎从肺论治的说法，就是以"少阴属肾，肾上连肺"的理论为根据的。此外，如哮喘在某种情况下亦有用益肾纳气的方法治疗。由此可见，这一论点对临床实践具有一定的指导作用。

3.8 素问·太阴阳明论篇第二十九

3·8·1

【原文】

黃帝問曰：太陰陽明爲表里，脾胃脈也，生病而異者，何也？岐伯對曰：陰陽異位①，更虛更實，更逆更從②，或從内，或從外，所從不同，故病異名也。

帝曰：願聞其異狀也。岐伯曰：陽者，天氣也，主外。陰者，地氣也，主内。故陽道實，陰道虛③。故犯賊風虛邪者，陽受之；食飲不節，起居不時者，陰受之。陽受之則入六府，陰受之則入五藏④。入六府則身熱，不時臥⑤，上爲喘呼。入五藏則䐜滿閉塞，下爲飧泄，久爲腸澼⑥。故喉主天氣，咽主地氣⑦，故陽受風氣，陰受濕氣⑧。故陰氣從足上行至頭，而下行循臂至指端；陽氣從手上行至頭，而下行至足。故曰：陽病者，上行極而下；陰病者，下行極而上⑨。故傷於風者，上先受之；傷於濕者，下先受之。

【注释】

① 阴阳异位：阴指足太阴脾经，阳指足阳明胃经。这两经的循行部位不同，故曰"异位"。

② 更虚更实，更逆更从：杨上善注："春夏阳明为实，太阴为虚；秋冬太阴为实，阳明为虚，即更虚更实

也。春夏太阴为逆,阳明为顺;秋冬阳明为逆,太阴为顺也。"

③ 阳道实,阴道虚:张介宾注:"阳刚阴柔也。又外邪多有余,故阳道实;内伤多不足,故阴道虚。"又马莳注:"人身本与天地相参,故天在外,主包夫地;地在内,主承于天。人身六阳气犹天气也,主运于外;人身六阴气犹地气也,主运于内。阳运于外者为实,阴运于内者为虚。"

④ 阳受之则入六府,阴受之则入五藏:虚邪贼风从阳经(表)而传入六府,饮食劳伤易损阴经(里)而传入五脏。言病邪不同,侵犯传播的途径不同,所造成病变亦各异。张志聪注:"入六府者,谓阳明为之行气于三阳。阳明病,则六府之气皆为之病矣……入五藏者,谓太阴为之行气于三阴。太阴病,则五藏之气皆为之病矣。"

⑤ 不时卧:即应睡眠而不能睡眠,不能以时卧也。

⑥ 肠澼(pì 音辟):指便下脓血,如痢疾。

⑦ 喉主天气,咽主地气:高世栻注:"喉司呼吸,肺气所出,故喉主天气;咽纳水谷,下通于胃,故咽主地气。"

⑧ 阳受风气,阴受湿气:张介宾注:"风,阳气也,故阳分受之。湿,阴气也,故阴分受之。各从其类也。"

⑨ 阳病者,上行极而下;阴病者,下行极而上:张志聪注:"此言邪随气转也。人之阴阳出入,随时升降。是以阳病在上者,久而随气下行;阴病在下者,久而随气上逆。"

3·8·2

【原文】

帝曰:脾病而四支不用①,何也?岐伯曰:四支皆禀氣於胃,而不得至經②,必因於脾,乃得禀也。今脾病不能爲胃行其津液③,四支不得禀水穀氣,氣日以衰,脈道不利,筋骨肌肉,皆無氣以生,故不用焉。

帝曰:脾不主時,何也?岐伯曰:脾者土也,治④中央,常以四時長⑤四藏,各十八日寄治,不得獨主於時也⑥。脾藏者,常著胃,土之精也⑦。土者,生萬物而法天地,故上下至頭足⑧,不得主時也。

帝曰:脾與胃以膜相連耳,而能爲之行其津液,何也?岐伯曰:足太陰者,三陰⑨也,其脈貫胃屬脾絡嗌⑩,故太陰爲之行氣於三陰⑪。陽明者,表也,五藏六府之海也,亦爲之行氣於三陽⑫。藏府各因其經而受氣於陽明,故爲胃行其津液。四支不得禀水穀氣,日以益衰,陰道不利,筋骨肌肉無氣以生,故不用焉⑬。

【注释】

① 四支不用:支,与"肢"通。不用,即不能随意活动。

② 四支皆禀气于胃,而不得至经:禀,承受的意思。至经,《太素》作"径至"。张介宾注:"四肢之举动,必赖胃气以为用,然胃气不能自至于诸经,必因脾气之运行,则胃中水谷之气,化为精微,乃得及于四肢也。"

③ 津液:在此指水谷之精气。

④ 治:王冰注:"主也。"

⑤ 长:马莳注:"长,掌同。主也。"

⑥ 各十八日寄治,不得独主于时也:张志聪注:"春、夏、秋、冬,肝、心、肺、肾之所主也。土位中央,灌溉于四藏,是以四季月中,各王十八日。是四时之中皆有土气,而不独主于时也。五藏之气,各主七十二日,以成一岁。"

⑦ 脾藏者,常著胃土之精:著,明显的意思。高世栻注:"著,昭著也。胃土水谷之精,昭著于外,由脾

⑧ 上下至头足：张介宾注："脾胃为脏腑之本，故上至头，下至足，无所不及，又岂得独主一时而已哉？"

⑨ 三阴：指太阴。高世栻注："厥阴为一阴，少阴为二阴，太阴为三阴，故足太阴者，三阴也。"

⑩ 嗌（yì 音益）：咽喉。

⑪ 太阴为之行气于三阴：吴崑注："为之，为胃也。三阴，太、少、厥也。脾为胃行气于三阴，运阳明之气入于诸阴也。"

⑫ 亦为之行气于三阳：张介宾注："阳明者，太阴之表也。主受水谷以溉脏腑，故为五脏之腑之海。虽阳明行气于三阳，然亦赖脾气而后行，故曰亦也。"

⑬ 故为胃行其津液……故不用焉："故为胃行其津液"以下二十八字，与上文重复。丹波元坚认为"正是衍文"。阴道不利，高世栻注："阴道不利，即脉道不利。"

【按语】

本文重点讨论了足太阴脾与足阳明胃之间的关系。脾与胃的联系，在结构上有系膜相连，并且通过各自隶属的经脉互相联络；在生理上胃主腐熟，脾主运化，胃的腐熟是为脾的运化作准备，脾的运化又是为了适应胃的继续腐熟的需要。脾胃之间的这种密切关系，对临床具有重要的指导意义。胃气和则后天营养自有来源，脾健运则水谷精微得以输布，虚损之证方能向愈。因此，调补脾胃滋养后天，是治疗内伤疾患的重要方法。

脾主四肢，若"脾病不能为胃行其津液"，则可产生四肢不用的病证。故临床遇到四肢软弱，不能随意运动，或四肢肌肉萎缩的病证，多从脾胃入手，常能取得一定的疗效。《素问·痿论》所提出的"治痿独取阳明"或是以此理论为依据而制定的治疗原则。

值得注意的是，"土者，生万物而法天地"的论点，突出了重视脾胃的思想。李东垣就是在这一理论的启发下，结合自己多年的临床实践，写成了著名的论著《脾胃论》，后人尊之谓补土派，成为金元四大家之一。后世医家重视脾胃以调治疾病者，亦颇不乏其人，如明李中梓就写了一篇"脾为后天之本"的专论。

关于"脾不主时""各十八日寄治"，这是脾与四时关系的另一种说法。它与长夏属土，脾主长夏之说，是两种不同的论点。

"伤于风者，上先受之；伤于湿者，下先受之"一段，说明了风邪与湿邪的致病特点。对诊治时"审证求因"有一定的指导意义。

3·9 素问·经脉别论篇第二十一（节选）

【原文】

食氣入胃，散精於肝，淫氣於筋①。食氣入胃，濁氣②歸心，淫精於脈③，脈氣流經，經氣歸於肺，肺朝百脈，輸精於皮毛④。毛脈合精⑤，行氣於府⑥，府精神明留於四藏⑦，氣歸於權衡⑧，權衡以平，氣口成寸，以決死生。

飲⑨入於胃，游溢精氣⑩，上輸於脾，脾氣散精，上歸於肺⑪，通調水道，下輸膀胱⑫。水精四布，五經並行⑬。合於四時五藏陰陽，揆度以爲常也⑭。

【注释】

① 淫气于筋：淫，甚也。姚止庵注："病气为淫，食之精气亦以淫言者，皆指其余而称也。"淫气，即谷食精气归之于肝，而其余部分则营养筋。马莳注："谷气入胃，运化于脾，而精微之气，散之于肝，则浸浸滋养于筋矣，以肝主筋也。"

② 浊气：指谷食之气中的浓稠部分。张介宾注："浊，言食气之厚者也。"

③ 淫精于脉：王冰注："心居胃上，故谷气归心，淫溢精微入于脉也。何者？心主脉故。"又张志聪注："胃络上通于心，故入胃之食，气归于心，子令母实也。"

④ 脉气流经……输精于皮毛：张介宾注："精淫于脉，脉流于经，经脉流通，必由于气，气主于肺，故为百脉之朝会。皮毛为肺之合，故肺精输焉。"

⑤ 毛脉合精：肺主皮毛，心主血脉；肺藏气，心藏血。毛脉合精，即气血相合。

⑥ 行气于府：府，指经脉而言。《素问·脉要精微论》："夫脉者，血之府也。"行气于府，即精气行于血脉之中的意思。一说，府为气海膻中；也有认为即是六府。

⑦ 府精神明，留于四藏：府精，指经脉中的精气。神明，是运动正常不乱的意思。留，当作"流"，流行输布之意。又张志聪认为是："府精神明者，六府之津液相成，而神乃自生也。谷气入胃，淫精与脉，乃传之肺，肺气散精，行气于府，府精留于四藏，以养五藏之气，故曰：谷入于胃，乃传之肺，五藏六府皆以受气。"

⑧ 气归于权衡：权衡，即平衡的意思。气归于权衡，言精气化为血气入于血脉，精气的敷布要保持平衡的生理状态。

⑨ 饮：水饮，泛指各种饮料。

⑩ 游溢精气：游，浮游。溢，涌溢。游溢，即精气满溢。精气，吴崑注："饮之精气也。"

⑪ 上输于脾，脾气散精，上归于肺：李中梓注："水饮入胃，先输于脾，是以中焦如沤也。脾气散精，朝于肺部，象地气上升而蒸为云雾，是以上焦如雾也。"

⑫ 通调水道，下输膀胱：张志聪注："肺应天而主气，故能通调水道而下输膀胱，所谓地气升而为云，天气降而为雨也。"

⑬ 水津四布，五经并行：张志聪注："水精四布者，气化则水行，故四布于皮毛；五经并行者，通灌于五脏之经脉也。"

⑭ 合于四时五脏阴阳，揆度以为常也：王冰注："从是水精布，经气行，筋骨成，血气顺，配合四时寒暑，证符五藏阴阳，揆度盈虚，用为常道。"揆度，度量的意思。

【按语】

本段概述了水谷、饮入于胃后化生精微及其输布的过程。并以经气归于肺，肺朝百脉……气归于权衡的认识，阐明了按寸口脉能诊断疾病的原理和价值，为脉诊能诊断脏腑病变奠定了理论基础。关于"气口成寸，以决死生"的原理，可与本书诊法章中《素问·五脏别论》篇内"寸口何以独为五藏主"节互参。

文中"上输于脾，脾气散精，上归于肺"的生理，是后世"培土生金"法以及化痰治脾的理论基础；"通调水道，下输膀胱"的生理，又是后世提出"肺为水之上源""水肿治肺"的理论渊源。

3·10 灵枢·脉度第十七（节选）

【原文】

五藏常内阅於上七竅也①，故肺氣通於鼻，肺和則鼻能知香臭矣；心氣通於舌，心和則舌能知五味矣；肝氣通於目，肝和則目能辨五色矣；脾氣通於口，脾和則口能知五穀矣；腎氣通於耳，腎和則耳能聞五音矣。五藏不和則七竅不通，六府不和則留爲癰②。

【注释】

① 五脏常内阅于上七窍：阅，经历之意，此处可引申为相通。上七窍，指两目、两耳、鼻、口、舌，因其均在颜面部，故称上七窍。五脏藏于内，其精气通过所属的经脉上通颜面诸窍，故曰五脏常内阅于上七窍。

② 六腑不和则留为痈：六腑属阳主表，痈为阳证。六腑不和则气血留滞，郁而发热，热胜则肉腐，而为痈疡。张介宾注："六府属阳主表，故其不利，则肌腠留为痈疡。"

【按语】

本节论述了七窍的功能是渊源于五脏精气奉养的生理，从而成为五脏主五官的理论之源。由于七窍皆禀气于五脏，因此脏腑有病常可在相应的五官七窍上反映出来。例如，肝热者目赤，肾虚者耳鸣，脾热者口甘，心火旺盛者口糜，肺气不利者鼻塞等。这是七窍有病治从内脏着眼的理论根据。

3·11　灵枢·大惑论第八十（节选）

【原文】

五藏六府之精氣，皆上注於目而爲之精①。精之窠爲眼②，骨之精爲瞳子③，筋之精爲黑眼④，血之精爲絡⑤，其窠氣之精爲白眼⑥，肌肉之精爲約束⑦，裹擷⑧筋骨血氣之精⑨而與脈并爲系⑩，上屬於腦，后出於項中。

【注释】

① 上注于目而为之精：精，是指眼睛具有视物的作用，与脏腑之精的精气不同。张介宾注："为之精，为精明之用也。"

② 精之窠（kē 音科）为眼：窠，是窝穴。在此引申为汇集的意思。精之窠为眼，是指五脏六腑的精气汇集于目，使眼睛各部分能发挥正常的生理作用。张介宾注："窠者，窝穴之谓。眼者，目之总称。五脏六腑之精气皆上注于目，故眼为精之窠而五色具焉。"

③ 骨之精为瞳子：瞳子，就是瞳孔，又名瞳神。骨，是肾的代词。张介宾注："骨之精，主于肾，肾属水，其色玄，故瞳子内明，而色正黑。"

④ 筋之精为黑眼：黑眼，即瞳子外围的黑色部分。筋，是肝的代词。张介宾注："筋之精，主于肝，肝色青，故其色浅于瞳子。"

⑤ 血之精为络：络，指目眦内血络。血，是心的代词。张介宾注："血脉之精，主于心，心色赤，故皆络之色皆赤。"

⑥ 其窠气之精为白眼：其窠，《甲乙经》无此二字。白眼，指眼球的白色部分。气，是肺的代词。张介宾注："气之精主于肺，肺属金，故为白眼。"

⑦ 肌肉之精为约束：约束，在这里是指眼胞，因其能开能合，故以为名。肌肉，是脾的代词。张介宾注："约束，眼胞也，能开能合，为肌肉之精，主于脾也。"

⑧ 裹撷（xié 音鞋）：裹，包缠。撷，用衣襟兜东西。裹撷，是包裹网罗的意思。

⑨ 筋骨血气之精：指瞳子、黑眼、白眼、络。

⑩ 系：指目系，是眼球内连于脑的脉络。

【按语】

本节论述了眼睛与五脏在生理上的密切联系。指出了眼睛的所有组成部分都是分属于五脏的。瞳子属肾，黑眼属肝，血络属心，白眼属肺，上下睑属脾。这一理论为后世眼科的"五轮学说"奠定了基础。五轮学说将瞳子称为水轮，黑眼称为风轮，血络称为血轮，白眼称为气轮，约束称为肉轮，分别与肾、肝、心、肺、脾相联系，用以诊断和治疗眼科疾患。例如，眼睑下垂多因脾虚引起，用健脾益气法；白眼赤络贯入黑眼，多由肺火炽盛犯肝所致，用清肺养肝法等，都取得了较好的疗效。

精 气 神

3·12 灵枢·决气第三十

3·12·1
【原文】
黄帝曰：余聞人有精、氣、津、液、血、脈，余意以爲一氣耳，今乃辨爲六名，余不知其所以然。岐伯曰：兩神相搏①，合而成形，常先身生②，是謂精。何謂氣？岐伯曰：上焦開發，宣五穀味③，熏膚，充身，澤毛，若霧露之溉，是謂氣。何謂津？岐伯曰：腠理發泄，汗出溱溱④，是謂津。何謂液？岐伯曰：穀入氣滿，淖澤⑤注於骨，骨屬屈伸，泄澤⑥補益腦髓，皮膚潤澤，是謂液。何謂血？岐伯曰：中焦受氣，取汁⑦，變化而赤，是謂血。何謂脈？岐伯曰：壅遏營氣，令無所避⑧，是謂脈。

【注释】
① 两神相搏(bó 音播)：两神，指男女两性。搏，交也。两神相搏，即男女媾和。马莳注："男女媾精，万物化生，盖当男女相媾之时，两神相合而成人，生男女之形。"
② 常先身生：张介宾注："凡阴阳合而万形成，无不先从精始，故曰常先身生是谓精。"
③ 五谷味：指五谷之精微。
④ 溱溱(zhēn 音真)：形容汗多状。
⑤ 淖(nào 音闹)泽：淖，满而外溢的意思；泽，作"濡润"解。
⑥ 泄泽：泄，是渗出的意思。泄泽，渗出而起润泽作用。
⑦ 中焦受气，取汁：张志聪注："中焦受水谷之精气，济泌别汁。"
⑧ 壅遏营气，令无所避：壅遏，壅塞遏制，这里是约束、控制的意思。避，回避也。张介宾注："壅遏者，堤防之谓，犹道路之有封疆，江河之有涯岸，俾营气无所回避而必行其中者，是谓之脉。"

3·12·2
【原文】
黄帝曰：六氣①者，有餘不足，氣之多少，腦髓之虛實，血脈之清濁②，何以知之？岐伯曰：精脫者，耳聾；氣脫者，目不明；津脫者，腠理開，汗大泄；液脫者，骨屬屈伸不利，色夭③，腦髓消，脛痠，耳數鳴；血脫者，色白，夭然不澤④，其脈空虛⑤，此其候也。

黄帝曰：六氣者，貴賤何如？岐伯曰：六氣者，各有部主⑥也，其貴賤善惡⑦，可爲常主⑧，然五穀與胃爲大海也⑨。

【注释】
① 六气：张介宾注："前言一气，总言之也；此言六气，分言之也。盖精、气、津、液、血、脉，无非气之所化也。"
② 清浊：在此处有多少、虚实之意。
③ 色夭：指面色枯槁。
④ 血脱者，色白，夭然不泽：张介宾注："血之荣在色，故血脱者色白如盐。夭然不泽，谓枯濇无神也。"

⑤ 其脉空虚：《甲乙经》在其脉空虚前加"脉脱者"三字。丹波元简说："本经脱'脉脱者'三字,当补。若不然则六脱之候不备。"

⑥ 部主：张介宾注："部主,谓各部所主也,如肾主精,肺主气,脾主津液,肝主血,心主脉也。"

⑦ 善恶：与贵贱同义。在此又有正常与失常之意。

⑧ 常主：指六气各由固定的脏器统领。

⑨ 五谷与胃为大海也：马莳注："此六气者,成于五谷精微之气,而胃则纳五谷而成之,故胃又为六气之大海耳。"

【按语】

本篇首先论述了人体的精、气、津、液、血、脉等六气的生成、功用；其次说明六气在大量耗散的情况下所产生的主证。这为临床上从证测因,审因施治,提供了依据。例如临床时面色苍白无华者,即可知为血虚所致,治以补血法。此外,一气分而为六,六气合而为一,其间关系至为密切,所以在病变中亦必然会相互影响,故临床大汗伤津者,亦有营血亏虚；突然大失血者,亦可出现津伤。在治疗时要注意到津液与气血之间的相互影响。故临证时从六气相互关系上去追本溯源,分清主次,方能施治得当,取得满意的疗效。

再有"六气各有部主"和"五谷与胃为大海"的观点,颇有辩证法思想,虽说六气可合而为一,但又指出六气与五脏各有所属,如精属于肾,气属于肺,津液属脾,血属于肝,脉属于心等；然而六气的生成,都以胃水谷之海为化源,这就提示我们在治疗时,既应看到六气为病相互影响的一面,又要看到六气之与五脏各有其侧重的一面；另外,六气化源于胃的观点,又为后世医家治疗六气亏损从补益脾胃、资其化源方面着手提供了理论根据。

3·13　灵枢·营卫生会第十八

3·13·1

【原文】

黃帝問於岐伯曰：人焉受氣？陰陽焉會？何氣爲營？何氣爲衛？營安從生？衛於焉會？老壯不同氣,陰陽異位,願聞其會。岐伯答曰：人受氣於穀,穀入於胃,以傳與肺,五藏六府,皆以受氣,其清者爲營,濁者爲衛①,營在脈中,衛在脈外,營周不休,五十而復大會②,陰陽相貫③,如環無端。衛氣行於陰二十五度,行於陽二十五度,分爲晝夜,故氣至陽而起,至陰而止④。故曰：日中而陽隴爲重陽,夜半而陰隴爲重陰⑤。故太陰主内,太陽主外⑥,各行二十五度,分爲晝夜。夜半爲陰隴,夜半後而爲陰衰,平旦陰盡,而陽受氣矣。日中爲陽隴,日西而陽衰,日入陽盡,而陰受氣矣。夜半而大會,萬民皆卧,命曰合陰⑦。平旦陰盡而陽受氣,如是無已,與天地同紀⑧。

【注释】

① 清者为营,浊者为卫：清和浊,在此是指气的性能而言。唐宗海说："清浊以刚柔言,阴气柔和为清,阳气刚悍为浊。"

② 五十而复大会：五十,指营卫在一昼夜中各在人身运行的周次。大会,指营气与卫气的会合。营行脉中,卫行脉外,二者虽别行两道,但在一昼夜各行五十周次之后便要会合一次。

③ 阴阳相贯：张介宾注："其十二经脉之次,则一阴一阳,一表一里,迭行相贯,终而复始。"

④ 气至阳而起,至阴而止：起、止在此处是指寤与寐。张志聪注："气至阳则卧起而目张,至阴则休止

而目瞑。"

⑤ 日中而阳陇为重阳,夜半而阴陇为重阴:日中,即中午。陇,与"隆"通,满盈的意思。阳陇,形容阳气最盛。阳气最盛之时,是阳中之阳,故曰重阳。阴陇,形容阴气最盛。阴气最盛之时,为阴中之阴,故曰重阴。

⑥ 太阴主内,太阳主外:太阴,指手太阴肺经;内,指营气。营行脉中,始于手太阴肺而复合于手太阴,故曰太阴主内。太阳,指足太阳膀胱经;外,指卫气。卫行脉外,始于足太阳而复合于足太阳,故曰太阳主外。

⑦ 夜半而大会,万民皆卧,命曰合阴:营卫二气于夜半子时相会于内脏,此时人们都入睡了,所以叫合阴。张介宾注:"大会,言营卫阴阳之会也。营卫之行,表里异度,故尝不相值。惟于夜半子时,阴气已极,阳气将生,营气在阴,卫气亦在阴,故万民皆瞑而卧,命曰合阴。"

⑧ 与天地同纪:纪,此处有规律之意。与天地同纪,是指营卫之气日夜循行不息,如同天地日月的运转一样,是有规律的。

3·13·2

【原文】

黄帝曰:老人之不夜瞑①者,何氣使然?少壯之人不晝瞑者,何氣使然?岐伯答曰:壯者之氣血盛,其肌肉滑,氣道②通,營衛之行,不失其常,故晝精③而夜瞑。老者之氣血衰,其肌肉枯,氣道濇,五藏之氣相搏④,其營氣衰少而衛氣內伐⑤,故晝不精,夜不瞑。

【注释】

① 瞑:与"眠"通。

② 气道:气的通行道路。

③ 昼精:指白天精力充沛,精神饱满。

④ 五藏之气相搏:搏,据统本、金陵本、日抄本等均作"搏"。相搏,在此指不协调。五藏之气相搏,指五藏机能不相协调。

⑤ 卫气内伐:入侵曰伐。内伐在此指卫气不足,向体内营气争补给的意思。

3·13·3

【原文】

黄帝曰:願聞營衛之所行,皆何道從來?岐伯答曰:營出於中焦,衛出於下焦。

黄帝曰:願聞三焦之所出。岐伯答曰:上焦出於胃上口①,并咽以上,貫膈而布胸中,走腋,循太陰之分而行,還至陽明,上至舌,下足陽明,常與營俱行於陽二十五度,行於陰亦二十五度,一周也②。故五十度而復大會於手太陰矣。

黄帝曰:人有熱飲食下胃,其氣未定③,汗則出,或出於面,或出於背,或出於身半,其不循衛氣之道而出,何也?岐伯曰:此外傷於風,內開腠理,毛蒸理泄④,衛氣走之,固不得循其道。此氣慓悍滑疾,見開而出,故不得從其道,故命曰漏泄⑤。

【注释】

① 上焦出于胃上口:张介宾注:"胃上口,即上脘也。"上焦为肺所居,也是宗气所聚之处,而宗气的主要来源是由胃中水谷精微所化,上行布散于胸中,所以称上焦之气出于胃上口。

② 常与营俱行于阳二十五度,行于阴亦二十五度,一周也:营气是由宗气推动行于脉中而运行全身的,

白天运行二十五周次,夜间亦运行二十五周次,一昼夜共五十周次,所以认为上焦的宗气,常与营俱行于阳二十五度,行于阴亦二十五度。阳、阴,此处是指昼夜而言。张介宾注:"阳阴者,言昼夜也。昼夜周行五十度,至次日寅时复会于手太阴肺经,是为一周。然则营气虽出于中焦,而施化则由于上焦也。"

③ 其气未定:言饮食进入胃中,还未化生精微之气。

④ 毛蒸理泄:皮毛被风热之邪所蒸而致腠理开泄。

⑤ 漏泄:皮肤不密,卫气不能固表,为风邪所伤,致汗泄如漏,故称漏泄。

3·13·4

【原文】

黄帝曰:願聞中焦之所出。岐伯答曰:中焦亦并胃中,出上焦之後①,此所受氣②者,泌糟粕,蒸津液,化其精微,上注於肺脈,乃化而爲血,以奉生身,莫貴於此,故獨得行於經隧③,命曰營氣。

黄帝曰:夫血之與氣,異名同類,何謂也?岐伯答曰:營衛者,精氣也;血者,神氣也④。故血之與氣,異名同類焉。故奪血者無汗,奪汗者無血。故人生有兩死,而無兩生⑤。

【注释】

① 中焦亦并胃中,出上焦之后:胃中,指中脘部。后,作"下"解。是说中焦之气在上焦之气的下面。

② 受气:张介宾注:"受气者,受谷食之气也。"

③ 经隧:指经脉之道。

④ 营卫者,精气也;血者,神气也:张志聪注:"营卫者,水谷之精气也。血者,中焦之精汁,奉心神而化赤,神气之所化也。血与营卫皆生于精,故异名而同类焉。"

⑤ 人生有两死,而无两生:两,指夺血、夺汗。有两死,谓既夺其血,又夺其汗,故是死证。无两生,谓夺血而不夺汗,或夺汗而不夺血,如两者不同见则尚有回生之机。

3·13·5

【原文】

黄帝曰:願聞下焦之所出。岐伯答曰:下焦者,別迴腸①,注於膀胱,而滲入焉。故水穀者,常并居於胃中,成糟粕而俱下於大腸,而成下焦,滲而俱下②,濟泌別汁③,循下焦而滲入膀胱焉。

黄帝曰:人飲酒,酒亦入胃,穀未熟而小便獨先下,何也?岐伯答曰:酒者熟穀之液也,其氣悍以清④,故后穀而入,先穀而液出焉。

黄帝曰:善。余聞上焦如霧,中焦如漚,下焦如瀆⑤,此之謂也。

【注释】

① 回肠:回肠在小肠的下段,上接空肠,下连大肠。

② 而成下焦,渗而俱下:《病源》《千金》及《外台》均无此八字。

③ 济泌别汁:济,"沛"字的古写。酒之清者叫沛,故济泌有过滤的意思。济泌别汁,是指小肠接受胃所腐熟的水谷,经过过滤而分清浊,清者是指吸收而营养周身的精气,浊者则指糟粕和剩余水液,归大肠或渗入膀胱。

④ 清:《甲乙经》《太素》《千金》均作"滑"。

⑤ 上焦如雾,中焦如漚,下焦如瀆:漚,久渍也;瀆,水道也。上焦如雾,形容上焦心肺宣发散布水谷精气的功能,如同雾露弥漫灌注全身。中焦如漚,形容中焦脾胃腐熟水谷,吸收精微,进而将营养物质上输转送到全身的功能,如同漚渍食物,使之变化。下焦如瀆,形容下焦肾和膀胱排泄水液的功能,如同沟渠。

【按语】

本篇主要论述了营卫之气的生成、功用、运行与会合。营气、卫气均化生于水谷精微,但当形成营卫之气后,其功能有所不同,营行脉中,具有营养作用,主内守;卫行脉外,具有捍卫功能,主外御。其循行是:营气始于手太阴肺经,沿着十二经脉运行,于平旦复会于手太阴经;卫气始于足太阳膀胱经,昼行于阳经,夜行于五脏,亦于平旦复会于足太阳经。营、卫二气在夜半子时相会于内脏,昼夜运行,如环无端。

文中"夺血者无汗,夺汗者无血"的论点,对于治疗具有较大的启发,如《伤寒论》便提出"衄家不可汗""疮家不可汗"的告诫;而血虚,或失血感受表邪者,又有养阴发汗或补血发汗的创制,并又在这一认识的基础上,提出了生理上"血汗同源"的论点。

3·14 灵枢·五癃津液别第三十六

【原文】

黄帝問於岐伯曰:水穀入於口,輸於腸胃,其液別爲五。天寒衣薄,則爲溺與氣①。天熱衣厚,則爲汗。悲哀氣并②,則爲泣。中熱胃緩,則爲唾③。邪氣內逆,則氣爲之閉塞而不行,不行則爲水脹④。余知其然也,不知其何由生,願聞其道。

【注释】

① 溺与气:溺,音义与"尿"同。气,指排出体外的水气。张介宾注:"腠理闭密则气不外泄,故气化为水。水必就下,故留于膀胱。然水即气也,水聚则气生,气化则水注,故为溺与气。"

② 并:在此处有偏胜意。

③ 中热胃缓,则为唾:缓,即松弛,可理解为功能障碍;唾,指唾液。中焦脾胃有热,功能发生障碍,唾液分泌过多。

④ 水胀:病名,指水邪停留引起的胀病。

【原文】

岐伯曰:水穀皆入於口,其味有五,各注其海①。津液各走其道,故三焦出氣②,以溫肌肉,充皮膚,爲其津,其流③而不行者爲液。天暑衣厚,則腠理開,故汗出,寒留於分肉之間,聚沫④則爲痛。天寒則腠理閉,氣濕⑤不行,水下留⑥於膀胱,則爲溺與氣。

五藏六府,心爲之主,耳爲之聽,目爲之候⑦,肺爲之相⑧,肝爲之將⑨,脾爲之衛⑩,腎爲之主外⑪。故五藏六府之津液,盡上滲於目。心悲氣并,則心系⑫急,心系急則肺舉,肺舉則液上溢。夫心系與肺,不能常舉,乍上乍下⑬,故咳而泣出矣。中熱則胃中消穀,消穀則蟲上下作⑭。腸胃充郭⑮,故胃緩,胃緩則氣逆,故唾出。

【注释】

① 各注其海:海,即《灵枢·海论》的冲脉为血海,膻中为气海,胃为水谷之海,脑为髓海。各注其海,指五味分别注入于四海。杨上善注:"五味走五藏四海,肝心二藏主血,故酸苦二味走于血海。脾主水谷之气,故甘味走水谷海。肺主于气,故辛走于膻中气海。肾主脑髓,故咸走髓海。"

② 三焦出气:饮食物所化生的精气均由三焦输出,散布于全身内外,如宗气积于上焦,营气出于中焦,卫气出于下焦等。

③ 流:《甲乙经》《太素》均作"留",即停留之意。

④ 聚沫：指津液受寒凝聚而为沫。
⑤ 湿：《甲乙经》、《太素》均作"涩"。
⑥ 留：《甲乙经》、《太素》均作"流"。
⑦ 候：伺候也，即观察之意。此处指眼睛的视觉功能。
⑧ 肺为之相：指肺主治节，能调节一身之气，好像总理国事的宰相一样。张介宾注："肺朝百脉而主治节，故为心之相。"
⑨ 肝为之将：指肝主谋虑决断，好像是智勇双全的将军。
⑩ 脾为之卫：指脾主运化水谷精微，主肌肉而有保护内脏的功能。
⑪ 肾为之主外：指肾藏精，蒸化津液濡润孔窍，又是卫气之发源地，能抗御外邪而主表。《灵枢·师传》说："肾者主为外使之远听。"则又是肾开窍于耳，能使之远听的功能而言的，可以互参。
⑫ 心系：指心的脉络。
⑬ 乍上乍下：指气行之忽上忽下。
⑭ 虫上下作：虫，指肠道寄生虫。上下作，指肠道寄生虫因中焦脾胃有热而被扰动，或上或下地窜动于肠胃之间。
⑮ 肠胃充郭：郭，同"廓"，扩张之意。肠胃充郭，指肠胃充气扩张。张介宾注："充郭者，纵满之谓。"

【原文】

五穀之津液，和合而爲膏①者，內滲入於骨空，補益腦髓，而下流於陰股②。

陰陽不和，則使液溢而下流於陰③，髓液皆減而下，下過度則虛，虛故腰背痛而脛痠。陰陽氣道不通④，四海閉塞，三焦不寫，津液不化，水穀并行腸胃之中，別於迴腸⑤，留於下焦，不得滲膀胱，則下焦脹。水溢，則爲水脹。此津液五別之逆順⑥也。

【注释】

① 膏：是饮食物化生的精微经过内脏的气化而形成的精髓脂膏。张介宾注："此津液之为精髓也。膏，脂膏也。"
② 阴股：指大腿内侧。
③ 下流于阴：阴，指前阴。张介宾注："阴阳不和则精气俱病，气病则不摄，精病则不守，精气不相统摄，故液溢于下而流泄于阴窍。"阴阳不和亦有因房事不节所致。
④ 阴阳气道不通：指津液运行道路不畅。
⑤ 别于回肠：别，此处作"积聚"解，别于回肠，指水谷不得运化，而积聚于回肠之中。
⑥ 津液五别之逆顺：五别，指津液分别出溺、汗、泣、唾、水五液。张介宾注："五液者，阴精之总称也。本篇以溺、汗、泣、唾、水，故名为五。"一说溺、泣、汗、唾、髓，为五液。顺，指津液代谢正常，能正常地分别出五液；逆，指津液代谢障碍，津液流通之道不畅而发生水胀等病。津液五别之逆顺，即指津液分别运行的正常和反常情况。

【按语】

本篇论述了水谷所化的津液，各走其道所产生的不同功能。津与液从其性能来说则津较清稀，流动性强，主要运行于体表，具有温润肌肉、充养皮肤的功用；液较稠浊，"流而不行"，主要运行于内脏能濡润骨节、脑髓、孔窍。从整体功能言则津与液系同类而异名，每多相互影响，相互转化，所以津液常并称。在津液代谢过程中，又可分别转化为汗、尿、唾、泣、水等五津，以滋濡孔窍，滑利关节、补益脑髓。文中所论五液受季节的寒暑、衣着的厚薄影响，在体内发生的汗与溺相互转化，从而说明了《素问·汤液醪醴论》用"开鬼门，洁净府"的方法所以能治疗水肿病的机理。

文中还指出,若阴阳之气不和,津液外泄过多,日久真阴亏损,可形成腰背痠痛之证。如四海之道闭塞,三焦气化失职,津液潴留不化,则可发生水胀病。这些理论对腰背痠痛及水胀病的审因论治具有一定的指导意义。

3·15 灵枢·邪客第七十一(节选)

【原文】

伯高曰:五穀入於胃也,其糟粕、津液、宗氣分爲三隧①。故宗氣積於胸中②,出於喉嚨,以貫心脉,而行呼吸焉。營氣者,泌其津液,注之於脉,化以爲血,以榮四末③,内注五藏六府,以應刻數④焉。衛氣者,出其悍氣之慓疾⑤,而先行於四末分肉⑥皮膚之間而不休者也。晝日行於陽,夜行於陰,常從足少陰之分間⑦,行於五藏六府。

【注释】

① 三隧:张介宾注:"隧,道也。糟粕之道出于下焦,津液之道出于中焦,宗气之道出于上焦,故分为三隧。"

② 胸中:此处指膻中,即上气海。

③ 四末:在此统指四肢。

④ 以应刻数:刻数,古人以铜壶盛水,滴水计时,中有刻度,漏水满百刻,适为昼夜,以此作为计时的标准。营气循行于周身,一昼夜为五十周次,恰与百刻之数相应,故云:"以应刻数。"

⑤ 悍(hàn 音旱)气之慓(piào 音票)疾:悍,刚猛的意思,指卫气卫外的性能。慓,疾也。慓疾,急疾的意思,形容卫气运行急速。

⑥ 分肉:即肌肉。

⑦ 常从足少阴之分间:足少阴之分间,指足少阴肾经和足太阳膀胱经的交接处。卫气昼行于阳分(人体肌表),从足太阳膀胱经开始;夜行于阴分(体内脏腑),从足少阴肾开始。

【按语】

本段论述了宗气、营气、卫气的循行分布和主要的生理功能。指出宗气积于胸中,具有走息道、司呼吸、贯心脉、行血气的功能。营气行于脉中,是血液的组成部分,能内注五脏六腑,外濡四肢百骸。卫气行于脉外,是人体阳气的一部分,有温热肤肉、调节汗孔启闭的作用。

正因为宗气具有走息道、司呼吸、贯心脉等功能,所以临床举凡遇有低语懒言、音声低微、呼吸气短等气虚症状时,便可考虑从补益宗气着眼。

再有营卫之气,实系宗气所化。正如《灵枢·五味》篇说:"谷始入于胃,其精微者,先出于胃之两焦,以溉五藏,别出两行,营卫之道。其大气之抟而不行者,积于胸中,命曰气海。"因此,如果宗气不足,就可导致营卫之气的虚弱。故而营卫不足者,特别是卫外之气不足,就易于感冒,或动则气短易汗,临床上均可治以补益中气之法。

3·16 灵枢·本神第八

3·16·1

【原文】

黄帝問於岐伯曰:凡刺之法,先必本於神①。血脉營氣精神,此五藏之所藏也。至其淫泆離藏②則精失,魂魄飛揚,志意恍亂,智慮去身者,何因而然乎?天之罪與？人之過乎？何謂德氣生精神魂魄心意志思智慮？請問其故。

岐伯答曰：天之在我者德也，地之在我者氣也③，德流氣薄而生者也④。故生之來謂之精⑤，兩精相搏謂之神⑥，隨神往來者謂之魂，并精而出入者謂之魄⑦，所以任物⑧者謂之心，心有所憶謂之意⑨，意之所存謂之志⑩，因志而存變謂之思⑪，因思而遠慕⑫謂之慮，因慮而處物謂之智。故智者之養生也，必順四時而適寒暑，和喜怒而安居處，節陰陽而調剛柔⑬。如是，則僻邪⑭不至，長生久視⑮。

【注释】

① 本于神：神，神气。是生命活动的主宰包括精神意志等。本于神，指刺法能否发挥作用，本源于病员的神气。

② 淫泆(yì 音益)离藏：淫，满溢或过分。泆，是放恣之意。淫泆，指七情过度，任情放恣。离藏，指五藏之精气散耗，失守而不藏。

③ 天之在我者德也，地之在我者气也：德，这里指自然界的气候，包括日光、雨露等。气，指地上生物生存的必要条件。意谓天赋予人们生存的是气候、日光等，地赋予人们生存的是五气、五味等必需的条件。

④ 德流气薄而生者也：薄，交的意思。言天德下流，地气上交，阴阳相因，升降自如，始能为生物提供生存的自然物质条件。人亦为生物，其生存当然亦不能例外，故《素问·六节藏象论》说："天食人以五气，地食人以五味……气和而生，津液相成，神乃自生。"

⑤ 生之来谓之精：杨上善注："雄雌两神相搏，共成一形，先我身生，故谓之精也。"

⑥ 两精相搏谓之神：张介宾注："两精者，阴阳之精也。搏，交结也……凡万物生成之道，莫不阴阳交而神明见。故人之生也，必合阴阳之气，构父母之精，两精相搏，形神乃成，所谓天地合气，命之曰人也。"

⑦ 随神往来者谓之魂，并精而出入者谓之魄：张介宾注："精对神而言，则神为阳而精为阴；魄对魂言，则魂为阳而魄为阴，故魂则随神往来，魄则并精出入。"汪昂说："魂属阳，肝藏魂，人之知觉属魂；魄属阴，肺藏魄，人之运动属魄。"二说可互参。

⑧ 任物：任，担当的意思。任物，指能担当认识和处理事物的能力。

⑨ 心有所忆谓之意：张介宾注："忆，思忆也。谓一念之生，心有所向而未定者，曰意。"

⑩ 意之所存谓之志：杨上善注："志亦神之用也，所忆之意，有所专存，谓之志也。"李中梓注："意已决而确然不变者，志也。"可以互参。

⑪ 因志而存变谓之思：李中梓注："志虽定而反复计度者，思也。"

⑫ 远慕：指对事物进行多方分析，深思远虑，亦即人有远见之谓。

⑬ 节阴阳而调刚柔：杨上善注："阴以致刚，阳以起柔，两者有节，则刚柔得矣。"

⑭ 僻(bì 音辟)邪：僻，不正的意思。僻邪，即致病的邪气。

⑮ 长生久视：《吕氏春秋·重己》注："视，活也。"长生久视，指寿命绵长，不易衰老。

3·16·2

【原文】

是故怵惕①思慮者則傷神，神傷則恐懼，流淫而不止②。因悲哀動中③者，竭絕而失生④。喜樂者，神憚散⑤而不藏。愁憂者，氣閉塞而不行。盛怒者，迷惑而不治⑥。恐懼者，神蕩憚⑦而不收。

心怵惕思慮則傷神，神傷則恐懼自失⑧，破䐃脫肉⑨，毛悴色夭，死於冬⑩。脾愁憂而不解則傷意，意傷則悗亂⑪，四肢不舉，毛悴色夭，死於春。肝悲哀動中則傷魂，魂傷則狂忘不精，不精則不正⑫，當人陰縮而攣筋，兩脅骨不舉，毛悴色夭，死於秋。肺喜樂無極則傷魄,魄傷則狂,狂者意不存人[13],皮革焦,毛悴色夭,死於夏。腎盛怒而不止則傷志,志傷則喜忘其前言,腰脊不可以俛仰屈伸,毛悴色夭,死於季夏[14]。恐懼而不解則傷精,精傷則骨痠痿厥,精時自下。是故五藏主藏精者也,不可傷,傷則失守而陰虛,陰虛則無氣,無氣則死矣。是故用鍼者,察觀病人之態,以知精神魂魄之存亡,得失之意,五者以傷[15],鍼不可以治之也。

【注释】

① 怵(chù 音触)惕:《广雅·释训》说:"怵惕,恐惧也。"

② 神伤则恐惧,流淫而不止:流淫,此处作"滑精"解。张介宾注:"思虑而兼怵惕,则神伤而心怯,恐惧则伤肾,肾伤则精不固。"

③ 动中:伤及内脏的意思。

④ 竭绝而失生:指内脏精气衰竭而丧失生命。张介宾注:"恐则气消,悲哀太甚则胞络绝,故致伤生。竭者绝之渐,绝者尽绝无余矣。"

⑤ 神惮(dàn 音但)散:指神劳而致精气耗散。

⑥ 迷惑而不治:不治,乱也。此言盛怒之下,木旺生火,扰乱神明,造成神志迷乱,难以自制。

⑦ 荡惮:动荡耗散。

⑧ 自失:有不能自主之意。

⑨ 破䐃脱肉:䐃,指肌肉突起处,如上肢之臑,下肢之腨等。破䐃脱肉,形容肌肉极度消瘦。王冰注:"䐃者,肉之标,脾主肉,故肉如脱尽,䐃如破败也。"

⑩ 毛悴色夭,死于冬:毛悴色夭,即皮毛憔悴,色泽枯暗。死于冬,因水克火,故心病死于冬。下文中脾病死于春,肝病死于秋,肺病死于夏,肾病死于季夏等,是古人以五行相克的规律,来预测五脏病的死期。

⑪ 悗乱:悗,同"闷"。悗乱,即胸膈苦闷而烦乱的意思。

⑫ 魂伤则狂忘不精,不精则不正:忘,《甲乙经》《脉经》均作"妄"。不精,指处事不能精详。不正,指神志妄乱,行越常轨。张介宾注:"肝藏魂,悲哀过甚则伤魂,魂伤为狂为妄而不精明,精明失则邪妄不正。"

⑬ 意不存人:张介宾注:"意不存人者,傍若无人也。"

⑭ 季夏:指夏季末了一个月。也就是农历的六月。

⑮ 五者以伤:以,通"已"。《太素》作"五脏已伤"。

3·16·3

【原文】

肝藏血,血舍魂[1],肝氣虛則恐,實則怒。脾藏營,營舍意,脾氣虛則四肢不用,五藏不安,實則腹脹經溲不利[2]。心藏脈,脈舍神,心氣虛則悲,實則笑不休。肺藏氣,氣舍魄,肺氣虛則鼻塞不利,少氣,實則喘喝胸盈仰息[3]。腎藏精,精舍志,腎氣虛則厥,實則脹,五藏不安。必審五藏之病形,以知其氣之虛實,謹而調之也。

【注释】

① 血舍魂:舍,居处的意思。血舍魂,是倒装句,即魂舍于血。是指魂居于肝血之中。下文"营舍意""脉舍神"等均仿此。

② 经溲不利:经,在此指女子的月经。溲,指便与溺。《史记·扁鹊仓公列传》:"令人不得前后溲。"司马贞《索隐》说:"前溲谓小便,后溲谓大便也"。经溲不利,即女子月经不调,大小便不利的病证。

③ 喘喝胸盈仰息:即喘促有声,胸部胀满,仰而呼吸。

【按语】

本文论述了人体神的概念、魂魄等的分类及其与五脏的关系,指出精神意识活动虽属于心,但又分属于五脏。这种"五神藏"的理论,反映了《内经》对人体生理功能以五藏为系统的特点。文中所论七情太过就能伤及五脏,产生各种病变;而五脏有病,又可出现异常的情志活动。二者互为因果的关系,对临床辨证论治及养生防老,有其实践意义。如对养生方法的"和喜怒而安居处,节阴阳而调刚柔",对诊治上的"察观病人之态,以知精神魂魄之存亡得失之意"等,均有原则性的指导作用。此外,某些神志受伤的病变,当季节更替之际,便不能适应季节气候的变化,病势就会加重,甚至发生死亡的情况,临床上也确为常见。

文中五脏虚实所致的病证,即五脏有病后所导致的情志精神变异及其临床表现,对临床上分析病因,确定诊治,都有指导意义。如"肝气虚则恐,实则怒""心气虚则悲,实则笑不休"等,这些都是临床上习以常见的。值得重视的是:脾肾气虚、"五藏不安"的论点,对一些慢性病的治疗与疗效的巩固,很有临床指导价值,如李东垣在他的《脾胃论》中就提出过"治脾可以安五藏"的论述。

文末所说:"必审五脏之病形,以知其气之虚实,谨而调之也。"这一观点,不论是服药调治,还是针刺治疗,都是应该严格遵守的。

3·17 灵枢·本藏第四十七(节选)

【原文】

黃帝問於岐伯曰:人之血氣精神者,所以奉生而周於性命①者也。經脈者,所以行血氣而營陰陽②,濡筋骨,利關節者也。衛氣者,所以溫分肉,充皮膚,肥腠理③,司開闔④者也。志意者,所以御⑤精神,收魂魄,適寒溫,和喜怒者也。是故血和則經脈流行,營覆陰陽⑥,筋骨勁強,關節清利矣。衛氣和則分肉解利,皮膚調柔,腠理緻密矣。志意和則精神專直⑦,魂魄不散,悔怒不起,五藏不受邪矣。寒溫和則六府化穀,風痹不作⑧,經脈通利,肢節得安矣。此人之常平⑨也。五藏者,所以藏精神血氣魂魄者也。六府者,所以化水穀而行津液者也。此人之所以具受於天⑩也,無愚智賢不肖⑪,無以相倚⑫也。

【注释】

① 奉生而周于性命:奉,养也。周,周全之意。张介宾注:"人生以血气为本,精神为用,合是四者以奉生,而性命周全矣。"

② 行血气而营阴阳:营,运也。杨上善注:"十二经脉,行营血气,营于三阴三阳。"

③ 肥腠理:肥,肥沃,这里可作"滋养"解。腠理,泛指皮肤、肌肉,或指皮肤与肌肉的间隙处。

④ 开阖:指汗孔的开合功能。

⑤ 御:驾驭、统率的意思。

⑥ 营覆阴阳:覆,通"复",是往而有回还之意。阴阳,这里指内外而言。营覆阴阳,指血脉流动,往复营运于身体的内外。

⑦ 精神专直:专,指专一。直,有正的意思。精神专直,指思维敏达,思想集中而无妄念。

⑧ 风痹不作:风,指风邪。痹,是血气阻滞,闭而不通。风痹不作,是说外不受风邪,内不生痹闭之证。

⑨ 常平:平,是健康无病。常平,即人体功能正常健康无病。

⑩ 具受于天:具,通"俱";受,禀受;天,指先天。具受于天,指脏腑的功能是受之于先天的。

⑪ 不肖：不贤的意思。《荀子·富国》："尝不行，则贤者不可得而进也；罚不行，则不肖者不可得而退也。"

⑫ 倚：偏于一边，这里引申为不同的意思。张介宾注："倚，偏也，一曰当作异。"

【按语】

本段概括论述了血气、精神、经脉、卫气、志意等，对人体的重要作用。指出人之精神、血气、魂魄、经脉、卫气等虽源出于五脏六腑的精气，但又起着保护脏腑的作用，所以脏腑功能正常，则人体健康无病；脏腑功能失常，则病变由生。文中还强调了疏畅血气、调和志意、适应气候寒温变化等，是维持脏腑功能正常的重要保证。这一论述，突出了人体是一个有机的整体，以及人与外界环境密切相关的"整体观念"。

4 经络学说

经络学说是研究人体经络系统的生理功能、病理变化及其与脏腑相互关系的学说,是中医学理论体系的重要组成部分。经络是经脉和络脉的总称。它的主要功用是运行全身气血,联络脏腑肢节,沟通上下内外,从而将人体各部分联结成一个有机的统一整体。

经络学说的理论,不仅在生理、病理方面都具有重要的意义,而且对临床各科的诊治都有其一定的指导作用,尤其是针灸学科,更是以经络学说作为理论基础的。

经络学说的内容,主要是经脉和络脉两部分,而且以经脉为主。经脉又分正经、奇经两大类,即正经十二,奇经有八。络脉有别络、浮络、孙络之别。别络较大,共有十五,它具有本经别走邻经,加强表里阴阳两经的联系与调节作用。浮络是络脉浮行于浅表部位者。孙络则为络脉最细的分支。

此外,尚有十二经别、十二经筋和十二皮部。十二经别是十二经脉别出的正经,有加强表里两经的联系、通达某些正经未能循行的器官与体表部位的作用。十二经筋,则是十二经脉循行部位上分布于筋肉的系统,有联缀百骸、维络周身、主司关节运动的作用。十二皮部,是经脉在体表皮肤部位的反应区。由于十二经筋与十二皮部的循行分布基本和十二经脉在体表的部位是一致的,所以它们都按十二经脉命名而亦隶属于十二经的范围。

4·1 灵枢·经脉第十(节选)

4·1·1

【原文】

雷公問於黃帝曰:《禁脈》①之言,凡刺之理,經脈爲始,營其所行,制其度量②,內次五藏,外別六府③,願盡聞其道。黃帝曰:人始生,先成精④,精成而腦髓生,骨爲乾,脈爲營,筋爲剛,肉爲墻⑤,皮膚堅而毛髮長,穀入於胃,脈道以通,血氣乃行⑥。雷公曰:願卒聞經脈之始生。黃帝曰:經脈者,所以能決死生,處百病,調虛實,不可不通。

【注释】

① 《禁脉》:指《灵枢·禁服》篇。守山阁校本注云:"此下所引系《禁服》篇文,'脉'当作'服'。"

② 营其所行,制其度量:营,谋求的意思。制,古长度工具名,这里可引申为测量。营其所行,制其度量,意思是寻求经脉的循行径路,度量经脉的长短。

③ 内次五脏,外别六腑:指经脉与内在五脏依次相系,与外在六腑分别联属。张介宾注:"五脏属里,故言内次,六腑属表,故言外别。"

④ 人始生,先成精:人在孕育初期,是由父母之精所媾成。

⑤ 骨为干,脉为营,筋为刚,肉为墙:指骨、脉、筋、肉的功能。骨骼能支撑人体故为干;脉能营运气血以灌溉周身故为营;筋能约束骨骼,使人刚劲有力故为刚;肉能保护内脏组织,如同墙垣故为墙。

⑥ 谷入于胃,脉道以通,血气乃行:张介宾注:"前言成形始于精,此言养形在于谷。如《营卫生会》篇曰:'人受气于谷,谷入于胃,以传于肺,五脏六腑,皆以受气,其清者为营,浊者为卫。'故脉道通,血气行。"

【按语】

本段的中心思想是指出经络学说在诊断、治疗等方面的应用价值,强调临床上掌握经络学说的重要性。实践证明,一般疾病发生后,既可由表入里(外邪),又可由里出表,内外的入里出表,多以经络为传变的途径。在传变过程中所产生的证候,又循着经络的通路反映到体表来,所以经络系统能比较有规律地反映出若干病候。以这些病候为依据,从而对疾病进行定位、定性、定预后的凶吉。故它是临床辨证的重要理论之一,也就是经络辨证。在治疗方面,可普遍应用于临床各科,尤其是针灸的循经取穴治疗原则,完全是以经络学说为根据的。此外,中药学的归经学说亦是以经络理论为指导的。正因为它有如此重要的作用,故历代医家都相当重视。如明代李梴曾说:"医者不明经络,犹人夜行无烛。"

4·1·2

【原文】

肺手太陰之脈,起①於中焦②,下絡①大腸,還①循①胃口③,上膈屬①肺,從肺系④橫①出①腋下,下①循臑內⑤,行①少陰心主之前⑥,下肘中,循臂內上骨下廉⑦,入①寸口,上①魚,循魚際⑧,出大指之端;其支⑨者,從腕後直出次指內廉,出其端。

是動則病肺脹滿,膨膨而喘咳,缺盆⑩中痛,甚則交兩手而瞀⑪,此爲臂厥⑫。是主肺所生病者,咳,上氣喘渴⑬,煩心胸滿,臑臂內前廉痛厥⑭,掌中熱。氣盛有餘,則肩背痛風寒⑮,汗出,中風,小便數而欠⑯。氣虛則肩背痛寒,少氣不足以息,溺色變。爲此諸病,盛則寫之,虛則補之,熱則疾之,寒則留之⑰,陷下則灸之,不盛不虛,以經取之⑱。盛者,寸口大三倍於人迎⑲;虛者,則寸口反小於人迎也。

【注释】

① 起、络、属、还、循、横、行、上、下、出、入:经脉循行的开始称起;脏腑所属的经脉绕行于其相合的脏腑称络;经脉与本脏腑相连称属;经脉去而复回称还;沿着一定的走向称循;平行称横;走过它经的周围称行;自下而上行称上;自上而下行称下;由深部而出浅部的称出;从外向里行称入。以下各经所有与此相同诸字,其意均同。

② 中焦:这里指中脘穴。马莳注:"中焦者即中脘也,在脐上四寸。"

③ 胃口:指胃的上下口。

④ 肺系:肺的系脉,即与肺相连接的气管、喉咙等组织。

⑤ 臑(nào 音闹)内:上臂肩至肘处称臑。臑内,即臑部内侧。

⑥ 行于少阴心主之前:少阴心主,指手厥阴心包经。手三阴经在上肢屈侧的分布,是太阴在前,厥阴在中,少阴在后。所以说手太阴肺经在手厥阴心包经之前。

⑦ 臂内上骨下廉:臂,指前臂;上骨,指桡骨;廉,边缘的意思。《楼氏纲目》说:"臑下掌上名曰臂,臂有二骨,今太阴脉循臂上骨之下廉也。"

⑧ 鱼际:鱼,大指本节后掌侧肌肉隆起处,其形似鱼腹故名。鱼际,即鱼部的边缘;又穴位名,在手大拇指本节后散脉里。

⑨ 支:指正经分出的支脉。

⑩ 缺盆:指锁骨上窝。

⑪ 甚则交两手而瞀(mào 音茂):瞀,视物模糊不清。甚则交两手而瞀,形容喘咳剧烈时两手护胸,视

物模糊。

⑫ 臂厥：病名。上述诸症系由臂气厥逆所致，故名。

⑬ 喝：张介宾注："喝，当作喝，声粗急也。"在此形容喘声粗急。

⑭ 厥：《脉经》、《千金》、《图经》、《十四经发挥》、《普济方》均无此字。

⑮ 寒：据《脉经》、《图经》、《千金》，应删。

⑯ 小便数而欠：欠，这里是少的意思。小便数而欠，即小便频数而量少。

⑰ 热则疾之，寒则留之：疾，指速刺法；留，指留针法。热者疾之，寒者留之，是说热证宜速刺，寒证要留针。

⑱ 不盛不虚，以经取之：杨上善注："《八十一难》云：不盛不虚，以经取之，是谓正经自病，不中他邪，当自取其经。前盛虚者，阴阳虚实，相移相倾，而他经为病。有当经自受邪气为病，不因他经作盛虚。若尔，当经盛虚，即补泻自经，故曰以经取之。"

⑲ 人迎：诊脉的部位，在结喉两侧颈总动脉搏动处。

【原文】

大腸手陽明之脈，起於大指次指之端①，循指上廉，出合谷兩骨之間②，上入兩筋之中③，循臂上廉，入肘外廉，上臑外前廉，上肩，出髃骨④之前廉，上出於柱骨之會上⑤，下入缺盆絡肺，下膈屬大腸；其支者，從缺盆上頸貫⑥頰，入下齒中，還出挾口，交⑥人中，左之右，右之左⑦，上挾⑥鼻孔。

是動則病齒痛頸腫。是主津液所生病⑧者，目黃，口乾，鼽⑨衄，喉痹⑩，肩前臑痛，大指、次指痛不用。氣有餘則當脈所過者熱腫，虛則寒慄不復⑪。為此諸病，盛則寫之，虛則補之，熱則疾之，寒則留之，陷下則灸之，不盛不虛，以經取之。盛者人迎大三倍於寸口，虛者人迎反小於寸口也。

【注释】

① 大指次指之端：即食指之尖端。因食指为大指的第二，故曰大指次指。

② 合谷两骨之间：合谷，穴名，在拇指、食指的岐骨间。两骨，指第一掌骨与第二掌骨。

③ 两筋之中：指阳溪穴。以该穴在腕部桡侧两筋（拇短伸肌腱与拇长伸肌腱）的陷中。

④ 髃骨：指肩胛骨与锁骨相连接处，亦是肩髃穴处。

⑤ 柱骨之会上：柱骨，指肩胛骨上方颈骨隆起处，该处为大椎穴。因诸阳经会于大椎，故称会上。

⑥ 贯、交、挟：经脉从中间穿过称贯；经脉彼此交叉叫交；经脉并行于两旁称挟。以下各经所有与此相同诸字，其意皆同。

⑦ 左之右，右之左：之，义同"至"。左之右，右之左，是说左右两脉交会于人中之后，左脉走右，右脉走左。

⑧ 是主津液所生病：张志聪注："大肠传导水谷，变化精微，故主所生津液病。"又张介宾注："大肠与肺为表里，肺主气而津液由于气化，故凡大肠之或泄或秘，皆津液所生之病，而主在大肠也。"

⑨ 鼽（qiú 音求）衄：鼻塞称鼽，鼻出血称衄。

⑩ 喉痹：又名喉闭。广义为咽喉肿痛病的统称。

⑪ 寒慄不复：寒慄，寒战。不复，寒战而难得温暖。

【原文】

胃足陽明之脈，起於鼻之①交頞中②，旁納太陽之脈③，下循鼻外，入上齒中，還出挾口環④唇，下交承漿⑤，却④循頤⑥後下廉，出大迎⑦，循頰車⑦，上耳前，過④客主人⑦，循髮際⑧，至額顱⑨；其支者，從大迎前下人迎，循喉嚨，入缺盆，下膈屬胃絡脾;其直④者,從缺盆下乳内廉,下挾臍,入氣街⑩中;其支者,起於胃口,下循腹裏,下至氣街中而合④,以下髀關⑪,抵④伏兔⑪,下膝臏⑫中,下循脛外廉,下足跗⑬,入中指内間⑭;其支者,下廉三寸⑮而別,下入中指外間;其支者,別④跗上,入大指間,出其端。

是動則病洒洒振寒⑯,善呻數欠顔⑰黑,病至則惡人與火,聞木聲則惕然而驚,心欲動,獨閉戶塞牖而處,甚則欲上高而歌,棄衣而走,賁響⑱腹脹,是為骭厥⑲。是主血所生病者⑳,狂瘧温淫汗出㉑,鼽衄、口喎唇胗㉒,頸腫喉痹,大腹水腫,膝臏腫痛,循膺㉓、乳、氣街、股、伏兔、骭外廉、足跗上皆痛,中指不用。氣盛則身以前皆熱,其有餘於胃,則消穀善饑,溺色黄。氣不足則身以前皆寒慄,胃中寒則脹滿。為此諸病,盛則寫之,虛則補之,熱則疾之,寒則留之,陷下則灸之,不盛不虛,以經取之。盛者人迎大三倍於寸口,虛者人迎反小於寸口也。

【注释】

① 之:《太素》、《脉经》、《甲乙经》、《千金》中均无。

② 頞(è 音遏)中:頞,即鼻梁。頞中,是指鼻梁的凹陷处。

③ 旁纳太阳之脉:纳,《甲乙经》、《铜人》、《十四经发挥》均作"约",有缠束的意思。足太阳膀胱经起于目内眦(睛明穴),足阳明胃经从旁缠束足太阳经之睛明穴,叫旁纳太阳之脉。张介宾注:"足太阳起于目内眦,睛明穴与頞相近,阳明由此下行。"

④ 环、却、过、直、合、抵、别:经脉环绕于某部四周称环;经脉进而退却称却;经脉通过支节的旁边称过;经脉直行的称直;两支并行称合;到达为抵;另出分支称别。以下各经所用相同诸字,其义皆同。

⑤ 承浆:穴名,位于下唇中央下方凹陷处,属任脉经。

⑥ 颐(yí 音宜):口角后,腮的下方。

⑦ 大迎、颊车、客主人:均为穴名。大迎,别名髓孔,位于下颌部咬肌止端的前缘处。颊车,位于下颌骨角的前上方,均属足阳明胃经。客主人,上关穴的别名,位于面部颧弓上缘微上方,距耳郭前缘一寸凹陷处,属足少阳胆经。

⑧ 发际:头发的边缘处。

⑨ 额颅:即前额骨部,发下,眉上处。

⑩ 气街:气冲穴的别名,位于腹正中线脐下五寸,旁开二寸处,属足阳明胃经。

⑪ 髀关、伏兔:均为穴名。髀关,位于大腿前外侧,髂前上棘与髌底外侧端连线上,与会阴平高处,属足阳明胃经。伏兔,别名外勾,位于大腿前外侧,髂前上棘与髌底外侧端连线上,髌底外侧端上六寸处。

⑫ 膝臏:即膝盖骨。

⑬ 足跗:足背部。

⑭ 内间:指内侧。

⑮ 下廉三寸:指膝下三寸处。

⑯ 洒洒(xiǎn 音显)振寒:形容寒栗貌。

⑰ 颜:指额部。

⑱ 贲(fèn 音奋)响:贲,通"愤",气势旺盛之意。贲响,这里形容肠鸣亢进。张介宾注:"贲响,肠胃雷鸣也。"

⑲ 骭(gàn 音干)厥:病证名。骭,古胫骨名。张介宾注:"骭,足胫也。阳明之脉自膝臏下胫骨外廉,故为胫骭厥逆。"

⑳ 是主血所生病者:胃为水谷之海,主生营血。如胃有病,则营血不生。张介宾注:"中焦受谷,变化

而赤为血,故阳明为多气多血之经,而主血所生病者。"

㉑ 狂疟温淫汗出:温淫,指温邪淫泆。张志聪注:"为狂,为温疟,汗出者,胃气热而蒸发水液之汗也。"

㉒ 唇胗(zhěn 音枕):胗,同"疹"。唇胗,即口唇部的疱疹。

㉓ 膺(yīng 音应):胸前两侧(乳房上)肌肉隆起处,相当于胸大肌的部位。

【原文】

脾足太陰之脈,起於大指之端,循指內側白肉際①,過核骨②后,上內踝前廉,上踹③內,循脛骨后,交出厥陰之前,上膝股內前廉,入腹屬脾絡胃,上膈,挾咽,連舌本④,散舌下;其支者,復從胃,別上膈,注心中。

是動則病舌本強,食則嘔,胃脘痛,腹脹善噫,得后與氣⑤則快然如衰,身體皆重。是主脾所生病者,舌本痛,體不能動搖,食不下,煩心,心下急痛,溏、瘕、泄、水閉、黃疸,不能臥⑥,強立⑦股膝內腫厥,足大指不用。爲此諸病,盛則寫之,虛則補之,熱則疾之,寒則留之,陷下則灸之,不盛不虛,以經取之。盛者寸口大三倍於人迎,虛者寸口反小於人迎也。

【注释】

① 白肉际:又称赤白肉际。手(或足)掌(或跖)与指(或趾)的阴面为白肉,阳面生毫毛部分为赤肉,赤白肉交界处,称为赤白肉际。

② 核骨:足大趾本节后,内侧突起的圆骨,形如果核,故名。

③ 踹(zhuān 音专):《甲乙经》《太素》均作"腨"。《说文》:"腨,腓肠也。"即腓肠肌部,俗名小腿肚。

④ 舌本:张介宾注:"本,根也。"舌本,即舌根。

⑤ 后与气:李中梓说:"后,大便也。气,转矢气也。"

⑥ 溏、瘕、泄、水闭、黄疸,不能卧:张介宾注:"脾寒则为溏泄,脾滞则为瘕瘕。脾病不能制水,则为泄,为水闭、黄疸、不能卧。"水闭,杨上善注:"脾所生病,不营膀胱,故小便不利也。"

⑦ 强立:丹波元简说:"盖为勉强而起立。"

【原文】

心手少陰之脈,起於心中①,出屬心系②,下膈絡小腸;其支者,從心系上挾咽,系目系③;其直者,復從心系却上肺,下出腋下,下循臑內后廉,行太陰、心主④之后,下肘內,循臂內后廉,抵掌后銳骨⑤之端,入掌內后廉,循小指之內出其端。

是動則病嗌乾心痛,渴而欲飲,是爲臂厥。是主心所生病者,目黃脅痛,臑臂內后廉痛厥,掌中熱痛。爲此諸病,盛則寫之,虛則補之,熱則疾之,寒則留之,陷下則灸之,不盛不虛,以經取之。盛者寸口大再倍⑥於人迎,虛者寸口反小於人迎也。

【注释】

① 起于心中:杨上善注:"此少阴经起自心中,何以然者?以其心神是五神之主,能自生脉,不因余处生脉来入,故自出经也。"

② 心系:指心与其他脏器相联系的脉络。张介宾注:"心当五椎之下,其系有五,上系连肺,肺下系心,心下三系连脾、肝、肾,故心通五脏之气,而为之主也。"

③ 目系:又名眼系、目本。眼球内连于脑的脉络。

④ 太阴、心主:即手太阴经和手厥阴经。

⑤ 锐骨:掌后小指侧的高骨。

⑥ 再倍:即二倍。

【原文】

小腸手太陽之脈，起於小指之端，循手外側上腕，出踝①中，直上循臂骨下廉，出肘內側兩筋之間②，上循臑外后廉，出肩解③，繞肩胛，交肩上，入缺盆絡心，循咽下膈，抵胃屬小腸；其支者，從缺盆循頸上頰，至目銳眥④，却入耳中；其支者，別頰上䪼⑤抵鼻，至目內眥⑥，斜絡於顴。

是動則病嗌痛頷⑦腫，不可以顧⑧，肩似拔，臑似折。是主液所生病者⑨，耳聾目黃頰腫，頸頷肩臑肘臂外后廉痛。爲此諸病，盛則寫之，虛則補之，熱則疾之，寒則留之，陷下則灸之，不盛不虛，以經取之。盛者人迎大再倍於寸口，虛者人迎反小於寸口也。

【注释】

① 踝：这里指手腕后小指侧的高骨。杨上善注："手之臂骨之端，内外高骨，亦名为踝也。"
② 出肘内侧两筋之间：筋，《甲乙经》《脉经》《太素》均作"骨"。张介宾注："出肘内侧两骨尖陷中，小海穴也。此处捺之，应于小指之上。"
③ 肩解：即肩后骨缝。杨上善注："肩臂二骨相接之处，名为肩解。"
④ 目锐眥（zì 音自）：眥，眼角。目锐眥，即目外角。
⑤ 䪼（zhuō 音拙）：眼眶的下方，包括颧骨内连及上牙床的部位。
⑥ 目内眥：即眼内角。
⑦ 頷（hàn 音憾）：俗称下巴。
⑧ 不可以顾：指头项难以转侧回顾。
⑨ 是主液所生病者：小肠主受盛胃中腐熟后的水谷，经进一步消化和分别清浊，其精华部分由脾转输，营养全身，糟粕下走大肠，水液归于膀胱，所以认为小肠与水液的生成有密切的关系，故本经的病证曰主液所生。张介宾注："小肠主泌别清浊，病则水谷不分而流衍无制，是主液所生病也。"

【原文】

膀胱足太陽之脈，起於目內眥，上額交巔①；其支者，從巔至耳上角②；其直者，從巔入絡腦，還出別下項，循肩髆③內，挾脊抵腰中，入循膂④，絡腎屬膀胱；其支者，從腰中下挾脊貫臀，入膕中；其支者，從髆內左右，別下貫胛，挾脊內，過髀樞⑤，循髀外從后廉下合膕中，以下貫踹內，出外踝之后，循京骨⑥，至小指外側。

是動則病衝頭痛⑦，目似脱，項如拔，脊痛，腰似折，髀不可以曲，膕如結⑧，踹如裂，是爲踝厥⑨。是主筋所生病者⑩，痔、瘧、狂、癲疾，頭顖⑪項痛，目黃，泪出，鼽衄，項、背、腰、尻⑫膕、踹、脚皆痛，小指不用。爲此諸病，盛則寫之，虛則補之，熱則疾之，寒則留之，陷下則灸之，不盛不虛，以經取之。盛者人迎大再倍於寸口，虛者人迎反小於寸口也。

【注释】

① 巔：指头顶正中点，当百会穴处。
② 耳上角：即耳壳的上部。
③ 肩髆（bó 音搏）：髆，同"膊"，这里指肩胛。
④ 膂（lǚ 音旅）：张介宾注："夹脊两旁之肉曰膂。"
⑤ 髀（bì 音婢）枢：髀，股部。髀枢即股骨上端的关节部位，相当于环跳穴处。
⑥ 京骨：足小指外侧本节后突出的半圆骨。又穴名。

⑦ 冲头痛：张介宾注："本经脉上额交巅入络脑，故邪气上冲而为头痛。"
⑧ 腘如结：腘，即膝屈处，俗称膝弯。腘如结，指腘部筋脉有捆绑感，不能随意运动。
⑨ 踝厥：病证名。腘如结，踹如裂等症，是因本经经气失常，从外踝部向上厥逆所致，故称踝厥。
⑩ 是主筋所生病者：《素问·生气通天论》说："阳气者，精则养神，柔则养筋。"太阳为诸阳主气，如果本经阳气不足，则筋失所养，所以是筋所发生的病证。张志聪注："太阳之气，生于膀胱水中，而为诸阳主气。阳气者，柔则养筋，故是主筋所生之病。"
⑪ 头囟(xìn 音信)：囟，同"囟"，即囟门。头囟，这里指头顶部。
⑫ 尻(kāo)：脊骨的末端，尾骶骨(腰以下十七椎至二十一椎及两傍骨骼)部的统称。

【原文】

肾足少陰之脈，起於小指之下，邪走足心①，出於然谷②之下，循內踝之後，別入跟中，以上踹內，出膕內廉，上股內後廉，貫脊屬腎絡膀胱；其直者，從腎上貫肝膈，入肺中，循喉嚨，挾舌本；其支者，從肺出絡心，注胸中。

是動則病饑不欲食，面如漆柴③，咳唾則有血，喝喝④而喘，坐而欲起，目䀮䀮⑤如無所見，心如懸若饑狀，氣不足則善恐，心惕惕如人將捕之，是爲骨厥⑥。是主腎所生病者，口熱舌乾，咽腫上氣，嗌乾及痛，煩心心痛，黃疸腸澼，脊股內後廉痛，痿厥嗜臥，足下熱而痛。爲此諸病，盛則寫之，虛則補之，熱則疾之，寒則留之，陷下則灸之，不盛不虛，以經取之。灸則強食生肉，緩帶披髮，大杖重履而步⑦。盛者寸口大再倍於人迎，虛者寸口反小於人迎也。

【注释】

① 邪走足心：邪，与"斜"同。邪走足心，指本经由肾足少阴经和膀胱足太阳经的终点衔接处，斜向足心的涌泉穴。
② 然谷：经穴名，出《灵枢·本输》。别名龙渊、然骨，属足少阴经，荥穴。位于内踝前大骨下陷中。
③ 面如漆柴：漆，黑色也。漆柴，烧焦黑的柴。面如漆柴，形容面色憔悴，黯黑无光。
④ 喝喝(yè 音夜)：形容喘声嘶哑，声音幽咽。
⑤ 䀮䀮(huāng 音荒)：《玉篇·目部》："䀮，目不明。"䀮䀮，视物不清貌。
⑥ 骨厥：病证名。肾主骨，因本经脉之气失常，上逆而出现的证候，称为骨厥。
⑦ 灸则强食生肉，缓带披发，大杖重履而步：强食生肉，指增强食欲，促使肌肉生长。张介宾注："生肉，厚味也，味厚所以补精。缓带披发，大杖重履而步，节劳也，安静所以养气。诸经不言此法，而唯肾经言之者，以真阴所在，精为元气之根也。"

【原文】

心主手厥陰心包絡之脈①，起於胸中，出屬心包絡，下膈，歷絡三瞧②；其支者，循胸出脅，下腋三寸③，上抵腋下，循臑內，行太陰、少陰之間，入肘中，下臂行兩筋之間，入掌中，循中指出其端；其支者，別掌中，循小指次指④出其端。

是動則病手心熱，臂肘攣急，腋腫，甚則胸脅支滿，心中憺憺大動⑤，面赤目黃，喜笑不休。是主脈所生病者⑥，煩心心痛，掌中熱。爲此諸病，盛則寫之，虛則補之，熱則疾之，寒則留之，陷下則灸之，不盛不虛，以經取之。盛者寸口大一倍於人迎，虛者寸口反小於人迎也。

【注释】

① 心主手厥阴心包络之脉：李中梓注："心主也，心之所主也。胞络为心之府，故名。"张介宾注："心本

手少阴,而复有手厥阴者,心包络之经也。如《邪客》篇曰:心者,五脏六腑之大主也。诸邪之在心者,皆在心之包络。包络者,心主之脉也。其脉之出入屈折,行之疾徐,皆如手少阴心主之脉行也。故曰心主手厥阴心包络之脉。"二说可以合参。

② 历络三膲:历,有经历的意思。膲、焦通用。历络三膲,指自胸至腹,依次联络上、中、下三焦。

③ 下腋三寸:李中梓注:"腋下三寸天池,手厥阴经穴始此。"

④ 小指次指:从小指数起的第二指,即无名指。

⑤ 心中憺憺(dàn 音淡)大动:憺,震撼。憺憺,张介宾注:"动而不宁貌。"心中憺憺大动,形容心跳剧烈,心悸不宁。

⑥ 是主脉所生病者:心主血脉,诸脉皆属于心,心包络是心的外卫,代心受邪,故云主脉所生病。张志聪注:"心主血而包络代君行令,故主脉,是主脉之包络所生病者。"

【原文】

三焦手少陽之脈,起於小指次指之端,上出兩指之間①,循手表腕②,出臂外兩骨之間,上貫肘,循臑外上肩,而交出足少陽之後,入缺盆,布膻中,散落心包,下膈,循屬三焦;其支者,從膻中上出缺盆,上項,系耳後直上,出耳上角,以屈③下頰至䪼;其支者,從耳後入耳中,出走耳前,過客主人前,交頰,至目銳眥。

是動則病耳聾,渾渾焞焞④,嗌腫喉痹。是主氣所生病者⑤,汗出,目銳眥痛,頰痛,耳後肩臑肘臂外皆痛,小指次指不用。爲此諸病,盛則寫之,虛則補之,熱則疾之,寒則留之,陷下則灸之,不盛不虛,以經取之。盛者人迎大一倍於寸口,虛者人迎反小於寸口也。

【注释】

① 两指之间:指小指、无名指之间。

② 手表腕:腕,《素问·缪刺论》王注引及《太素》均无。手表,指手的表面,这里指手背。

③ 屈:屈折,环曲之意。

④ 渾渾焞焞(tūn 音吞):焞焞,星光暗弱貌。渾渾焞焞,形容听觉模糊不清。

⑤ 是主气所生病者:《难经》说:"三焦者,水谷之道路,气之所终始。"并称三焦为"原气之别使,主持诸气",说明三焦总司人体的气化作用,所以主气所生的病证。

【原文】

膽足少陽之脈,起於目銳眥,上抵頭角①,下耳後,循頸行手少陽之前,至肩上,卻交出手少陽之後,入缺盆;其支者,從耳後入耳中,出走耳前,至目銳眥後;其支者,別銳眥,下大迎,合於手少陽,抵於䪼,下加頰車②,下頸合缺盆以下胸中,貫膈絡肝屬膽,循脅里,出氣街,繞毛際③,橫入髀厭④中;其直者,從缺盆下腋,循胸過季脅⑤,下合髀厭中,以下循髀陽⑥,出膝外廉,下外輔骨⑦之前,直下抵絕骨⑧之端,下出外踝之前,循足跗上,入小指次指之間;其支者,別跗上,入大指之間,循大指歧骨⑨內,出其端,還貫爪甲,出三毛⑩。

是動則病口苦,善太息⑪,心脅痛不能轉側,甚則面微有塵⑫,體無膏澤,足外反熱,是爲陽厥⑬。是主骨所生病者⑭,頭痛頷痛,目銳眥痛,缺盆中腫痛,腋下腫,馬刀俠癭⑮,汗出振寒,瘧,胸脅肋髀膝外至脛絕骨外踝⑯前及諸節皆痛,小指次指不用。爲此諸病,盛則寫之,虛則補之,熱則疾之,寒則留之,陷下則灸之,不盛不虚,以經取之。盛者人迎大一倍於寸口,虚者人迎反小於寸口也。

【注释】

① 头角：即额角。

② 下加颊车：加,居其位之意。下加颊车,即向下经过颊车。

③ 毛际：指耻骨部的阴毛处。

④ 髀厌：即髀枢。

⑤ 季肋：胸胁下两侧的软肋部。

⑥ 髀阳：外为阳,内为阴,髀阳就是大腿的外侧。

⑦ 外辅骨：即腓骨。

⑧ 绝骨：在外踝直上三寸许腓骨的凹陷处。腓骨至此似乎中断,故称绝骨。张介宾注："外踝上骨际曰绝骨。"

⑨ 大指歧骨：歧骨,泛指骨骼连接成角之处。大指歧骨,指足大趾、次趾间的骨缝。

⑩ 三毛：亦称丛毛、聚毛。这里指足大趾爪甲后二节间背面有毛的部位。

⑪ 太息：即叹气。

⑫ 面微有尘：形容面色灰暗,像蒙了尘土一样。杨上善注："足少阳起面,热甚则头颅前热,故面尘色也。"

⑬ 阳厥：这里是指足少阳之气厥逆引起的病证。

⑭ 是主骨所生病者：李中梓注："胆而主骨病者,乙癸同源也。"

⑮ 马刀侠瘿：即瘰疬。生于腋下,其形长,质坚硬,形似马刀者,称为马刀;发于颈旁,形如贯珠的,称为侠瘿。两处病变常相关联,故马刀、侠瘿并称。

⑯ 外髁：《太素》作"外踝"。

【原文】

肝足厥陰之脈,起於大指叢毛之際,上循足跗上廉,去內踝一寸,上踝八寸,交出太陰之后,上膕內廉,循股陰①入毛中,過陰器,抵小腹,挾胃屬肝絡膽,上貫膈,布脅肋,循喉嚨之后,上入頏顙②,連目系,上出額,與督脈會於巔;其支者,從目系下頰里,環唇內;其支者,復從肝別貫膈,上注肺。

是動則病腰痛不可以俛仰,丈夫㿉疝③,婦人少腹腫,甚則嗌乾,面塵脫色。是主肝所生病者,胸滿嘔逆飧泄,狐疝④遺溺閉癃⑤。為此諸病,盛則寫之,虛則補之,熱則疾之,寒則留之,陷下則灸之,不盛不虛,以經取之。盛者寸口大一倍於人迎,虛者寸口反小於人迎也。

【注释】

① 股阴：即大腿的内侧。

② 颃（gāng音冈）颡（sǎng音嗓）：指咽后壁上的后鼻道。

③ 丈夫㿉（kuì音溃）疝：丈夫,是男子的统称。㿉疝,病名,指寒邪侵犯肝肾二经,内蓄瘀血而致少腹部拘急疼痛,牵引睾丸,或下腹部有包块,内裹脓血。

④ 狐疝：病名,又名阴狐疝,俗称小肠气。因肝气失于疏泄而发。病发时由于小肠的部分坠入阴囊,平卧时或用手推时,小肠可缩回腹腔,站立时又复坠入。以其能上下活动,如狐之出没无常,故名。

⑤ 闭癃：病证名。指排尿困难,点滴而下,甚则闭塞不通。

【按语】

以上十二节经文分别论述了十二经脉的循行以及病候,并指出对病候虚实寒热、不盛不虚等的针灸治疗的原则，均是经络学说的主要内容。十二经脉是人体运行气血的主要通路，故又称十二正经。它与脏腑有直接的联系，阴经属脏络腑，阳经属腑络脏。脏腑相合，以及组织器官的内在联系，主要是通过十二经脉在其间沟通和维系，故有十二经脉者，内属于脏腑，外络于肢节的论说。因此，在临床应用时，应将经络学说与藏象学说结合起来。这样，在分析病理，诊断和治疗疾病时，便能打开思路，扩大治疗方法。

十二经脉各经的主病不外本经所过部位的病变和本经所属脏腑的病变。即以手太阴肺经为例，所主病候中的缺盆中痛，甚则交两手而瞀，臑臂内前廉痛厥，掌中热等，便是经脉所过部位的病变；病肺胀满，膨膨而喘咳，上气喘喝，烦心胸满等，便是腑脏所产生的病变；这些都是临床辨证的基础。更有单从经脉循行分布作为诊断的主要依据的，如头痛的六经辨证，手指麻木不用的区分，以及四肢痹痛的部位等。其余诸经的病证，都具有同样意义。这种辨证的诊断学中统称为经络辨证。

至于"是动病""所生病"，历代有许多争论，迄今尚难给以确切的定义，有待于今后的进一步研究。因而目前不必勉强地去适从，关键在于理解和掌握其中经络辨证的方法和纲领，并注意把经络辨证和其他辨证方法结合起来，运用于临床，以提高诊治水平。

4·1·3
【原文】

經脈十二者，伏行分肉之間，深而不見；其常見者，足太陰過於外踝之上①，無所隱故也。諸脈之浮而常見者，皆絡脈也。六經絡手陽明少陽之大絡②，起於五指間③，上合肘中。飲酒者，衛氣先行皮膚④，先充絡脈，絡脈先盛。故衛氣已平⑤，營氣乃滿，而經脈大盛。脈之卒然動⑥者，皆邪氣居之，留於本末⑦；不動則熱，不堅則陷且空⑧，不與眾同，是以知其何脈之動也。雷公曰：何以知經脈與絡脈異也？黃帝曰：經脈者常不可以見也，其虛實也以氣口⑨知之，脈之見者，皆絡脈也。雷公曰：細子⑩無以明其然也。黃帝曰：諸絡脈皆不能經大節⑪之間，必行絕道⑫而出入，復合於皮中，其會皆見於外。故諸刺絡脈者，必刺其結上⑬，甚血者雖無結，急取之以寫其邪而出其血，留之發爲痺也。

【注释】

① 足太阴过于外踝之上：外踝，《太素》作"内踝"。阴脉行内，阳脉行外，足太阴为阴脉，故足太阴过于内踝之上。

② 六经络手阳明少阳之大络：张介宾注："此举手络之最大者，以明视络之法也。手足各有六经，而手六经之络，则惟阳明，少阳之络为最大。"

③ 起于五指间：杨上善注："手阳明大肠之经，起大指次指之间，即大指次指及中指内间，手阳明络起也。手少阳经，起小指次指间，即小指次指及中指外间，手少阳脉起也。故二脉起五指间也。"

④ 饮酒者，卫气先行皮肤：张志聪注："是血气之行于脉外者，外内出入，各有其道，故复引饮酒者以证明之。夫酒者，水谷之悍液；卫者，水谷之悍气，故饮酒者，液随卫气而先行皮肤，是以面先赤。"

⑤ 平：张介宾注："平，犹潮平也，即盛满之谓。"

⑥ 动：这里指经脉发生异常的变动。

⑦ 本末：杨上善注："本末，即是此经本末也。"

⑧ 不动则热，不坚则陷且空：指经脉没有异常的变动，则外邪尚在浮浅的部分，会有发热的现象。如经脉不现坚实，是病邪之深陷，经脉已空虚所致。

⑨ 气口：即寸口，又名脉口。两手桡骨头内侧桡动脉的诊脉部位，属手太阴肺经。
⑩ 细子：自称的谦词。
⑪ 大节：张介宾注："大节，大关节也。"
⑫ 绝道：指非经脉所过之处。张志聪注："绝道者，别道也。"
⑬ 结：聚也，指络脉上有血液聚结之处。张介宾注："凡刺络脉者，必刺其结上，此以血之所聚，其结粗突倍常，是为结上，即当刺处也。"

【原文】
凡診①絡脈，脈色青則寒且痛，赤則有熱。胃中寒，手魚之絡多青②矣；胃中有熱，魚際絡赤；其暴黑者，留久痹也；其有赤有黑有青者，寒熱氣③也；其青短者，少氣也。凡刺寒熱者皆多血絡④，必間日而一取之，血盡而止，乃調其虛實；其小而短者少氣，甚者寫之則悶，悶甚則仆不得言，悶則急坐之也。

【注释】
① 诊：张介宾注："诊，视也。"
② 胃中寒，手鱼之络多青：张介宾注："寒则气血凝涩，凝涩则青黑，故青则寒……手鱼者，大指本节间之丰肉也。鱼虽手太阴之部，而胃气至于手太阴，故可以候胃气。"
③ 寒热气：《太素》作"寒热"。
④ 多血络：是指浅刺血络，亦是治寒热的一种方法。

【按语】
本节主要论述了络脉和经脉的区别，以及络脉的诊法和刺法。络脉、经脉的这一区分，从叶天士经、络的分治得到了证实。叶氏认为"经主气，络主血""初病在经，久病入络"，所以他对络病的治法，基本上是采用活血化瘀；而活血化瘀，也就是他通络的主要治法。

络脉既有异于经脉，又与经脉有着不可分割的联系。在生理上能补充十二经脉之不足，起着重要的枢纽作用，从而使人体气血通畅和内脏上下各组织器官的相贯。故张志聪说："血络者，外之络脉，孙脉，见于皮肤之间。血气有所留积，则失其内外出入之机。"

文中所述诊络脉法和刺络脉法，对临床具有指导作用。其中诊手鱼络脉法，不仅可作为诊断寒热、痹阻的体征，而且还可诊察胃气（从胃气主手太阴的理论）的盛衰。

最后所说的"其小而短者少气，甚则泻之则闷，闷甚者仆不得言"，是提示临床时凡遇体质素虚元气亏损的患者，不能贸然针刺，以针泻后其气更虚，可发生闷甚仆不能言的晕针现象。若发生闷仆现象则应立即停针，使之安静，或扶之静坐（最好使之平卧）。对此，临床针刺时，应予足够的重视。

4·1·4

【原文】
手太陰之別①，名曰列缺②，起於腕上分間③，并太陰之經直入掌中，散入於魚際。其病實則手銳掌熱，虛則欠㰦④，小便遺數⑤，取之去腕半寸⑥，別走陽明也。

手少陰之別，名曰通里⑦，去腕一寸半⑧，別而上行，循經入於心中，系舌本，屬目系。其實則支膈⑨，虛則不能言，取之掌後一寸，別走太陽也。

手心主之別，名曰內關⑩，去腕二寸，出於兩筋之間，循經以上系於心包絡、心系。實則心痛，虛則爲頭强⑪，取之兩筋間也。

手太陽之別，名曰支正⑫，上腕五寸，內注少陰；其別者，上走肘，絡肩髃⑬。

實則節弛肘廢,虛則生肬⑭,小者如指痂疥⑮,取之所別也。

手陽明之別,名曰偏歷⑯,去腕三寸,別入太陰,其別者,上循臂,乘⑰肩髃,上曲頰⑱偏齒⑲,其別者,入耳合於宗脈⑳。實則齲聾,虛則齒寒痹隔㉑,取之所別也。

手少陽之別,名曰外關㉒,去腕二寸,外遶㉓臂,注胸中,合心主。病實則肘攣,虛則不收,取之所別也。

足太陽之別,名曰飛揚㉔,去踝七寸,別走少陰。實則鼽窒㉕頭背痛,虛則鼽衄,取之所別也。

足少陽之別,名曰光明㉖,去踝五寸,別走厥陰,下絡足跗。實則厥,虛則痿躄㉗,坐不能起,取之所別也。

足陽明之別,名曰豐隆㉘,去踝八寸,別走太陰;其別者,循脛骨外廉,上絡頭項,合諸經之氣㉙,下絡喉嗌。其病氣逆則喉痹瘁瘖㉚,實則狂巔,虛則足不收,脛枯,取之所別也。

足太陰之別,名曰公孫㉛,去本節之後一寸,別走陽明;其別者,入絡腸胃。厥氣上逆則霍亂㉜,實則腸中切痛㉝,虛則鼓脹,取之所別也。

足少陰之別,名曰大鐘㉞,當踝后繞跟,別走太陽;其別者,并經㉟上走於心包,下外貫腰脊。其病氣逆則煩悶,實則閉癃,虛則腰痛,取之所別者也。

足厥陰之別,名曰蠡溝㊱,去內踝五寸,別走少陽;其別者,徑脛㊲上睪,結於莖。其病氣逆則睪腫卒疝,實則挺長㊳,虛則暴癢,取之所別也。

任脉之別,名曰尾翳㊴,下鳩尾,散於腹。實則腹皮痛,虛則癢搔,取之所別也。

督脉之別,名曰長強㊵,挾膂上項,散頭上,下當肩胛左右,別走太陽,入貫膂。實則脊強,虛則頭重,高搖之,挾脊之有過者㊶,取之所別也。

脾之大絡,名曰大包㊷,出淵腋㊸下三寸,布胸脅。實則身盡痛,虛則百節盡皆縱,此脉若羅絡之血者㊹,皆取之脾之大絡也。

凡此十五絡者,實則必見,虛則必下,視之不見,求之上下,人經不同,絡脈異所別也㊺。

【注释】

① 别：这里与"络"同义,指由经脉别出的络脉。马莳注："夫不曰络而曰别者,以此穴由本经而别走邻经也。"

② 列缺：指手太阴经别出络脉起点处的俞穴名。属手太阴肺经,位于桡骨茎突上方,距腕横纹一寸半处。

③ 分间：即分肉之间。

④ 欠㰦：欠,呵欠。㰦,同"呿(qū 音区)",张口貌。

⑤ 小便遗数(shuò 音朔)：指小便失禁或频数。

⑥ 取之去腕半寸：指取列缺穴与腕部的距离。《脉经》、《太素》均作一寸半。

⑦ 通里：经穴名,属手少阴心经。位于前臂掌侧,当尺侧腕屈肌腱桡侧缘,腕横纹上一寸处。

⑧ 一寸半：《太素》作一寸。

⑨ 支膈：胸膈间有支撑而不舒的感觉。
⑩ 内关：经穴名，属手厥阴心包经，位于前臂屈侧，腕横纹上二寸处，桡侧腕屈肌腱与掌长肌腱之间。
⑪ 头强：《甲乙经》《脉经》《千金》均作"烦心"。
⑫ 支正：经穴名，属手太阳小肠经。位于前臂伸侧，阳谷穴至小海穴连线上，距阳谷穴五寸处。
⑬ 肩髃：经穴名，别名中肩井、扁骨、偏骨、尚骨、偏肩，属手阳明大肠经。位于肩部锁骨肩峰端与肱骨大结节之间，当上臂平举时，在肩前凹陷处。
⑭ 肬（yóu 音由）：同"疣"。皮上赘肉。
⑮ 小者如指痂疥：丹波元简说："此谓肬之多生，如指间痂疥之状。"
⑯ 偏历：经穴名，属手阳明大肠经。位于前臂背面桡侧，在阳溪穴与曲池穴连线上，距阳溪穴上三寸处。
⑰ 乘：在此有上行之意。
⑱ 曲颊：又名曲牙，相当于下颌骨角。
⑲ 偏齿：指偏络于齿根。
⑳ 宗脉：指由很多经脉汇聚而成的脉或大脉。张介宾注："宗脉者，脉聚于耳目之间者也。"杨上善注："宗，总也。耳中有手太阳、手少阳、足少阳、足阳明络四脉总合之处，故曰宗脉。"
㉑ 痹隔：隔间闭塞不畅。
㉒ 外关：经穴名，属手少阳三焦经。位于前臂伸侧，腕背横纹上二寸，尺、桡骨之间，与内关相对处。
㉓ 遶：绕的异体字。
㉔ 飞扬：经穴名，别名厥阴，属足太阳膀胱经。位于小腿后外侧，当昆仑穴直上七寸处，或于承山穴外下方约一寸处取穴。
㉕ 鼽窒：指鼻塞不通。
㉖ 光明：经穴名，属足少阳胆经。位于小腿前外侧，外踝上五寸，腓骨前缘处。
㉗ 躄（bì 音壁）：病证名，是指下肢痿弱无力，不能行走。
㉘ 丰隆：经穴名，属足阳明胃经，位于小腿前外侧，外踝尖上八寸，条口穴外侧一寸处，或于外踝尖与外膝眼（犊鼻穴）连线之中点取穴。
㉙ 合诸经之气：张志聪注："十五大络之气血，皆本于胃府水谷之所生，是以足阳明之络，与诸经之气相合。"
㉚ 瘁（cuì 音粹）瘖：瘁，"瘁"的异体字。瘁瘖，《太素》作"卒瘖"，指突然失音，不能言语。
㉛ 公孙：经穴名，属足太阴脾经。位于足内侧缘，当第一跖骨底前下方的凹陷处。
㉜ 厥气上逆则霍乱：张介宾注："厥气者，脾气失调而或寒或热，皆为厥气。"杨上善注："阳明络入肠胃，清浊相干，厥气乱于肠胃，遂有霍乱。"霍乱，病名。发作时上吐下泻，挥霍撩乱，故名。
㉝ 切痛：指疼痛剧烈，势如刀切。
㉞ 大钟：经穴名，属足少阴肾经。位于足跟内侧，内踝后下方，跟腱内侧缘与跟骨的交角处。
㉟ 并经：与本经向上的经脉相并。
㊱ 蠡沟：经穴名，别名交仪，属足厥阴肝经。位于小腿前内侧，内踝尖直上五寸，近胫骨内侧缘处。
㊲ 径胫：《甲乙经》《脉经》《太素》均作"循经"。
㊳ 挺长：指阴茎挺直长大。
㊴ 尾翳：鸠尾穴的别名，又名髑𩨒。属任脉，位于正中线脐上七寸；或胸骨剑突下半寸处。
㊵ 长强：经穴名。属督脉，位于会阴部的后缘，尾骨尖与肛门连线的中点处。
㊶ 高摇之，挟脊之有过者：督脉虚的自觉症状，是由督脉经气失衡所致。
㊷ 大包：经穴名，属足太阴脾经。位于腋下六寸处，即胸侧部，腋中线与第六肋间交界处。
㊸ 渊腋：经穴名，别名泉腋，属足少阳胆经。位于腋下三寸处，即胸侧部腋中线上，当第五肋间隙处。渊腋下三寸，实指大包穴的部位。

㊽ 罗络之血者：张介宾注："罗络之血者，言此大络包罗诸络之血。"

㊾ 视之不见，求之上下，人经不同，络脉异所别也：意思是说如果在诊察的穴位上未发现异常，就应该在其上下诸穴中仔细寻找。由于各人的体质、身形不同，经脉的长短和别出的络脉也有差异，故当灵活对待，切忌执一而论。杨上善注："人之禀气得身，百体不可一者，岂有经络而得同乎？故须上下求之，方得见也。"

【按语】

本节论述了十五络脉的名称、部位、循行经路和虚实病证，亦是经络辨证的内容之一。十五络脉，系自十四经脉别出的络脉，与一般的络脉不同，在生理上有其特殊的作用，是阴阳经脉表里之间的枢纽。文末所论"人经不同，络脉异所别也"，提示我们对经络生理、病理的认识，乃至临床辨证和治疗，必须遵循"因人制宜"的原则。

十五别络的经穴，在治疗上对该经所表现的虚证和实证，都有其治疗作用，因其具有调节阴阳经气的功能。

4·2 灵枢·营气第十六

【原文】

黄帝曰：营气之道，内谷为宝①，谷入于胃，乃传之肺，流溢于中，布散于外，精专②者，行于经隧，常营③无已，终而复始，是谓天地之纪④。故气从太阴出，注手阳明，上行注足阳明，下行至跗上，注大指间，与太阴合，上行抵髀⑤。从脾注心中，循手少阴出腋下臂，注小指，合手太阳，上行乘腋出䪼内，注目内眦，上巅下项，合足太阳，循脊下尻，下行注小指之端，循足心注足少阴，上行注肾，从肾注心，外散于胸中。循心主脉出腋下臂，出两筋之间，入掌中，出中指之端，还注小指次指之端，合于少阳，上行注膻中，散于三焦，从三焦注胆，出胁，注足少阳，下行至跗上，复从跗注大指间，合足厥阴，上行至肝，从肝上注肺，上循喉咙，入颃颡之窍，究于畜门⑥。其支别者，上额循巅下项中，循脊入骶，是督脉也，络阴器，上过毛中，入脐中，上循腹里，入缺盆，下注肺中，复出太阴。此营气之所行也，逆顺之常也。

【注释】

① 营气之道，内（nà 音纳）谷为宝：内，受纳之意。道，这里指脉气所行之经隧。张介宾注："营气之行，由于谷气之化，谷不入则营气衰，故云纳谷为宝。"

② 精专：指由饮食物中化生出最精纯的营养物质。

③ 营：这里指营运的功能。

④ 是谓天地之纪：纪，作"规律"解。是谓天地之纪，是说营气在人体中的运行是和自然界日月星辰的运行规律相应的。张志聪注："盖布散于皮肤之外者，应天气之运行于肤表，营于经脉之内者，应地之十二经水也。"

⑤ 髀：《甲乙经》《太素》作"脾"。

⑥ 究于畜（xiù 音嗅）门：究，终也。畜，指鼻孔。张志聪注："畜门，鼻之外窍。"

【按语】

本节重点论述了营气在人体中的循行规律。指出营气的循行路径与十二经脉流注顺序是一致的，不同之处仅在于，十二经脉的流注，始于肺，渐次传注于肝，由肝复入于肺，如此循行不息。而营气的循行是由肝别出,向上经额、巅,下项入督脉,再绕阴器而交任脉,由任脉流注于肺,再开始新的循环。

文中"营气之道,内谷为宝"的论点,说明营气来源于水谷,化生于中焦脾胃。营气所以能够生生不息,常营无已,终而复始,都是由于饮食入胃,化生精微,不断补充的结果。这一论点,为临床治疗营血不足从调理脾胃着眼,提供了理论根据。

4·3 灵枢·九针论第七十八(节选)

【原文】

陽明多血多氣,太陽多血少氣,少陽多氣少血,太陰多血少氣,厥陰多血少氣,少陰多氣少血。故曰刺陽明出血氣,刺太陽出血惡氣①,刺少陽出氣惡血,刺太陰出血惡氣,刺厥陰出血惡氣,刺少陰出氣惡血也。足陽明太陰爲表裏②,少陽厥陰爲表裏,太陽少陰爲表裏,是謂足之陰陽也。手陽明太陰爲表裏,少陽心主爲表裏,太陽少陰爲表裏,是謂手之陰陽也。

【注释】

① 恶气:恶,这里有不宜之意。恶气,指针刺时不宜出气。
② 表里:指脏腑相合的阳经与阴经之间表里配合。

【按语】

本节论述了十二经气血多少的不同,以及阴经阳经之间的表里配合关系,对临床辨证论治,特别是针刺疗法,有一定的指导作用。在针刺治疗运用虚实补泻方法时,也应当适当注意经络气血多少的情况,但可泻其多,不可泻其少。又一阴一阳表里配合的两经,在病理变化上每多相互影响,故治疗时见阳经病变的,配合取阴经穴位,或阴经病变,配合取阳经的穴位,往往可以提高治疗效果。

本节所言十二经气血多少和《素问·血气形志篇》、《灵枢·五音五味》所论略有差异。据有些医家考证,认为《素问·血气形志篇》所载较为正确。

4·4 灵枢·背腧第五十一(节选)

【原文】

黃帝問於岐伯曰:願聞五藏之腧,出於背者。岐伯曰:胸中大腧在杼骨之端①,肺腧在三焦之間②,心腧在五焦之間,膈腧在七焦之間,肝腧在九焦之間,脾腧在十一焦之間,腎腧在十四焦之間,皆挾脊相去三寸所③,則欲得而驗之,按其處,應在中而痛解④,乃其腧也。

【注释】

① 胸中大腧在杼骨之端:胸中大腧,指大杼穴。杨上善注:"在于五脏六腑腧上,故是胸之膻中气之大腧者也。"所以称为胸中大腧。杼骨,又名膂骨,即第一胸椎棘突。杼骨之端,是指项后第一胸椎棘突两旁,距督脉大椎穴左右各旁开一寸半处。
② 三焦之间:焦,这里指脊椎棘突而言。张介宾注:"焦即椎之义,指脊骨之节间也,古谓之焦,亦谓之䯊,后世作椎。"三焦之间,就是指第三胸椎下,即第三、四胸椎横突之间,脊柱之外方一寸五分处。下文五焦、七焦等均指此而言。
③ 皆挟脊相去三寸所:所,通"许",约计之辞。挟脊相去三寸所,是指挟脊两傍的腧穴,其间距离约为

同身寸三寸。如以单侧计算,则距中线为一寸五分许。张介宾注:"此自大腧至肾俞左右相去脊中一寸五分,故云挟脊相去三寸所也。"

④ 应在中而痛解:杨上善注:"言取输法也,纵微有不应寸数,按之痛者为正。"张介宾注:"此所以验取穴之法也,但按其腧穴之处,如痛而且解,即其所也。解,痠痛解散之谓。"据此,"应在中而痛解",既可理解为以手按压在穴位上,病人感到痠胀痛的即是腧穴;又可理解为原有疼痛处,用手指按压能使疼痛缓解,病人感到快然的便是腧穴。

【按语】

本节阐述了五脏背俞,以及大杼、膈俞等俞穴的位置,这是中医学中对背部俞穴的较早的记载,一直为后世临床医家广泛采用。文中所述"按其处,应在中而痛解,乃其腧也"的取穴方法,迄今针灸医生都应用这种取穴法。这是因为俞穴是脏气汇聚之处,内应五脏,五脏有病,必然会反映到俞穴上来。但人体脏腑的位置、大小不尽一致,因而俞穴位置也不会人人相同,应在相当的位置上去寻找反应点,以确定不同个体俞穴的所在。这种方法较为准确,有利于提高疗效,因而后人把这种取穴法,称之谓"以痛为俞"和"以快为俞"。

据此,有人在临床实践中选择一些已确诊的典型病例,反复检查对该病有治疗作用的经脉和穴位,有意识地去寻找穴位及其规律,发现了一些常见病与某些穴位上出现的压痛反应有一定的内在联系,从而进一步将穴位压痛作为诊断辨病的一种方法。若在压痛明显的穴位上针刺,则针感强,效果好。

4·5　素问·骨空论篇第六十（节选）

【原文】

任脈者,起於中極之下①,以上毛際,循腹裏,上關元②,至咽喉,上頤③循面入目。衝脈者,起於④氣街,并少陰之經,俠臍上行,至胸中而散。任脈爲病,男子内結七疝⑤,女子帶下瘕聚。衝脈爲病,逆氣裏急⑥。督脈爲病,脊强反折。督脈者,起於少腹以下骨中央⑦,女子人系廷孔⑧,其孔,溺孔之端也,其絡循陰器合篡⑨間,繞篡後,別繞臀,至少陰與巨陽中絡⑩者合,少陰上股内後廉,貫脊屬腎,與太陽起於目内眥,上額交巔上,入絡腦,還出別下項,循肩髆内,俠脊抵腰中,入循膂絡腎;其男子循莖下至篡,與女子等;其少腹直上者⑪,貫臍中央,上貫心入喉,上頤環唇,上系兩目之下中央。此生病,從少腹上衝心而痛,不得前後⑫,爲衝疝⑬。其女子不孕,癃痔遺溺嗌乾。

【注释】

① 中极之下:张介宾注:"中极,任脉穴名,在曲骨上一寸。中极之下,即胞宫之所。"

② 关元:经穴名。为小肠募穴,位于腹正中线脐下三寸。

③ 颐(yí音夷):指颔部的外上方,口角的外下方,腮部前下方的部位。

④ 起:张介宾注:"起,言外脉之所起,非发源之谓也。"下仿此。

⑤ 七疝:诸说不一,多数认为指寒疝、筋疝、水疝、气疝、血疝、狐疝、癫疝。张介宾注:"云七疝者,乃总诸疝而言。"

⑥ 里急:丹波元简援引丁德用注《难经·二十九难》说:"里急,腹痛也。"

⑦ 起于少腹以下骨中央:张介宾注:"少腹,小腹也,胞宫之所居。骨中央,横骨下近外之中央也。"

⑧ 廷孔:张介宾注:"廷,正也,直也。廷孔,言正中之直孔,即溺孔也。"

⑨ 篡(chuàn 音串):会阴部,位于前后阴之间。
⑩ 巨阳中络:指足太阳经的中络。
⑪ 其少腹直上者:指督脉的一个分支。王冰注:"自其少腹直上,至两目之下中央,并任脉之行,而云是督脉所系,由此言之,则任脉、冲脉、督脉,名异而同体也。"
⑫ 不得前后:指大小便不通。
⑬ 冲疝:疝气之一种。高世栻注:"谓不但疝病于内,而且不得前后,不但疝结于内,而且上冲也。"丹波元简说:"后世或呼为奔豚疝气。"张介宾注:"此督脉自脐上贯于心,故其为痛如此,名为冲疝,盖兼冲任而为病者。"

【按语】

本节主要论述了任、冲、督脉的循行部位及其常见病证,为临床内科、妇产科"久发""频发"的疑难杂证,从奇经辨证治疗提供了根据,尤其是在妇科胎产与月经病的调治中更为重要。

文中所述任、冲、督三脉,均起于少腹,出于会阴,上行于腹正中,腹两侧及背正中,一源而三歧,由此说明它们在生理上、病理上有着必然的联系。

临床应用任、冲、督脉的理论来指导实践,也须与有关脏器联系起来,如是方能理解其病变发生的原由。此外,对此三经经脉的循行与其他经脉的维系,也很值得注意,即以冲脉而言,其循行分布是较为广泛的,所以又称它为"十二经之海"。在十二经中又与足少阴、阳明经的关系更为密切,因冲脉既并足少阴经,又隶属于阳明。这对冲脉生理的认识,病机的分析,以及妇女胎前病、月经病等治疗方法的拟订,或对前人治法处方的理解,都有一定的帮助。

关于冲脉的循行部位,《素问·痿论》、《灵枢·五音五味》、《灵枢·逆顺肥瘦》、《灵枢·动输》、《灵枢·海论》等均有说明,但各篇所载,不尽一致,故应互参。

4·6 灵枢·逆顺肥瘦第三十八(节选)

【原文】

黄帝曰:少阴之脉独下行何也①?岐伯曰:不然,夫冲脉者,五藏六府之海也,五藏六府皆禀焉。其上者,出於頏顙,渗诸阳,灌诸精;其下者,注少阴之大络②,出於气街,循阴股③内廉,入腘中,伏行骭骨④内,下至内踝之后属而别⑤;其下者,并于少阴之经,渗三阴;其前者,伏行出跗属⑥,下循跗入大指间,渗诸络而温肌肉。

【注释】

① 少阴之脉独下行何也:此少阴之脉,实是指冲脉而言。因其注于足少阴之别络,且与足少阴经并行,不易辨,故帝发此问。张介宾注:"足之三阴,从足走腹,皆自下而上,独少阴之脉有下行者,乃冲脉也。"
② 注少阴之大络:从大钟穴处注入足少阴肾经之别络。
③ 阴股:同"股阴",即大腿内侧。
④ 骭(gān 音干)骨:即胫骨。
⑤ 下至内踝之后属而别:《太素》无"后"字。杨上善注:"胫骨与跗骨相连之处曰属也,至此分为二道。"跗骨,即跖骨。
⑥ 跗属:跗,同"胕""趺",指足背部。跗属,指属跟骨结节上缘,在跟腱附着处。《灵枢·骨度》:"膝腘以下至跗属,长一尺六寸,跗属以下至地,长三寸。"

【按语】

本节又单论冲脉的循行部位及生理功能,并提出冲脉为"五脏六腑之海"的论点。这一论点,对后世有深远影响。盖因冲脉为总领诸经气血之要冲,其脉上至于头,下至于足,能调节十二经气血,上灌诸阳,下渗诸阴,故又有"十二经之海"和"血海"之称。

4·7 灵枢·脉度第十七(节选)

【原文】

黃帝曰:蹻脈安起安止?何氣榮水①?岐伯答曰:蹻脈者,少陰之别,起於然骨之後②,上内踝之上,直上循陰股入陰③,上循胸裏入缺盆,上出人迎之前,入頄④屬目内眥,合於太陽。陽蹻而上行,氣并相還則爲濡目⑤,氣不榮則目不合。黃帝曰:氣獨行五藏,不榮六府,何也?岐伯答曰:氣之不得無行也,如水之流,如日月之行不休,故陰脈榮其藏,陽脈榮其府,如環之無端,莫知其紀,終而復始。其流溢之氣内溉藏府,外濡腠理。黃帝曰:蹻脈有陰陽,何脈當其數⑥?岐伯答曰:男子數其陽,女子數其陰,當數者爲經,其不當數者爲絡也。

【注释】

① 何气荣水:水,《甲乙经》作"也"。意思是问蹻脉是借何经之气而营运不休的。

② 然骨之后:然骨,足少阴肾经然谷穴的别名,又称龙渊。穴在足内侧缘,内踝前下方舟骨结节下方的凹陷处。然谷之后,指照海穴,属足少阴肾经。位于足跟内侧,内踝尖直下一寸处,为阴蹻脉的起始部。张介宾注:"然骨之后,照海也,足少阴穴,即阴蹻之所生。"

③ 入阴:指进入前阴,杨上善注:"入阴者,阴蹻脉入阴器也。"

④ 頄(qiú 音求):指目下颧部。

⑤ 气并相还则为濡目:阴、阳二蹻脉交会于目内眦,并行环绕于目,有濡润两目的作用。

⑥ 当其数:数,是指全身经脉长一十六丈二尺的总数。因其中仅指出蹻脉长七尺五寸,左右共合一丈五尺,如包括阴蹻和阳蹻在内,则左右共四条,这样就和脉长的总数不相符合。所以阴蹻、阳蹻的长度虽是一样,但计算在总数之内是指男子的阳蹻,女子的阴蹻,称为当其数。当其数的就称为经;不当其数的则称为络,络是不许计算在经脉长度总数之内的。

【按语】

本节对蹻脉的循行、功用,以及男子以阳蹻为经,女子以阴蹻为经等问题作了具体分析。这些内容可与《难经》中的有关记载互参,以便对蹻脉的生理、病理有一个比较全面的理解。《难经·二十八难》说:"阳蹻者,起于跟中,循外踝上行入风池;阴蹻者,亦起于跟中,循内踝上至咽喉,交贯冲脉。"蹻,有轻健跷捷之义。两蹻脉均起于跟中。阴蹻为少阴之别,起于照海,沿内踝上行;阳蹻为太阳之别,起于申脉,沿外踝上行,两经均上达目内眦,而与眼睑之开合作用有关。阴阳蹻脉的出入交会,又具有内溉脏腑、外濡腠理的功能。

4·8 灵枢·寒热病第二十一(节选)

【原文】

陰蹻、陽蹻,陰陽相交,陽入陰,陰出陽,交於目鋭眥①,陽氣盛則瞋目②,陰氣盛則瞑目③。

【注释】

① 目锐眦:当为目内眦。张介宾注:"《脉度》篇言蹻脉属目内眦,合于太阳。下文《热病》篇曰目中赤痛,从目内眦始,取之阴蹻。然则此云锐眦者,当作内眦也。"

② 瞋(chēn 音琛)目：即睁开眼睛。
③ 瞑(míng 音名)目：即闭上眼睛。

【按语】

本节指出了阴跷、阳跷的交会处（目内眦），论述了二脉阴阳偏盛和睡眠的关系，这对失眠病育阴潜阳的治法，提供了理论根据。

《难经·二十九难》对二脉的病理变化作了补充，指出"阴跷为病，阳缓而阴急；阳跷为病，阴缓而阳急"。

5 病因病机学说

病因学说,是研究引起人体患病的各种因素及其性质、分类、致病特点等理论的学说。《内经》的病因学说,是在"人与天地相参"的整体观念指导下,以阴阳五行、藏象、经络等学说作为理论基础的。它认为人体患病的主要原因是多方面的,有感受外邪、情志失调、饮食失节、起居失常、劳(劳力、劳心、房劳)逸失度、跌仆损伤等;其中,外感病因从体外入侵,属于阳,内伤病因从内生,属于阴。由于致病因素不同,致病特点有别,其证候表现亦异。因而,在临床上可以通过对患者各种病变表现进行综合分析,以确定其病因,这就是后世所谓的"审证求因"。

病机,是指疾病发生、发展和变化的机理。病机学说包括发病、病理变化、疾病传变等内容。这些内容又分为各种疾病的总机理,如发病条件、阴阳失调、虚实变化、脏腑经络病机、疾病传变规律等,以及各个病证、证候的具体机理两大类。

《内经》的病机学说,十分强调患病机体内在因素的作用,认为在正邪两个方面中,正气是起决定性作用的。正气的强弱,不仅决定着发病与否,而且决定着疾病的轻重,虚实的性质及其变化转归。同时,还从人体是一个以脏腑为核心的统一整体和人体生命活动必须不断与自然环境相协调这两个基本观点出发,在分析病机时,既强调五脏六腑在病变过程中的重要地位,又重视时令更替、气候变化等自然因素与病变过程的密切关系。

5·1 素问·生气通天论篇第三

5·1·1

【原文】

黄帝曰:夫自古通天①者,生之本,本於陰陽②。天地之間,六合③之內,其氣九州④、九竅、五藏、十二節⑤,皆通乎天氣⑥,其生五,其氣三⑦,數犯此者,則邪氣傷人,此壽命之本也。

【注释】

① 通天:通,相应、贯通。天,指自然界。通天,是指人身的阴阳之气与自然界的阴阳之气之间存在着相应贯通的密切关系。一说通天者,是指通晓天地之道的人。

② 生之本,本于阴阳:生命的根本在于阴阳双方的协调统一。

③ 六合:王冰注:"谓四方上下也。"

④ 九州:王冰注:"九州,谓冀、兖、青、徐、扬、荆、豫、梁、雍也。"然俞樾《内经辨言》注:"九州即九窍……古谓窍为州。"此"九州"与下文"九窍"重,疑衍"九州"。

⑤ 十二节:即双侧腕、肘、肩、踝、膝、髋等十二个大关节。高世栻注:"十二节,两手、两肘、两臂、两足、两腘、两胂,皆神气之游行出入也。"

⑥ 通乎天气:意为与自然界的阴阳之气相通应。

⑦ 其生五,其气三:其,指自然界的阴阳。五,即木火土金水五行。三,即三阴三阳。其生五,其气三,意为自然界的阴阳化生木火土金水五行,分为三阴三阳之气。

【原文】

苍天①之气,清净则志意治②,顺之则阳气固,虽有贼邪③,弗能害也。此因时之序④。故圣人传精神⑤,服天气⑥,而通神明⑦。失之,则内闭九窍,外壅肌肉,卫气散解⑧,此谓自伤,气之削⑨也。

【注释】

① 苍天:张介宾注:"天色深玄,故曰苍天。"此处是泛指整个自然界。

② 清净则志意治:净,通"静"。志意,此处指人的精神活动。治,正常之意。志意治是说自然界的阴阳之气,如果清静而无异常变化,则人的精神活动就能保持正常。

③ 贼邪:贼,伤害也。贼邪,即伤害人的邪气。

④ 此因时之序:张介宾注:"因四时之序,如四气调神之谓是也。"一说此五字是衍文,涉后文"弗之能害。此因时之序也"致误。

⑤ 传精神:俞樾《内经辨言》注:"传,读为抟,聚也。"传精神,即聚精神。是言精神专一。

⑥ 服天气:服,顺也,服天气,即顺应自然界阴阳之气的变化。

⑦ 通神明:通,此处作"统一"解。神明:此处指阴阳的变化。通神明,即使人体阴阳之气与自然界的阴阳变化统一起来。

⑧ 散解:耗散解离,此处指卫气不固。

⑨ 气之削:削,消耗的意思。气之削,即阳气被削弱。

【按语】

本段是全文的总纲,文中提出了两个问题:

(1) 生命的本源是什么?这是医学领域里唯物论和唯心论斗争的一个焦点,是精神,还是自然物质?本文作出了明确的答复,"生之本,本于阴阳"。所以这句话十分重要,它以鲜明的唯物主义观点,回答了这个问题。正因为生命的本源是自然物质这个唯物观的确立,对祖国医学理论体系的创立和发展,起到了巨大的作用。

(2) 其生五,其气三:是阴阳五行学说对于自然界万物构成的一种认识。这种认识对当时盛行的万物由神创造的神权迷信思想,无疑是十分沉重的打击。

5·1·2

【原文】

阳气者,若天与日①,失其所②则折寿而不彰③。故天运④当以日光明。是故阳因而上,卫外者也⑤。

因于寒,欲如运枢⑥,起居如惊⑦,神气乃浮⑧;因于暑,汗,烦则喘喝,静则多言⑨,体若燔炭⑩,汗出而散;因于湿,首如裹⑪,湿热不攘⑫,大筋緛短,小筋弛长⑬,緛短为拘,弛长为痿;因于气⑭,为肿。四维相代⑮,阳气乃竭。

【注释】

① 若天与日:与,《玉篇》"用也"。若天与日,即好比天空中太阳的作用一样的意思。

② 失其所:所,处所。失其所,即阳气失去了它的处所,意为阳气运行失常。

③ 折寿而不彰:折,损也,有减少之意。不彰,不显著。高世栻注:"短折其寿而不彰著于人世矣。"

④ 天运:天体的运行。

⑤ 阳因而上,卫外者也:因,依顺的意思。此承上文阳气作用强大而言。意为人体的阳气向上向外,起着卫外的强大作用。

⑥ 欲如运枢:运,转动。枢,户枢,俗称门轴。欲如运枢,是说卫气要像户枢一样运转自如。

⑦ 起居如惊：惊，王冰注："暴卒也。"起居如惊，即起居动作卒暴无常，泛指生活作息没有规律。

⑧ 神气乃浮：张志聪注："神气，神脏之阳气也。"浮，浮越、耗散。又吴崑将"欲如运枢，起居如惊，神气乃浮"三句移至"阳因而上，卫外者也"句下。

⑨ 烦则喘喝，静则多言：烦，烦躁不安。张志聪注："气分之邪热盛，则迫及所生，心主脉，故心烦。肺乃心之盖，故烦则喘喝也。"静，与"烦"相对，即神昏嗜卧。张介宾注："若其静者，亦不免于多言，盖邪热伤阴，精神内乱，故言无伦次也。"烦则喘喝为阳实，静则多言为阴虚，《伤寒论》有"实则谵语，虚则郑声"与此同义。

⑩ 体若燔炭：燔，焚烧的意思。此句是形容身体热得像燃烧着的炭火一样。又吴崑将"体若燔炭，汗出而散"二句移至"因于寒"句下。

⑪ 首如裹：形容头部沉重，如被物裹一样。这是湿困清阳的表现。

⑫ 攘（rǎng 壤）：除也。

⑬ 大筋緛（ruǎn 软）短，小筋弛长：緛，收缩。弛，同"弛"，松弛。此二句为互文，意为大筋、小筋或者收缩变短，或者松弛变长。

⑭ 气：高世栻注："气，犹风也。《阴阳应象大论》云：'阳之气，以天地之疾风名之。'故不言风而言气。"

⑮ 四维相代：四维，四方四时，此处指四时邪气。代，更代。意为寒、暑、湿、风（气）四种邪气更替伤人。

【原文】

阳气者，烦劳则张①，精绝，辟积于夏②，使人煎厥③。目盲不可以视，耳闭不可以听，溃溃乎若坏都④，汩汩乎不可止⑤。阳气者，大怒则形气绝⑥，而血菀于上⑦，使人薄厥⑧。有伤于筋，纵⑨，其若不容⑩。汗出偏沮⑪，使人偏枯⑫，汗出见湿，乃生痤疿⑬。高梁之变，足生大丁⑭，受如持虚⑮。劳汗当风，寒薄为皶⑯，郁乃痤。

【注释】

① 烦劳则张：烦，通"繁"，多也。烦劳，即过度劳作。张，鸱张、亢盛也。意为阳气因过劳而亢盛于外。

② 辟积于夏：辟，通"襞"，即衣裙褶。辟积，即积累重复，有反复发生之意。辟积于夏，是说烦劳则张的情况反复发生，并持续到炎热的夏天。

③ 煎厥：病名。是阴虚虚火上炎，阴精竭绝而致气逆昏厥的一种病证。

④ 溃溃乎若坏都：溃溃，是形容洪水泛滥的样子。都，通"渚（zhǔ 主）"，即蓄水之所，此处引申为防水堤。全句形容煎厥证之来势凶猛，如同堤防崩溃而洪水泛滥一样。

⑤ 汩（gǔ 音骨）汩乎不可止：汩汩，水急流之声。全句形容煎厥之发展迅速，如同水流急速而不可遏止。

⑥ 形气绝：形，即形体，此处主要指脏腑经络。形气绝，即脏腑经络之气阻绝不通。

⑦ 血菀于上：菀，同"郁"。上，此处指头部。血菀于上，即血液郁积于头部。

⑧ 薄厥：病名。薄，迫也。薄厥，就是因大怒而迫使气血上逆所致的昏厥证。

⑨ 纵：弛缓不收。

⑩ 不容：容，通"用"。不容，即肢体不能随意活动。

⑪ 汗出偏沮（jǔ 音举）：沮，阻止。汗出偏沮，意为应汗而半身无汗。

⑫ 偏枯：即半身不遂。

⑬ 痤（cuò 音错）疿（fèi 音费）：痤，即小疖。疿，即汗疹，俗名痱子。张介宾注："汗方出则玄府开，若见湿气，必留肤腠，甚则为痤，微则为疿。"

⑭ 高梁之变,足生大丁:高,通"膏",即脂膏类食物。梁,通"粱",即精细的食物。变,灾变,害处。足,胡澍注:"足,当作是字之误也。是,犹则也。"丁,通"疔"。是说过食膏粱厚味,就会使人发生疔疮。吴崑注:"膏粱之人,内多滞热,故其病变,能生大疔。"

⑮ 受如持虚:形容得病之易,犹如持空虚之器以受物。

⑯ 皶(zhā 渣):同"齇",即面部生长的粉刺。一说为酒皶鼻。张介宾注:"形劳汗出,坐卧当风,寒气薄之,液凝为皶,即粉刺也。若郁而稍大,乃成小疖,是名曰痤。"

【原文】

陽氣者,精則養神,柔則養筋①。開闔不得②,寒氣從之,乃生大僂③;陷脈爲瘻④,留連肉腠⑤,俞氣化薄⑥,傳爲善畏,及爲驚駭⑦;營氣不從,逆於肉理,乃生癰腫;魄汗⑧未盡,形弱而氣爍⑨,穴俞以閉,發爲風瘧⑩。

故風者,百病之始也。清静則肉腠閉拒⑪,雖有大風苛毒⑫,弗之能害。此因時之序⑬也。故病久則傳化⑭,上下不并⑮,良醫弗爲。故陽畜積病死,而陽氣當隔,隔者當寫,不亟正治,粗乃敗之⑯。

故陽氣者,一日而主外,平旦人氣⑰生,日中而陽氣隆,日西而陽氣已虛,氣門⑱乃閉。是故暮而收拒⑲,無擾筋骨,無見霧露,反此三時⑳,形乃困薄㉑。

【注释】

① 精则养神,柔则养筋:精,聪慧也。此句作"养神则精,养筋则柔"理解。高世栻注:"上文烦劳精绝至目盲耳闭,而神气散乱,故曰阳气者,精则养神,所以申明上文阳气不清,而神无所养也。上文大怒气绝,至血菀而伤筋,故曰阳气者,柔则养筋,所以申明上文阳气不柔而筋无所养也。"是故下文所说诸病,多是阳气被伤,不能养神柔筋所致。吴崑注:"开阖失宜,为寒所袭,则不能柔养乎筋,而筋拘急,形容偻俯矣。此阳气被伤不能柔筋之验。"

② 开阖不得:即开阖不能,是言卫气开阖功能失常。

③ 大偻(lóu 音楼,旧读 lǔ 旅):偻,曲背也。大偻,指形态伛偻,不能直立的病证。

④ 陷脉为瘘:陷脉,邪气深陷经脉。瘘,即经常漏下脓水而不易收口的瘘管,如痔瘘、鼠瘘等。

⑤ 肉腠:即肌肉腠理。

⑥ 俞气化薄:俞,通"腧",为经脉气血输注之处。化,传变,有传入意。薄,迫也。俞气化薄,意为邪气从经腧传入而内迫五脏。

⑦ 传为善畏,及为惊骇:发展成为易恐及惊骇之证。吴崑注:"盖脏主藏神,气为邪所薄,故神不安如此,此阳气被伤,不能养神之验。"

⑧ 魄汗:丹波元简注:"魄、白,古通……《战国策》鲍彪注:'白汗,不缘暑而汗也。'"是以魄汗即白汗,白汗乃不因暑而汗,即自汗。

⑨ 形弱而气烁:烁,消烁。言形体瘦弱而阳气被热邪所耗伤。

⑩ 风疟:感内而得之疟。张介宾注:"以所病在风,故名风疟。"

⑪ 清静则肉腠闭拒:闭,固密;拒,抵御,此指阳气的卫外功能。是言阳气清静正常,则使肌肉腠理固密,卫外功能强盛。

⑫ 苛毒:苛,暴也。苛毒,即厉害的毒邪。

⑬ 因时之序:因,有顺着,顺应意。时,指春夏秋冬四时。序,顺序、次第。因时之序,即顺应时序的变化。

⑭ 传化:即传变。此处指病情转重。

⑮ 上下不并:王冰注:"并,谓气交通也。"上下不并,是言人体上部与下部之气不相交通,即后文之"阳气当隔"。

⑯ 阳畜积病死,而阳气当隔,隔者当写,不亟(jí音急)正治,粗乃败之:畜,同"蓄"。"当隔"之"当",通"挡"。写,同"泻"。亟,急也。粗,此处指粗工,即医疗水平低劣的医生。败之,此指病转危笃。全句意为阳气蓄积不行,可以导致死亡,可于阳气挡隔之时,采用泻法,使蓄积之阳气疏通;若不迅速给予正确治疗,病情就会因粗工的贻误而转危笃。

⑰ 人气:此处指阳气。

⑱ 气门:此处指汗孔。

⑲ 暮而收拒:暮,日落之时。此句是言到了日落之时,人们要减少活动,以使阳气收藏而保持抗邪的生理功能。喻昌《医门法律》注:"收者,收藏神气于内也;拒者,捍拒邪气于外也。"

⑳ 三时:指上文之平旦、日中、日西。

㉑ 形乃困薄:吴崑注:"形乃劳困衰薄矣。"

【按语】

本段主要论述了阳气失常的多种病证及其机理。它把人体中的阳气,比作天体中的太阳,从而突出了阳气在人体的重要性。进而强调了保持阳气充沛,在防病保健中的重要作用。这些认识,为后世重视阳气的医学流派,提供了理论依据。张介宾关于"天之大宝,只此一丸红日;人之大宝,只此一息真阳"的论点,即导源于此。

本段所提到的煎厥和薄厥二证,是临床较常见的两个病证。煎厥证是由于劳伤阳亢伤阴所致,所以本病的病机是"水不制火"的阴虚火旺之证。正如王履《溯洄集》所说的"阳盛则阴衰,故精绝,水不制火,故亢火郁积之甚……"又如张介宾说:"令人五心烦热,如煎如熬,孤阳外浮,真阴内夺,气逆而厥,故名煎厥。"薄厥证,是由于大怒而气血上逆所致。故前者为虚证,后者为实证,两者虽同为厥,但有虚实的不同。

文中"阳气者,一日而主外",阐明了人体阳气与自然界阴阳消长变化相通应的规律。这个规律,不仅阐发了"生气通天"的理论观点,而且也指出了人要顺应自然阴阳变化来养生的重要性。

5·1·3

【原文】

岐伯曰:陰者藏精而起亟①也;陽者衛外而爲固②也,陰不勝其陽,則脈流薄疾③,并乃狂④;陽不勝其陰,則五藏氣爭⑤,九竅不通。是以聖人陳陰陽⑥,筋脈和同⑦,骨髓堅固,氣血皆從。如是則內外調和,邪不能害,耳目聰明,氣立如故⑧。

風客淫氣⑨,精乃亡⑩。邪傷肝也⑪,因而飽食,筋脈橫解⑫,腸澼爲痔⑬,因而大飲,則氣逆。因而强力⑭,腎氣乃傷,高骨⑮乃壞。

【注释】

① 起亟(qì音气):亟,频数。起亟,阴精不断地起而与阳气相应,说明阴为阳之基。

② 为固:阳气为阴精固密于外,说明阳为阴之用。

③ 脉流薄疾:薄,迫也。脉流薄疾,谓脉中气血的流动急迫快速。吴崑注:"阴阳贵得其平,不宜相胜,若阴不胜其阳,则阳用事,将见脉流薄疾而急数。"

④ 并乃狂:张介宾注:"并者,阳邪入于阳分,谓重阳气。"意为阳邪入于阳分,阳热盛极,于是发为狂乱。

⑤ 五脏气争:高世栻注:"争,彼此不和也。"五脏气争,是言五脏功能失调,气机失和。

⑥ 陈阴阳:陈,陈列,引申为调和。陈阴阳,即调和阴阳。

⑦ 筋脉和同：和同，即和谐。筋脉和同，即筋脉的功能和谐。
⑧ 气立如故：立，犹行也。见《吕氏春秋·贵因》高注。气立如故，意为脏腑经络之气运行如常。一说气立，谓人必依靠天地四时阴阳之气而有此生命。吴崑注："气立者，人受天地之气以立命，故有生谓之气立。"
⑨ 风客淫气：淫，乱也。淫气，即乱气。风客淫气，是言风邪客入人体，而为淫乱之气。一说淫气是指脏腑经络之气逆乱而言。
⑩ 精乃亡：亡，此处作"耗散"解。高世栻注："风为阳邪，风客淫气，则阴精消烁，故精乃亡。"
⑪ 邪伤肝也：高世栻注："风木之邪，内通于肝，故邪伤肝也。"
⑫ 筋脉横解：横，放纵也。解，通"懈"，松弛也。筋脉横解，即筋脉纵弛不收。
⑬ 肠澼为痔：肠澼，即下利脓血的痢疾等病。为，犹与也。痔，即痔疮。
⑭ 强力：王冰注："强力，谓强力入房也。"亦包括劳力过度。
⑮ 高骨：指腰间脊骨。

【原文】

凡陰陽之要，陽密乃固①。兩者不和，若春無秋，若冬無夏，因而和之，是謂聖度②。故陽強③不能密，陰氣乃絕；陰平陽秘④，精神乃治；陰陽離決⑤，精氣乃絕。

因於露風⑥，乃生寒熱。是以春傷於風，邪氣留連，乃爲洞泄⑦；夏傷於暑，秋爲痎瘧；秋傷於濕，上逆而欬，發爲痿厥⑧；冬傷於寒，春必病溫。四時之氣，更傷五藏⑨。

【注释】

① 阳密乃固：阳气致密于外，阴气才能固守于内。
② 圣度：吴崑注："能于阴阳而和之，则圣人陈阴阳之法度也。"
③ 阳强：即阳气偏亢。
④ 阴平阳秘：阴平与阳秘是互文，即阴阳平秘。平秘，平和协调的意思。
⑤ 离决：分离诀别。
⑥ 露风：露，此处可作"触冒"讲。露风，即感受风邪。一说从下文"是以"来看，这里的露风，是泛指风寒之邪而言。
⑦ 洞泄：指水谷不化、下利无度的重度泄泻。
⑧ 痿厥：偏义复词，即"痿"义，即肢体痿废不用的病证。王肯堂《证治准绳·痿厥》说："足痿顿不收为痿厥。"
⑨ 更伤五脏：此言四时邪气更替地伤害五脏。

【按语】

本段承上文阳气的重要性，进一步申述了阳气与阴精互根互用的关系，指出了阴为阳之基，阳为阴之用。并列举了这种关系被破坏后所出现的偏盛偏衰的病变，从而说明了阴阳协调是保持人体"气立如故"的基本条件。阴阳协调的关键，在于阳气必须致密于外，阴气才能固守于内，从而突出了阳气在阴阳协调中的主导作用。

此外，还论述了阴阳不能固密，感受四时邪气所致的病证，认识到人体感受邪气后，不一定立即发病，可以经过一段时间后才发病，这为后世"伏邪学说"提供了理论依据。

5·1·4

【原文】

陰之所生，本在五味①；陰之五宮②，傷在五味。是故味過於酸，肝氣以津，脾氣乃絕③；味過於鹹，大骨氣勞，短肌，心氣抑④；味過於甘，心氣喘滿，色黑，腎氣不衡⑤；味過於苦，脾氣不濡，胃氣乃厚⑥；味過於辛，筋脈沮弛，精神乃央⑦，是故謹和五味⑧，骨正筋柔，氣血以流，腠理以密，如是則骨氣以精⑨，謹道如法⑩，長有天命⑪。

【注释】

① 阴之所生，本在五味：阴，即阴精。五味，即酸苦甘辛咸，此处是泛指各种饮食物。意为：阴精的产生，本源于饮食五味。

② 阴之五宫：五宫，即五脏。阴之五宫，即藏蓄阴精的五脏。

③ 味过于酸，肝气以津，脾气乃绝：以，犹乃也。津，张介宾注："溢也。"有过盛之意。绝，衰竭。意为酸味本有滋养肝的作用，但过食酸味，则导致肝气偏亢，肝木乘脾土，进而使脾气衰竭。

④ 味过于咸，大骨气劳，短肌，心气抑：张志聪注："大骨，腰高之骨，肾之府也。过食咸则伤肾，故骨气劳伤；水邪盛则侮土，故肌肉短缩；水上凌心，故心气抑郁也。"

⑤ 味过于甘，心气喘满，色黑，肾气不衡：甘，《太素》作"苦"。喘，此指心跳急促。满，通"懑"，烦闷也。衡，平也。苦入心，味过于苦则伤心，心气受伤则心跳急促而心中烦闷。黑为水色，火不足则水气乘之，故反见黑色。心火虚衰而肾水偏盛，故言"肾气不衡"。

⑥ 味过于苦，脾气不濡，胃气乃厚：苦，《太素》作"甘"，且无"不"字。濡，湿也。厚，张介宾注："胀满之谓"。甘入脾，味过于甘则伤脾，脾伤不运则湿盛。湿邪阻胃则胀满。

⑦ 味过于辛，筋脉沮弛，精神乃央：沮，败坏。央，通"殃"。张介宾注："辛入肺，过于辛则肺气乘肝，肝主筋，故筋脉沮弛；辛散气，则精神耗伤，故曰乃央。"

⑧ 谨和五味：谨慎地调和五味。杨上善注："调和五味各得其所者，则咸能资骨，故骨正也；酸能资筋，故筋柔也；辛能资气，故气流也；苦能资血，故血流也；甘能资肉，故腠理密也。"

⑨ 骨气以精：骨气，泛指上文之骨、筋、气、血、腠理。精，强盛。骨气以精，是言骨、筋、气、血、腠理均得到五味的滋养而强盛不衰。

⑩ 谨道如法：意为严格按照"谨和五味"的养生法去做。

⑪ 天命：天赋的寿命。

5.2　灵枢·五变第四十六（节选）

【原文】

黃帝問於少俞曰：余聞百疾之始期①也，必生於風雨寒暑，循毫毛而入腠理，或復還②，或留止，或爲風腫汗出，或爲消癉，或爲寒熱，或爲留痹③，或爲積聚，奇邪④淫溢，不可勝數，願聞其故。夫同時得病，或病此，或病彼，意者天之爲人生風乎⑤？何其異也？少俞曰：夫天之生風者，非以私百姓也⑥，其行公平正直⑦，犯者得之，避者得無殆，非求人而人自犯之⑧。

黃帝曰：一時遇風，同時得病，其病各異，願問其故。少俞曰：善乎哉問！請論以比匠人⑨，匠人磨斧斤⑩，礪刀削⑪，斫材木⑫。木之陰陽，尚有堅脆⑬，堅者不入，脆者皮弛⑭，至其交節⑮，而缺斤斧⑯焉。夫一木之中，堅脆不同，堅者則剛，脆者易傷，況其材木之不同，皮之厚薄，汁之多少，而各異耶。夫木之蚤花⑰先生葉者，遇春霜烈風，則花落而葉萎。久曝大旱，則脆木薄皮者，枝條汁少而葉萎。久陰淫雨⑱，則薄皮多汁者，皮潰而漉⑲。卒風暴起，則剛脆之木，枝折杌⑳傷。秋霜疾風，則剛脆之木，根搖而葉落。凡此五者，各有所傷，況於人乎？

黃帝曰：以人應木奈何？少俞答曰：木之所傷也，皆傷其枝，枝之剛脆而堅，未成傷㉑也。人之有常病也，亦因其骨節、皮膚、腠理之不堅固者，邪之所舍也，故常爲病也。

【注释】

① 始期：开始发生的时候。

② 复还：邪气遇到正气抵抗而离开人体。

③ 痹：原作"瘅"，今据元刊本改，以与后文相合。

④ 奇邪：奇，亦邪也。奇邪，同义复词。

⑤ 同时得病，或病此，或病彼，意者天之为人生风乎：意，料想、猜测。天，指自然界。意为同在一个时间得病，有的人患这种病，有的人患那种病，我想这是否是自然界给人类产生了各种不同性质的风邪的缘故？

⑥ 非以私百姓也：并不是偏爱某一部分人。

⑦ 其行公平正直：风对任何人的作用都是一样的。

⑧ 犯者得之，避者得无殆（dài 音代），非求人而人自犯之：谁触犯了风，谁就会生病；谁避开了风，谁就不会受危害；不是风要侵犯人，而是人触犯了风。

⑨ 请论以比匠人：请让我以匠人伐木为喻来说明这个问题。

⑩ 斧斤：即斧子。

⑪ 砺（lì 音利）刀削：砺，磨治。削，刀之别名。砺刀削，即磨刀。

⑫ 斲（zhuó 音浊）材木：斲，砍削。斲材木，即砍削木材。

⑬ 木之阴阳，尚有坚脆：树木质地坚硬者属阳，质地松脆者属阴。

⑭ 坚者不入，脆者皮弛：质坚的树木，斧斤难以砍削；质脆的树木，其皮松弛而易裂。

⑮ 交节：树木枝干交接处的树节。

⑯ 缺斤斧：使斧斤缺损。

⑰ 蚤花：蚤，通"早"。早花，即开花早。

⑱ 淫雨：即久雨。

⑲ 皮溃而漉（lù 音路）：树皮溃烂，树汁外渗。漉，渗出。

⑳ 杌（wù 音务）：张介宾注："木之无枝者也。"此指光秃秃的树干。

㉑ 未成伤：成，必也。未成伤，即未必受到伤害。

【按语】

本篇主要以树木质地有坚脆之异作比喻，来说明人的体质有强弱之别。树木质脆者易伤，人之质弱者易病，故人是否发病，在很大程度上取决于体质的强弱。而不同的体质，容易感受某些病邪，而发生某些疾病。这些认识，为中医体质学说的建立，奠定了理论基础。

5.3 灵枢·百病始生第六十六

5.3.1

【原文】

黃帝問於岐伯曰：夫百病之始生也，皆生於風雨寒暑，清濕①喜怒。喜怒不節②則傷藏，風雨則傷上，清濕則傷下，三部之氣③，所傷異類④，願聞其會⑤。岐伯曰：三部之氣各不同，或起於陰，或起於陽⑥，請言其方⑦。喜怒不節則傷藏，藏傷則病起於陰也；清濕襲虛⁸，則病起於下；風雨襲虛，則病起於上，是謂三部。至於其淫泆⁹，不可勝數。

【注释】

① 清湿：清，通"凊（qìng 音庆）"，寒也。清湿，指寒湿之邪。
② 喜怒不节：此处泛指七情不和。
③ 三部之气：即上文所言伤于上部的风雨，伤于下部的清湿，伤于五脏的喜怒等邪气。
④ 所伤异类：三部邪气所伤害的部位各不相同。
⑤ 会：邪气聚会，此处可作"伤害之处"讲。
⑥ 或起于阴，或起于阳：起，发生。阴阳，指人体的内（内脏）外（肌表）。意为邪气伤人为病，有的从内脏开始，有的从肌表开始。
⑦ 请言其方：方，道也，即规律。意为请让我谈谈不同的病邪伤害人体不同部位的一般规律。
⑧ 袭虚：乘虚侵袭。
⑨ 淫泆：淫，浸淫；泆，同"溢"，有布散意。淫泆，指邪气在体内浸淫传布。

【按语】

本段是全文的总纲，提出了三部之气，所伤异类，和起于阴，起于阳两个论点，从而为下文议论之起端。

5·3·2

【原文】

黃帝曰：余固不能數①，故問先師②，願卒③聞其道。岐伯曰：風雨寒熱，不得虛④，邪不能獨傷人。卒然逢疾風暴雨而不病者，蓋無虛⑤，故邪不能獨傷人。此必因虛邪之風⑥，與其身形⑦，兩虛相得⑧，乃客其形。兩實相逢⑨，眾人肉堅⑩。其中於虛邪也，因於天時，與其身形⑪，参以虛實，大病乃成⑫。氣有定舍，因處為名⑬，上下中外，分為三員⑭。是故虛邪之中人也，始於皮膚，皮膚緩則腠理開，開則邪從毛髮入，入則抵深，深則毛髮立，毛髮立則淅然⑮，故皮膚痛。留而不去，則傳舍於絡脈⑯，在絡之時，痛於肌肉，其痛之時息⑰，大經乃代⑱。留而不去，傳舍於經，在經之時，洒淅喜驚⑲。留而不去，傳舍於輸⑳，在輸之時，六經不通四肢㉑，則肢節痛，腰脊乃強。留而不去，傳舍於伏衝之脈㉒，在伏衝之時，體重身痛。留而不去，傳舍於腸胃，在腸胃之時，賁響㉓腹脹，多寒則腸鳴飧泄，食不化；多熱則溏出麋㉔。留而不去，傳舍於腸胃之外，募原㉕之間，留著於脉。稽留而不去，息而成積㉖。或著孫脈，或著絡脈，或著經脈，或著輸脈，或著於伏衝之脈，或著於膂筋，或著於腸胃之募原，上連於緩筋㉗，邪氣淫泆，不可勝論。

【注释】

① 固不能数：固，确实。固不能数，意为邪气在体内的浸淫传布，变化多端确实不尽。
② 先师：《太素》作"天师"。杨上善注："天师，尊之号也。"即黄帝对岐伯的尊称。
③ 卒（zú 音足）：尽也，详尽的意思。下文卒然的卒，同"猝"，突然的意思。
④ 不得虚：得，此处作"遇到"解。不得虚，即不遇到人体正气虚。
⑤ 盖无虚：盖，由于。盖无虚，由于正气不虚。
⑥ 虚邪之风：泛指一切不正常的气候，即一切外来的致病因素。
⑦ 与其身形：身形，指人体。即与人体正虚。

⑧ 两虚相得：两虚，指外界的虚邪之风与人体正气虚弱。相得，即相结合。
⑨ 两实相逢：两实，指外界的正常气候与人体正气调和。相逢，即相遇。
⑩ 众人肉坚：众人，即人们之意。肉坚，肌肉坚实，即正气充实健康不病。
⑪ 因于天时，与其身形：由于天时气候的异常和身体的虚弱。
⑫ 参以虚实，大病乃成：杨上善注："参，合也。虚者，形虚也；实者，邪气盛实也。两者相合，故大病成也。"
⑬ 气有定舍，因处为名：气，指邪气。舍，居处，这里指邪气伤害的部位。因，凭借、根据。处，处所、部位。意为邪气伤人有一定部位，根据不同部位而确定其病名。
⑭ 上下中外，分为三员：三员，即三部。马莳注："盖人身大体自纵而言之，则以上中下为三部；自横而言之，则以在表、在里、半表半里为三部，故谓之上下中外之三员也。"
⑮ 渐然：形容怕冷的样子。
⑯ 传舍于络脉：邪气传入留止在络脉之中。
⑰ 其痛之时息：指肌肉时痛时止。《甲乙经》作"其病时痛时息"。
⑱ 大经乃代：大经，指经脉，与较小的络脉相对而言。代，替代。大经乃代，指邪气由络脉深入经脉，经脉代替络脉受邪。张介宾注："络浅于经，故痛于肌肉之间。若肌肉之痛时渐止息，是邪将去络而深，大经代受之矣。"
⑲ 洒淅喜惊：洒淅，寒栗貌。喜，易也。言容易发生寒栗而不能自制，犹如受了惊恐一样。
⑳ 输：即下文之"输脉"。杨上善注："输脉者，足太阳脉，以管五藏六府之输，故曰输脉。"
㉑ 六经不通四肢：六经，指手足三阴三阳经脉。意为邪气客于输脉，导致六经气血运行不畅而不能通达于四肢。
㉒ 伏冲之脉：指冲脉伏行于脊柱内的部分，因所行部位较深，故名"伏冲"。
㉓ 贲响：即肠鸣。
㉔ 溏出糜：溏，大便稀溏。糜，同"糜"，指大便糜烂腐败，恶臭难闻。溏出糜，泛指热性泻利。
㉕ 募原：又称膜原。张志聪注："募原者，肠胃外之膏膜。"
㉖ 息而成积：息，长也。积，生于胸腹之内的肿块。此句是言邪气留著于脉，经久不去，便会生长积块。
㉗ 缓筋：杨上善注："缓筋，足阳明之筋也。"

【原文】

黄帝曰：願盡聞其所由然。岐伯曰：其著孫絡之脈而成積者，其積往來上下，臂手孫絡之居①也，浮而緩②，不能句積而止之③，故往來移行腸胃之間④水，湊滲注灌，濯濯有音⑤，有寒則䐜䐜滿雷引⑥，故時切痛⑦。其著於陽明之經，則挾臍而居，飽食則益大，饑則益小⑧。其著於緩筋也，似陽明之積，飽食則痛，饑則安⑨。其著於腸胃之募原也，痛而外連於緩筋，飽食則安，饑則痛⑩。其著於伏衝之脈者，揣之應手而動，發手則熱氣下於兩股，如湯沃之狀⑪。其著於膂筋，在腸後者，饑則積見，飽則積不見，按之不得⑫。其著於輸之脈者，閉塞不通，津液不下，孔竅乾壅⑬。此邪氣之從外入內，從上下也。

【注释】

① 臂手孙络之居：臂手，《甲乙经》作"擘乎"。擘，通"辟"，聚也。乎，于也。此句是言邪气聚积于孙络之处。
② 浮而缓：是形容孙络浮浅而弛缓。
③ 不能句积而止之：句，《甲乙经》作"拘"。拘积，有约束之意。此句意为由于孙络浮浅而弛缓，不能约束其积而使之固定不移。
④ 间：《太素》无"间"字。

⑤凑渗注灌,濯(zhuó浊)濯有音:濯濯,水声。意为若肠胃有水,则水液汇聚渗流,往来冲激,发出濯濯之声。

⑥䐜膜满雷引:䐜膜满,《甲乙经》作"腹䐜满",即腹胀满。雷,即肠中雷鸣作响。引,指肠胃之孙络因寒而收引作痛。

⑦切痛:切,急迫。切痛,急剧疼痛。

⑧其著于阳明之经,则挟脐而居,饱食则益大,饥则益小:益,更加。张介宾注:"足阳明经挟脐下行,故其为积则挟脐而居也。阳明属胃,受水谷之气,故饱则大,饥则小。"

⑨其著于缓筋也,似阳明之积,饱食则痛,饥则安:张介宾注:"缓筋在肌肉之间,故似阳明之积,饱则肉壅,故痛。饥则气退,故安。"

⑩其著于肠胃之募原也,痛而外连于缓筋,饱食则安,饥则痛:张介宾注:"肠胃募原痛连缓筋,饱则内充外舒,故安;饥则反是,故痛。"

⑪其著于伏冲之脉者,揣之应手而动,发手则热气下于两股,如汤沃之状:揣,此处作触摸解。发手,即放手,抬手。汤沃之状,如用热汤浇灌一样。杨上善注:"以手按之,应手而动,发手则热气下于两股如汤沃,邪之盛也。"

⑫其著于膂筋,在肠后者,饥则积见,饱则积不见,按之不得:张介宾注:"脊内之筋曰膂筋,故在肠胃之后,饥则肠空,故积可见;饱则肠满蔽之,故积不可见,按之亦不可得也。"

⑬其著于输之脉者,闭塞不通,津液不下,孔窍干壅:下,此处作"布散"解。张志聪注:"故积着于输之脉,则脉道闭塞不通,津液不下,而皮毛之孔窍干塞也。"

【原文】

黄帝曰:积之始生,至其已成,奈何?岐伯曰:积之始生,得寒乃生,厥乃成积①也。

黄帝曰:其成积奈何?岐伯曰:厥气生足悗②,悗③生胫寒,胫寒则血脉凝濇,血脉凝濇则寒气上入於肠胃,入於肠胃则䐜胀,䐜胀则肠外之汁沫④迫聚不得散⑤,日以成积。卒然多食飲,则肠满⑥,起居不节,用力过度,则络脉傷。阳络⑦傷则血外溢,血外溢则衄血⑧;阴络⑦傷则血内溢,血内溢则后血⑨。肠胃⑩之络傷,则血溢於肠外,肠外有寒,汁沫與血相搏,则并合凝聚不得散,而积成矣。卒然外中於寒,若内傷於忧怒,则气上逆,气上逆则六输不通,温气⑪不行,凝血蕴里⑫而不散,津液濇渗⑬,著而不去,而积皆成矣。

【注释】

①厥乃成积:寒邪厥逆于上,气机郁滞不行,逐渐形成积病。

②厥气生足悗(mán音瞒):厥气,指厥逆之气,即从下逆上之寒气。悗,张志聪注:"闷也。"足悗,是指足部疫困、疼痛、活动不便等症状。

③悗:此前《太素》有"足"字。

④汁沫:此处指肠外之津液。

⑤迫聚不得散:迫使肠外之津液结聚而不能布散。

⑥肠满:指暴饮多食所致的肠胃胀满。

⑦阳络、阴络:在上在表的络脉为阳络,在下在里的络脉为阴络。

⑧衄血:即鼻出血,此处泛指皮肤及五官七窍出血。

⑨后血:即大便出血,此处泛指前后二阴出血。

⑩胃:《甲乙经》《太素》作"外"。

⑪温气:即阳气。

⑫凝血蕴里：蕴，聚积也。里，《甲乙经》、《太素》作"裹"。意为阳气运行不畅，则凝结之血聚积包裹在一起而不能消散。

⑬津液濇渗：濇渗，《甲乙经》作"凝涩"。津液凝涩，为阳气不行，则津液凝聚而不能布散。

【按语】

本段承上文病起于阳，进行了阐发：

（1）论述了外感病的发病机理，指出了风雨寒热等致病因素，是外感发病的必要条件，人体正气不和或亏虚，是外感发病的内在依据，从而阐明了中医学重视内因，强调正气在发病中的主导作用的发病学观点。文中还指出，外邪侵犯人体的规律常是由表入里，但其具体的传变方式则多种多样，是"不可胜数"的。

（2）列举了病起于阳的积证，阐明了不同部位积证的不同表现，这对临床辨证有一定的指导意义。

（3）本段指出了积证的病因有外感于寒邪和内伤饮食不节、起居失调、用力过度、忧怒太过等。认为无论何种因素所致的积证，其病理变化均不外气滞、津聚及血瘀，这给后世治疗积证运用理气、化痰、利湿、活血等法提供了依据。

5.3.3

【原文】

黄帝曰：其生於陰①者，奈何？岐伯曰：憂思傷心；重寒傷肺②；忿怒③傷肝；醉以入房，汗出當風傷脾④；用力過度，若入房汗出浴，則傷腎。此內外三部之所生病者也⑤。

黄帝曰：善。治之奈何？岐伯答曰：察其所痛，以知其應⑥，有餘不足，當補則補，當寫則寫，毋逆天時⑦，是謂至治⑧。

【注释】

① 生于阴：张介宾注："此言情欲伤藏，病起于阴也。"

② 重寒伤肺：《灵枢·邪气藏府病形》："形寒寒饮则伤肺。"杨上善注："肺以恶寒，故重寒伤肺。"

③ 忿(fèn 愤)怒：即愤恨恼怒。

④ 伤脾：此前《甲乙经》、《太素》有"则"字。

⑤ 内外三部之所生病者也：此句乃前文风雨清湿伤人外部（其中风雨伤上，清湿伤下），喜怒不节伤人内部而发生疾病的总结语。

⑥ 察其所痛，以知其应：痛，指外在证候。意为：审察其证候所在的部位，就可以知道其内在病变的所在。

⑦ 毋逆天时：人与自然相应，所以在治疗时，不能违背五脏六腑、气血与四时气候相应的关系。

⑧ 是谓至治：这是最好的治疗原则。

【按语】

本段论述了喜怒不节，病生于阴的疾病。并指出了病生于阳和病生于阴的治疗原则，其中的"毋逆天时"，突出了因时制宜的治疗原则。

5.4 灵枢·贼风第五十八

5.4.1

【原文】

黄帝曰：夫子①言賊風邪氣②之傷人也，令人病焉，今有其不離屏蔽③，不出空穴④之中,卒然病者,非不離⑤賊風邪氣,其故何也? 岐伯曰:此皆嘗有所傷於濕氣,藏於血脈之中,分肉之間,久留而不去,若有所墮墜⑥,惡血⑦在內而不去,卒然喜怒不節,飲食不適,寒溫不時⑧,腠理閉而不通⑨,其開而遇風寒⑩,則血氣凝結,與故邪相襲⑪,則為寒痹⑫。其有熱則汗出,汗出則受風,雖不遇賊風邪氣,必有因加而發⑬焉。

【注释】

① 夫子:犹言先生,是黄帝对岐伯的尊称。
② 贼风邪气:张介宾注:"凡四时不正之气,皆谓之贼风邪气。"
③ 屏蔽:即遮蔽用的屏障。
④ 空穴:空,《甲乙经》、《太素》作"室"。张介宾注:"室穴者,古人多穴居也。"即上古之人居住之处——洞穴。
⑤ 离:作"避开"解。
⑥ 堕坠:即从高处跌下,此处泛指跌打闪挫。
⑦ 恶血:有害于人体的血,即今之所言"瘀血"。
⑧ 寒温不时:时,调也。寒温不时,指对寒温气候变化不能很好地调摄。
⑨ 腠理闭而不通:泛指腠理开合功能失常。
⑩ 其开而遇风寒:《甲乙经》作"而适遇风寒"五字。
⑪ 与故邪相袭:故邪,指原来存在于体内的邪气,即上文所言之湿气、恶血等。袭,合也。与故邪相袭,是言风寒之邪与体内的湿气、恶血等故邪相结合而伤害人体。
⑫ 寒痹:马莳注:"即《痹论》之所谓寒气胜者为痛痹也。"
⑬ 因加而发:张介宾注:"其或有因热汗出而受风者,虽非贼风邪气,亦为外感。必有因加而发者,谓因于故而加以新也,新故合邪,故病发矣。"

5·4·2

【原文】

黄帝曰:今夫子之所言者,皆病人之所自知也。其毋所遇邪氣,又毋怵惕之所志①,卒然而病者,其故何也? 唯有因鬼神之事乎? 岐伯曰:此亦有故邪留而未發,因而志有所惡,及有所慕,血氣內亂,兩氣相搏,其所從來者微,視之不見,聽而不聞,故似鬼神②。黄帝曰:其祝③而已者,其故何也? 岐伯曰:先巫者,因知百病之勝,先知其病之所從生者,可祝而已也④。

【注释】

① 毋怵惕(chù tì 音触替)之所志:怵惕,恐惧也。所,《甲乙经》、《太素》无此字。此句意为没有恐惧等过度情志刺激。
② 此亦有故邪留而未发……故似鬼神:马莳注:"久有湿气、恶血等之故邪留而未发,因病人素所不知,因而偶有所触,或好或恶,则血气内乱,故邪与心志相搏,遂尔为病。此其所从来者甚微,非见闻之所能及,故人不知其故,而以鬼神为疑,乃似鬼神而非鬼神也。"
③ 祝:即祝由,指上古时代通过祝说患病原由,并给予安慰和暗示,来治疗某些疾病的一种精神疗法。
④ 先巫者……可祝而已也:古时的巫医,他们懂得一些疾病的治疗原则,又事先了解到病人发病的原因,所以,当遇到一些可用精神疗法的疾病时,他们就采用祝由的方法,有时病亦能治愈。张介宾注:"胜者,百病五行之道,必有所以胜之者。然必先知其病所从生之由,而后以胜法胜之,则可移精变气,祛其邪矣。病有药石所不及,非此不可者。"

【按语】

祝由是一种精神疗法,在医药不发达的古代,它对于解除劳动人民的疾苦,是起了一定的作用的。丹波元简说:"吴鞠通曰:按祝由二字,出自《素问》。祝,告也;由,病之所从出也,近时以巫家为祝由科,并列于十三科之中。《内经》谓信巫不信医不治,巫岂可列之医科中哉? 吾谓凡治内伤者,必先祝由,详告以病之所由来,使病人知之,而不敢再犯;又必细体变风变雅,曲察劳人思妇之隐情,婉言以开导之,庄言以振惊之,危言以悚惧之,必使之心悦诚服,而后可以奏效如神。"可见,《内经》所谓"祝由"疗法,是有医学心理学成分的,应同后世的巫术迷信相区别。

5·5 素问·举痛论篇第三十九(节选)

【原文】

余知百病生於氣①也,怒則氣上,喜則氣緩,悲則氣消,恐則氣下,寒則氣收,炅則氣泄,驚則氣亂,勞則氣耗,思則氣結,九氣不同,何病之生? 岐伯曰:怒則氣逆,甚則嘔血及飧泄②故氣上③矣。喜則氣和志達,榮衛通利,故氣緩④矣。悲則心系急,肺布葉舉,而上焦不通,榮衛不散,熱氣在中,故氣消⑤矣。恐則精却⑥,却則上焦閉;閉則氣還,還則下焦脹,故氣不行⑦矣。寒則腠理閉,氣不行,故氣收⑧矣。炅則腠理開,榮衛通,汗大泄,故氣泄⑨。驚則心無所倚,神無所歸,慮無所定⑩,故氣亂矣。勞則喘息汗出,外內皆越⑪,故氣耗矣。思則心有所存,神有所歸,正氣留而不行⑫,故氣結矣。

【注释】

① 百病生于气:张介宾注:"气之在人,和则为正气,不和则为邪气。凡表里虚实,逆顺缓急,无不因气而至,故百病皆生于气。"

② 飧泄:《甲乙经》《太素》均作"食而气逆"四字。

③ 气上:此指肝气上逆。张介宾注:"怒,肝志也。怒动于肝,则气逆而上,气逼血升,故甚则呕血。肝木乘脾,故为飧泄。肝为阴中之阳,气发于下,故气上矣。"

④ 气缓:气和志达,营卫通利,为气机和缓的正常状态。而暴喜、过喜,则使心气涣散不收而病,如《素问·阴阳应象大论》"喜伤心""暴喜伤阳"和《灵枢·本神》"喜乐者,神惮散而不藏"等。张琦注:"九气皆以病言,缓当为缓散不收之意。"

⑤ 气消:消,就是消耗之意。悲则心系急,肺布叶举,导致营卫之气壅遏于上焦,气郁化热,热邪耗伤胸中气血,故谓"气消"。《素问·痿论》:"悲哀太甚则胞络绝,胞络绝则阳气内动,发则心下崩,数溲血也。"

⑥ 精却:却,退也。精却,此指肾精不能上承而下陷为病。《灵枢·本神》:"恐惧而不解则伤精,精伤则骨痠痿厥,精时自下。"

⑦ 气不行:《新校正》云:"详'气不行'当作'气下行'也。"肾气主升,今恐则精却气陷而无升,故气下行。

⑧ 寒则腠理闭,气不行,故气收:气不行,《新校正》云:"按《甲乙经》,气不行作营卫不行。"王冰注:"身寒则卫气沉,故皮肤文理及渗泄之处皆闭密而气不流行,卫气收敛于中而不发散。"

⑨ 气泄:指阳气阴液皆随汗而耗泄。王冰注:"热则肤腠开发,荣卫大通,津液外渗而汗大泄也。"

⑩ 心无所倚,神无所归,虑无所定:此三句皆形容心神不能内守而动荡不宁。高世栻注:"惊则心气动而无所倚,神气越而无所归,思虑惑而无所定。"

⑪ 外内皆越:越,消散、散失。马莳注:"夫喘则内气越,汗则外气越,故气以之而耗散也。"

⑫ 神有所归，正气留而不行：归，归缩，有留止之意。杨上善注："专思一事，则心气驻一物，所以神务一物之中，心神引气而聚，故结而为病也。"

【按语】

本段讨论了情志过度、寒热偏胜、劳力太过等因素导致全身气机失调的机理及部分证候，其中突出了情志因素的重要性。各种致病因素只有在造成气机失调的情况下才会发生疾病，故云"百病生于气"。同时，各种因素致病又各具特点，原文"气上""气下""气泄"等正是对这些特点的高度概括。例如，"气上"可出现呕血、面红目赤、口苦、耳暴鸣、头汗出、眩晕、头痛等一系列肝气上逆的证候表现；"气下"则可表现为面色苍白、少腹胀满、泄泻、遗溺、滑精、带浊等精气下陷证候。

5·6 素问·至真要大论篇第七十四（节选）

【原文】

帝曰：善。夫百病之生也，皆生於風寒暑濕燥火，以之化之變①也。經言盛者寫之，虛者補之，余錫②以方士，而方士用之，尚未能十全，余欲令要道必行③，桴鼓相應④，猶拔刺雪汙⑤，工巧神聖⑥，可得聞乎？岐伯曰：審察病機⑦，無失氣宜⑧，此之謂也。

帝曰：願聞病機何如？岐伯曰：諸⑨風掉眩⑩，皆⑪屬於肝；諸寒收引⑫，皆屬於腎；諸氣膹鬱⑬，皆屬於肺；諸濕腫滿，皆屬於脾；諸熱瞀瘛⑭，皆屬於火⑮；諸痛痒⑯瘡，皆屬於心⑰；諸厥⑱固泄⑲，皆屬於下；諸痿喘嘔，皆屬於上；諸禁鼓慄⑳，如喪神守㉑，皆屬於火；諸痙項強㉒，皆屬於濕；諸逆沖上㉓，皆屬於火；諸脹腹大，皆屬於熱；諸躁狂越㉔，皆屬於火；諸暴強直，皆屬於風；諸病有聲，鼓之如鼓㉕，皆屬於熱；諸病胕腫㉖，疼酸驚駭，皆屬於火；諸轉反戾㉗，水液㉘混濁，皆屬於熱；諸病水液，澄澈清冷㉙，皆屬於寒；諸嘔吐酸，暴注下迫㉚皆屬於熱。故《大要》㉛曰：謹守病機，各司其屬㉜，有者求之，無者求之；盛者責之，虛者責之㉝。必先五勝㉞，疏其血氣，令其調達，而致和平，此之謂也。

【注释】

① 之化之变：六气之正常变化为化，异常变化为变。疾病的发生，大多是属于风寒暑湿燥火六气之异常变化所致，故曰"之化之变"。张介宾注："气之正者为化，气之邪者为变，故曰之化之变也。"

② 锡(xī 音西)：赐也，引申为"给"。

③ 余欲令要道必行：我想使这些重要的医学理论能够切实地得到推广和运用。

④ 桴(fú 音符)鼓相应：桴，击鼓之槌。意为以槌击鼓，槌到鼓响。用来比喻治疗效果显著，药到病除。

⑤ 雪汙：雪，洗也。汙，原本作"汗"，诸本作"汙"。汙，同"污"。

⑥ 工巧神圣：《难经·六十一难》说："望而知之谓之神，闻而知之谓之圣，问而知之谓之工，切脉而知之谓之巧。"

⑦ 病机：即病之机要。张介宾注："机者，要也，变也，病变所由出也。"

⑧ 无失气宜：气宜，六气主时之所宜。无失气宜，意为治疗时不要违背六气主时的规律。张介宾注："病随气动，必察其机，治之得其要，是无失气宜也。"

⑨ 诸：众也。此处作"多种"解。下同。

⑩ 掉眩：掉，指肢体动摇的病证。眩，指头目眩晕、视物旋转的病证。
⑪ 皆：此处作"大多"解。下同。
⑫ 收引：收，收缩；引，拘急。收引，即身体蜷缩、筋脉拘急、关节屈伸不利的病证。
⑬ 膹(fèn 音愤)郁：膹，通"愤"，王冰注："谓膹满。"张介宾注："否闷也。"是以膹、郁义近，作"胀闷"解。
⑭ 瞀(mào 音茂)瘛：瞀，昏糊也。瘛，抽搐也。
⑮ 火：高世栻《素问直解》改作"心"。
⑯ 痒：《说文》："疡也。"亦疮也。
⑰ 心：高世栻《素问直解》改作"火"。
⑱ 厥：这里是指阳气衰于下的寒厥及阴气衰于下的热厥。
⑲ 固泄：固，指二便癃秘不通；泄，指二便泻利不禁。
⑳ 禁鼓慄：禁，通"噤"，口噤不开。鼓慄，鼓颔战慄，形容恶寒之甚。
㉑ 如丧神守：犹如失去神明之主持，此处是形容鼓颔战慄而自身不能控制。
㉒ 瘛项强：瘛，高世栻注："手足搐搦也。"项强，颈项强硬、活动不便。
㉓ 逆冲上：指气机急促上逆的病证，如急性呕吐、吐血、呃逆等。
㉔ 躁狂越：躁，指躁动不安。狂，指神志狂乱。越，指动作越常。
㉕ 鼓之如鼓：叩击患处，发出之声如击鼓。张介宾注："鼓之如鼓，胀而有声也。"
㉖ 胕(fǔ 音府)肿：胕，通"腐"。腐肿，即痈肿。
㉗ 转反戾(lì 音利)：指筋脉拘挛所致的身转侧、背反张、体屈曲的病证。张介宾注："转反戾，转筋拘挛也。"
㉘ 水液：指人体代谢排出之液体，如汗、尿、痰、涕、涎及白带等。
㉙ 澄澈清冷：指水液清稀透明而寒冷。
㉚ 暴注下迫：暴注，突然剧烈的泄泻；下迫，里急后重。
㉛ 《大要》：古医书名，今已佚。
㉜ 各司其属：分别掌握各种证候的归属，即证候与病机的内在联系。
㉝ 有者求之，无者求之；盛者责之，虚者责之：求，探求、辨别。责，追究、分析。全句是言有外邪的，当辨别是什么性质的邪气；没有外邪的，应寻找其他方面的病因。疾病表现为实证的，应研究其邪气为什么盛；表现为虚证的，应探明其正气为什么虚。一说"有者"指上文已记载的病证，"无者"指上文没有述及的病证。
㉞ 必先五胜：五，指五行；胜，即更胜。必先五胜，是说必须首先掌握天之五气，人之五脏之间五行更胜的内在联系。

【按语】

本段即"病机十九条"，它将临床常见的一些病证，从五脏和六气的致病加以归纳总结，概括为中医辨证的基本方法，在临床辨证中起到了执简驭繁的作用。

这十九条病机，归属五脏的有五条，属六气的十二条（其中属火的五条，属热的四条，属寒、湿、风的各一条），属上、属下的各一条。在六气中，尚缺燥气为病，所以金元时期的刘完素在《素问玄机原病式》中补充了"诸涩枯涸，干劲皴(cūn 音村)揭，皆属于燥"一条。

必须指出，这十九条只是《内经》探讨病机的举例，它不能也不可能包括病机学说的全部内容。因此，我们在学习过程中，要着重领会其精神实质，以此作为我们分析证候、探求病机的示范，在具体运用时，要防止其片面性。

5·7 灵枢·顺气一日分为四时第四十四(节选)

【原文】

黄帝曰：夫百病之所始生者，必起於燥濕寒暑風雨，陰陽①喜怒②，飲食居處，氣合而有形，得藏而有名③，余知其然也。夫百病者，多以旦慧、晝安、夕加、夜甚④，何也？岐伯曰：四時之氣使然⑤。黄帝曰：願聞四時之氣。岐伯曰：春生、夏長、秋收、冬藏，是氣之常也，人亦應之。以一日分爲四時，朝則爲春，日中爲夏，日入爲秋，夜半爲冬。朝則人氣始生，病氣衰，故旦慧⑥；日中人氣長，長則勝邪，故安⑦；夕則人氣始衰，邪氣始生，故加⑧；夜半人氣入藏，邪氣獨居於身，故甚也⑨。

黄帝曰：其時有反者⑩何也？岐伯曰：是不應四時之氣，藏獨主其病⑪者，是必以藏氣之所不勝時者甚⑫，以其所勝時者起⑬也。

【注释】

① 阴阳：此指性生活不节。
② 喜怒：这里泛指七情不和。
③ 气合而有形，得藏而有名：气合，指邪气犯人。有形，即有脉证之病形。得藏，指邪气入脏。有名，邪气所客之脏不同，从而有各种不同的病名。
④ 旦慧、昼安、夕加、夜甚：慧，指神情清爽。安，即感觉安适。加，自觉病情加重。甚，自觉病情更重。全句是说，在一昼夜中患者对病情的自我感觉是清晨稍减，中午减轻，傍晚加重，夜间最重。
⑤ 四时之气使然：由于人体的阳气随着四时之气的消长而有盛衰之变化，因此疾病的病情亦随着人体阳气的盛衰而有慧、安、加、甚之差异。
⑥ 朝则人气始生，病气衰，故旦慧：人气，即指阳气。早晨阳气渐盛，病邪则相对衰退，所以病人就感到爽快。
⑦ 日中人气长，长则胜邪，故安：日中阳气正盛，盛则邪气衰，正气胜邪，所以病人感到舒适。
⑧ 夕则人气始衰，邪气始生，故加：傍晚阳气收敛，邪气渐盛，所以病人渐感难受。
⑨ 夜半人气入脏，邪气独居于身，故甚也：夜间阳气潜藏，邪气充斥于身形，正不胜邪，所以病人感觉最差。张介宾注："盖邪气之轻重，由于正气之盛衰。正气者，阳也。升则从阳，从阳则生；降则从阴，从阴则死。天人之气，一而已矣。"
⑩ 其时有反者：指有时病情的轻重变化，与"旦慧、昼安、夕加、夜甚"不符。
⑪ 藏独主其病：意思是脏腑本身的病变单独支配着病情的变化，而时气的影响表现不出来。
⑫ 以藏气之所不胜时者甚：意为受病内脏的五行属性被时日的五行属性克制时，病情就会加重。如肝病逢庚辛日、申酉时（金克木），脾病逢甲乙日、寅卯时（木克土），肾病逢戊己日、辰戌丑未时（土克水），心病逢壬癸日、亥子时（水克火），肺病逢丙丁日、巳午时（火克金）等就会加重。
⑬ 以其所胜时者起：意为受病内脏的五行属性克制时日的五行属性时，病情就会减轻。如肝病逢戊己日、辰戌丑未时（木克土），脾病逢壬癸日、亥子时（土克水），肾病逢丙丁日、巳午时（水克火），心病逢庚辛日、申酉时（火克金），肺病逢甲乙日、寅卯时（金克木）等就会减轻。

【按语】

《内经》认为，人体的阳气随着自然阳气的盛衰而发生相应的变化，因此有些疾病的病情，亦随着阳气的盛衰而有慧、安、加、甚的规律性变化。这种认识，充分体现了中医学"天人相应"的整体观思想。实践证明，不少疾病确实存在着昼轻夜重的情况。当然，由于疾病的病情受着多种因素的影响,并非所有的疾病过程都存在这种昼轻夜重的变化,故原文特地指出了"不应四时之气,脏独主其病"的情况。

5·8 素问·玉机真藏论篇第十九(节选)

5·8·1
【原文】

五藏受氣於其所生①,傳之於其所勝,氣舍於其所生,死於其所不勝②。病之且死,必先傳行,至其所不勝③,病乃死。此言氣之逆行④也,故死。肝受氣於心,傳之於脾,氣舍於腎,至肺而死。心受氣於脾,傳之於肺,氣舍於肝,至腎而死。脾受氣於肺,傳之於腎,氣舍於心,至肝而死。肺受氣於腎,傳之於肝,氣舍於脾,至心而死。腎受氣於肝,傳之於心,氣舍於肺,至脾而死。此皆逆死⑤也。一日一夜五分之,此所以占死生之早暮也⑥。

黃帝曰:五藏相通,移皆有次;五藏有病,則各傳其所勝⑦。不治,法三月,若六月,若三日,若六日,傳五藏而當死⑧。是順傳所勝之次。故曰:別於陽者,知病從來,別於陰者,知死生之期⑨,言知⑩至其所困而死⑪。

【注释】

① 受气于其所生:受气,遭受病气。所生,指我生之脏,如肝之所生为心。

② 传之于其所胜,气舍于其所生,死于其所不胜:所胜,即我克之脏。舍,留止也。所生,此处指生我之脏,与上文之"所生"乃我生之脏者有别。所不胜,即克我之脏。意为病气的传变规律,一般来说是传于我克之脏;若不传于我克之脏,病气就留舍于生我之脏,进而传至克我之脏时,就有死亡的可能。如肝受病气于心,一般来说肝应传于脾;若不传于脾,病气就会留舍于肾,进而传至肺,由于肺金克肝木,所以肝病传至肺时就有死亡的可能(原文"传之于其所胜"句是"宾","气舍于其所生,死于其所不胜"句是"主"。这里是借宾定主之文法)。

③ 病之且死,必先传行,至其所不胜:疾病发展到将要死亡之时,一般说来,病气已经传到克己之脏了,如肝病传至肾,再传至肺,肺为肝之所不胜,故肝病传至肺时,就有死亡的可能。

④ 气之逆行:即病气的逆传,此处指子病传母的传变,如肝病传肾,由肾传肺等。

⑤ 逆死:即是病气逆传至克己之脏而死,与上文"气之逆行也,故死"同义。

⑥ 一日一夜五分之,此所以占死生之早暮也:占,预测。早暮,犹言早晚,此处引申为一昼夜的十二个时辰。生,《甲乙经》作"者"。此句是言根据五脏分主一昼夜的不同时辰,可以预测出五脏病气逆传至其所不胜而死的大约时间。

⑦ 五藏相通,移皆有次;五藏有病,则各传其所胜:五脏之气相互贯通,五脏之气的转移有一定的次序。因此,如果五脏有病,其病气就分别传其所不胜之脏。《新校正》云:"上文既言逆传,下文所言乃顺传之次也。"顺传,即按五行相胜而传,如肝病传脾等。

⑧ 不治,法三月,若六月,若三日,若六日,传五藏而当死:此指五脏病气各传其所胜,推测其死期的约略时数。张介宾注:"病不早治,必至相传,远则三月、六月,近则三日、六日,五脏传遍,于法当死。所谓三六者,盖天地之气,以六为节,如三阴三阳,是为六气,六阴六阳,是为十二月,故五脏相传之数,亦以三六为尽。若三月而传遍,一气一脏也;六月而传遍,一月一脏也;三日者,昼夜各一脏也;六日者,一日一脏也。脏惟五而传遍以六者,假令病始于肺,一也;肺传肝,二也;肝传脾,三也;脾传肾,四也;肾传心,五也;心复传肺,六也。是谓六传。六传已尽,不可再传,故《难经·五十三难》曰:一脏不再伤,七传者死也。"

⑨ 别于阳者,知病从来;别于阴者,知死生之期:吴崑注:"阳,至和之脉,有胃气者也。阴,至不和之

脉,真脏偏胜,无胃气者也。言能别于阳和之脉者,则一部不和便知其病之从来;别于真脏五阴脉者,则其死生之期可预知也。"

⑩ 知:《甲乙经》无此字。

⑪ 至其所困而死:至其所困,指至其所不胜的脏气当旺之时令,如脾病至肝当旺之时,则土不胜木克,故死。张介宾注:"至其所困而死,死于其所不胜也,凡年、月、日、时,其候皆然。"

5·8·2

【原文】

　　是故風者,百病之長①也。今風寒客於人,使人毫毛畢直,皮膚閉而爲熱②,當是之時,可汗而發也。或痺不仁、腫痛③,當是之時,可湯熨及火灸刺而去之④;弗治,病入舍於肺,名曰肺痺⑤,發欬上氣。弗治,肺即傳而行之肝,名曰肝痺,一名曰厥⑥,脅痛出食⑦,當是之時,可按⑧若刺耳。弗治,肝傳之脾,病名曰脾風⑨,發癉⑩,腹中熱,煩心,出黃⑪;當此之時,可按可藥可浴。弗治,脾傳之腎,病名曰疝瘕⑫,少腹冤熱⑬而痛,出白⑭,一名曰蠱⑮,當此之時,可按可藥。弗治,腎傳之心,病筋脈相引而急,病名曰瘛⑯,當此之時,可灸可藥。弗治,滿十日,法當死⑰。腎因傳之心,心即復反傳而行之肺,發寒熱,法當三歲死⑱,此病之次⑲也。

　　然其卒發者,不必治於傳⑳;或其傳化有不以次。不以次入者,憂恐悲喜怒㉑,令不得以其次,故令人有大病矣。因而喜,大虛,則腎氣乘矣㉒,怒則肝氣乘矣㉓,悲則肺氣乘矣,恐則脾氣乘矣,憂則心氣乘矣,此其道也㉔。故病有五,五五二十五變㉕,及其傳化。傳,乘之名也㉖。

【注释】

① 风者,百病之长(zhǎng 音掌):长,首也。风为六淫之首。常为外邪致病的先导,又善行数变。故称"百病之长"。

② 皮肤闭而为热:张介宾注:"寒束于外,则阳气无所疏泄,故郁而为热。"

③ 痹不仁、肿痛:风寒留舍于经脉之中,导致经络闭塞,气血运行不畅,从而发为麻痹不仁及肿痛等症。

④ 可汤熨(wèi 音未)及火灸刺而去之:汤,用热水洗浴;熨,用热药熨敷;火灸,用火熏灼;刺,用针刺;去,祛除病邪。

⑤ 肺痹:吴崑注:"肺痹,盖肺气不利之名也。"此指以"发咳上气"为主症的病证。

⑥ 名曰肝痹,一名曰厥:肝痹,此指以"胁痛出食"为主症的病证。张介宾注:"肝气善逆,故一名曰厥。"肺属金,肝属木,是传其所胜也。下文肝传脾、脾传肾、肾传心,均同此。

⑦ 出食:即食入而出。马莳注:"食入即出,木来侮土之渐也。"

⑧ 可按:张志聪注:"按者,按摩导引也。木郁欲达,故可按而导之。"

⑨ 脾风:此指以"发癉,腹中热,烦心,出黄"为主症的病证。王冰注:"肝气应风,木胜脾土,土受风气,故曰脾风。盖为风气通肝而为名也。"

⑩ 发癉(dǎn 音疸):癉,通疸。发癉,即发生黄疸。张志聪注:"风淫湿土而成热,故湿热而发癉也。"

⑪ 出黄:小便色黄。

⑫ 疝瘕:此指小腹引阴而痛并有积块。

⑬ 冤热:吴崑注:"冤热,烦热也。"

⑭ 出白:张介宾注:"溲出白浊也。"

⑮ 蛊(gǔ 音骨):此处为病证名,张介宾注:"热结不散,亏蚀真阴,如虫之吸血,故亦名曰蛊。"

⑯ 筋脉相引而急,病名曰瘛(chì 音赤):瘛,筋脉抽搐之证。心主血脉,若心病伤及血脉,则筋脉失去

血液的濡养，必发筋脉抽搐拘急等症。

⑰ 满十日，法当死：吴崑注："满十日则天干一周，五脏生意皆息，故死。"

⑱ 法当三岁死：滑寿《读素问钞》注："'三岁'当作'三日'，夫以肺病而来，如传所胜，系肾传心，法当十日死；及肾传之心，心复传肺，正所谓一脏不受再伤者也，又可延之三岁乎？"

⑲ 此病之次：高世栻注："上文五脏相通，移皆有次者，相生之次也；此病之次，乃相胜之次也。"

⑳ 然其卒发音，不必治于传：姚止庵注："以胜相传，则有次第之可数。若夫猝然而起，或暴感外邪，或真元脱竭，病虽有因，实非外来，如伤寒之直中、中风之眩仆、杂病厥逆之类，但当考其致病之由，不必泥于相传之次论治也。"

㉑ 不以次入者，忧恐悲喜怒：忧恐悲喜怒等情志致病，伤人气机，发于内脏，故不依次传变。王冰注："忧恐悲喜怒，发无常分，触遇则发，故令病气亦不次而生。"

㉒ 因而喜，大虚，则肾气乘矣：乘，以强凌弱也。吴崑注："喜则气缓，故过于喜，令心火虚，虚则肾气乘之，水胜火也。"

㉓ 怒则肝气乘矣：张介宾注："怒则气逆于肝而乘于脾，木胜土也。"

㉔ 此其道也：这是疾病不依次传变的原因。张介宾注："或以有余而乘彼，或以不足而被乘，皆乘所不胜，此不次之道也。"

㉕ 故病有五，五五二十五变：人有五脏，一脏有病则可兼传其他四脏。每一脏病变有五，故五脏病变谓五五二十五变。

㉖ 传，乘之名也：张介宾注："传者，以此传彼；乘者，以强凌弱。"从正气旺则不受邪的角度而言，则传含有乘之义，故吴崑注："言传者，亦是相乘之异名耳。"

【按语】

上两段用五行生克规律，推测五脏病的传变及预后，指出五脏病按五行相胜规律传变者为顺传，按子病传母规律传变为逆传，这仅是五脏受病后的一般传变途径，并非每一脏发病后的必然传变规律。文中所言之"死"，是说其病情危重，有可能死亡，并非谓其必死。其叙述之死期，是为了说明在诸死证中，其死期远近随病情而异。因此，我们在学习和运用过程中，要着重领会其精神，切忌按图以索骥。

6 病 证

本章所讨论的病证,有三种不同的含义:一是指疾病。疾病是有一定表现形式的病理过程,每一种疾病的发生、发展、变化及其症状表现,都具有一定的特有的规律性,如癫痫等。一是指症状。症状乃是病人异常的主观感觉和医生检查病人时所发现的异常变化,如咳嗽、头痛、发热、浮肿等。一是指以某一症状为主症的一类疾病。如热病、痿证等。以上这些病证,又根据其病因病机之所属,进行了内伤外感、五脏六腑、经脉等的辨证分类,如热病有风寒外感之热和情志内伤阴阳偏胜之热;咳证,有五脏咳和六腑咳;厥证,有六经之厥、十二经之厥等等,这些都体现了中医辨证论治的基本特点。

《内经》记载的病证,不下一百余种,有的是专篇论述,有的散见于各篇之中,对各种病证的病因病机、临床症状、诊断分型、治则治法、预后预防等都作了扼要的系统的介绍。这些病证反映了先秦时代人们对疾病的认识,尽管其中对某些病证的分析和理解,还不够完善,但其中不少内容对提高中医理论和辨证论治的水平,具有启发作用和现实的指导意义。

热 病

6·1 素问·热论篇第三十一

6·1·1
【原文】

黃帝問曰:今夫熱病者,皆傷寒①之類也。或愈或死,其死皆以六七日之間,其愈皆以十日以上者,何也?不知其解,願聞其故。

岐伯對曰:巨陽者,諸陽之屬也。其脈連於風府,故爲諸陽主氣也②。人之傷於寒也,則爲病熱③,熱雖甚不死,其兩感④於寒而病者,必不免於死。

【注释】

① 伤寒:病名,为外感病的总称。有广义狭义之分。如《难经》云:"伤寒有五:有中风、有伤寒、有湿温、有热病、有温病。"其中"有伤寒",即为狭义的伤寒。

② 巨阳者……故为诸阳主气也:滑伯仁将此二十一字移于下文"伤寒一日、巨阳受之"之后。巨阳,即太阳。风府,为督脉经穴,在项后正中入发际一寸。杨上善注:"诸阳者,督脉、阳维脉也。督脉,阳脉之海;阳维,维诸阳脉,总会风府,属于太阳。故足太阳脉为诸阳主气。"

③ 人之伤于寒也,则为病热:寒性收引,感受寒邪则腠理闭固,阳气不得散发,故为病热,然四时之邪侵入,均可病热。故"伤于寒"的"寒",可概括各种外来之邪。

④ 两感:表里两经同时受邪发病。如太阳与少阴两感,阳明与太阴两感,少阳与厥阴两感。

6·1·2
【原文】

帝曰:願聞其狀。岐伯曰:傷寒一日①,巨陽受之,故頭項痛,腰脊强②。二日①，陽明受之，陽明主肉，其脈俠鼻絡於目，故身熱③，目疼而鼻乾，不得臥也。三日①，少陽受之，少陽主膽④，其脈循脅絡於耳，故胸脅痛而耳聾。三陽經絡皆受其病，而未入於藏⑤者，故可汗而已。四日①，太陰受之，太陰脈布胃中絡於嗌，故腹滿而嗌乾。五日①，少陰受之，少陰脈貫腎絡於肺，系舌本，故口燥舌乾而渴。六日①，厥陰受之，厥陰脈循陰器而絡於肝，故煩滿⑥而囊⑦縮。三陰三陽，五藏六府皆受病，榮衛不行，五藏不通，則死矣⑧。

其不兩感於寒者，七日，巨陽病衰，頭痛少愈。八日，陽明病衰，身熱少愈。九日，少陽病衰，耳聾微聞。十日，太陰病衰，腹減如故，則思飲食。十一日，少陰病衰，渴止不滿⑨，舌乾已而嚏。十二日，厥陰病衰，囊縱，少腹微下⑩，大氣⑪皆去，病日已矣。

帝曰：治之奈何？岐伯曰：治之各通其藏脈⑫，病日衰已矣。其未滿三日者，可汗而已；其滿三日者，可泄而已⑬。

帝曰：熱病已愈，時有所遺⑭者，何也？岐伯曰：諸遺者，熱甚而強食之，故有所遺也。若此者，皆病已衰，而熱有所藏，因其穀氣相薄⑮，兩熱相合，故有所遺也。帝曰：善。治遺奈何？岐伯曰：視其虛實，調其逆從，可使必已矣。帝曰：病熱當何禁之？岐伯曰：病熱少愈，食肉則復，多食則遺⑯，此其禁也。

【注释】

① 一日：一日与下文二日、三日……六日都是指热病传变的次序及发展的阶段，不能理解为具体日数。如高世栻注："一日受二日受者，乃循次言之，非一定不移之日期也。"

② 头项痛，腰脊强：足太阳之脉从额交巅，下项，循肩髆内，挟脊抵腰中，太阳受邪故头项痛，腰脊强。原文未言"发热"当系省文。以下各经同此。

③ 身热：张介宾注："伤寒多发热，而独此云身热者，盖阳明主肌肉，身热尤甚也。"

④ 少阳主胆："胆"，《甲乙经》《太素》均作"骨"。《新校正》云："按全元起本'胆'作'骨'，元起注云：少阳者，肝之表，肝候筋，筋会于骨，是少阳之气所荣，故言主于骨。"上文云阳明主肉，肉之里为骨。《灵枢·经脉》有"胆足少阳之脉……是主骨所生病者"句。作"骨"为是。

⑤ 藏：《新校正》云："按全元起本，'藏'作'府'。"《甲乙经》《太素》均作"府"。但"藏"如作内部脏腑解，与下文"治之各通其藏脉"的"藏"同义，则亦可通。一说"藏"指三阴之里，未入藏，是邪在三阳，未入三阴。

⑥ 烦满：满，通"懑"，烦闷的意思。

⑦ 囊：指阴囊。

⑧ 三阴三阳……则死矣：《伤寒例》以此二十二字属于后文两感之下。

⑨ 不满：丹波元简云："《甲乙经》、《伤寒例》并无'不满'二字，上文不言腹满，此必衍文。"

⑩ 囊纵，少腹微下：阴囊收缩及少腹拘急的症状渐见舒缓。

⑪ 大气：指邪气。王冰注："大气，谓大邪之气。"

⑫ 治之各通其藏脉：根据病变所在藏府经脉予以调治。通，有疏通调治之意。

⑬ 其未满三日者，可汗而已；其满三日者，可泄而已："三日"亦非固定日数。未满三日，言病犹在三阳之表；已满三日，指邪已入三阴之里。王冰注："此言表里之大体也。《正理伤寒论》曰：脉大浮数，病为在表，可发其汗；脉细沉数，病为在里，可下之，由此则虽日过多，但有表证而脉大浮数，犹宜发汗；日数虽少，即有里证而脉沉细数，犹宜下之。正应随脉证以汗下之。"泄，泄其热也。

⑭ 遗：杨上善注："遗，余也。大气虽去，犹有残热在脏腑之内外，因多食，以谷气热与故热相薄，重发热病，名曰余热病也。"

⑮ 薄：通"搏"，相互搏结之意。

⑯ 食肉则复，多食则遗：复，病愈而复发。张介宾注："复者，病复作；遗，则延久也。凡病后脾胃气虚，未能消化饮食，故于肉食之类皆当从缓，若犯食复，为害非浅，其有挟虚内馁者，又不可过于禁制，所以贵得宜也。"

【按语】

本段扼要地论述外感发热病的一般传变规律，六经主证，治疗大法及预后禁忌。所谓"不两感于寒者"乃是指病情相对比较单纯，发病比较典型的一类病证。原文列举了三阴三阳六经证候，以说明其辨证要点及传变程序，指出了这类外感热病具有由表入里的发病过程。这些论述，为《伤寒论》六经辨证奠定了理论基础。但外感病千变万化，这里只言其常，未及其变。

《内经》治热用汗与泄的治则，主要指针刺疗法而言。详见《素问·刺热篇》、《素问·水热穴论》、《灵枢·热病》等篇。后世引申其义，将泄法发展为泄热、攻下、利尿、逐瘀等。

6·1·3

【原文】

帝曰：其病兩感於寒者，其脈應與其病形何如？岐伯曰：兩感於寒者，病一日，則巨陽與少陰俱病，則頭痛口乾而煩滿。二日，則陽明與太陰俱病，則腹滿身熱，不欲食，譫言。三日，則少陽與厥陰俱病，則耳聾囊縮而厥①；水漿不入，不知人，六日死。帝曰：五藏已傷，六府不通，榮衛不行，如是之後，三日乃死，何也？岐伯曰：陽明者，十二經脈之長也，其血氣盛，故不知人，三日，其氣乃盡，故死矣②。

【注释】

① 厥：这里指手足厥冷。

② 阳明者……故死矣：高世栻注："五脏六腑，神气运行，皆禀气于胃，故阳明者，乃十二经脉之长也。阳明多气多血，故其血气盛，不知人，则神气已绝。而阳明之气未绝，故不知人三日，其阳明之气乃尽，故死矣。"

【按语】

从文中所描述的症状、传变规律及预后，说明"两感于寒者"乃是指外感热病中起病急，发展快，病情重，预后较差的一类病证。开始发病即表里两经同病，既见表证，又有里证，且很快出现谵言、厥冷、水浆不入、昏不知人等严重症状。这是符合临床所见某些急性热病的实际情况的。

6·1·4

【原文】

凡病傷寒而成溫①者，先夏至②日者爲病溫，後夏至日者爲病暑，暑當與汗皆出，勿止③。

【注释】

① 温：指热病。与前文"今夫热病者，皆伤寒之类也""人之伤于寒也，则为病热"同义。马莳注："此言温病、暑病各有其时也。伤寒之病发于冬者为正伤寒，如上文所言是也。其有所谓温病者，则夏至以前者病

温……后夏至日者为病暑。"

② 夏至:二十四节气之一,多在每年阳历六月二十一或二十二日。夏至日是我国绝大部分地区日照时间最长的一天。

③ 暑当与汗皆出,勿止:汗出则暑邪外泄,故不可止汗。

【按语】

《新校正》云:"按凡病伤寒已下,全元起本在《奇病论》中,王氏移于此。"但本段亦可作为第一段"今夫热病者,皆伤寒之类也"一句的补充。说明伤寒,乃一切外感病的总称。

6·2 素问·评热病论篇第三十三(节选)

6·2·1

【原文】

黄帝问曰:有病温者,汗出輒①復熱,而脈躁疾不爲汗衰,狂言不能食,病名爲何?岐伯對曰:病名陰陽交②,交者死也。帝曰:願聞其説。岐伯曰:人所以汗出者,皆生於穀,穀生於精③,今邪氣交爭於骨肉而得汗者,是邪却而精勝也。精勝,則當能食而不復熱。復熱者,邪氣也。汗者,精氣也。今汗出而輒復熱者,是邪勝也,不能食者,精無俾④也。病而留者,其壽可立而傾也。且夫熱論⑤曰:汗出而脈尚躁盛者死。今脈不與汗相應,此不勝其病也,其死明矣。狂言者,是失志,失志者死。今見三死⑥,不見一生,雖愈必死⑦也。

【注释】

① 輒(zhé 哲):常常的意思。

② 阴阳交:阳热之邪入于阴分交结不解。是邪盛正衰的一种危重病候。

③ 谷生于精:"于"字为助词。谷生于精,即谷生精。张景岳注:"谷气内盛则生精,精气外达则为汗。"

④ 俾:通"裨",补助、补充、补益的意思。

⑤ 热论:《灵枢·热病》有"热病已得汗而脉尚躁盛,此阴脉之极也,死。其得汗而脉静者,生"等语,与本节经文略同,故张景岳、张志聪等皆谓"热论"即指此而言。一说指上古《热论》。

⑥ 三死:杨上善注:"汗出而热不衰,死有三候:一不能食,二犹脉躁,三者失志。汗出而热,有此三死之候,未见一生之状,虽差必死。"

⑦ 虽愈必死:病虽暂时好转,但因其精气已竭,邪气亢盛故预后不良。吴崑注:"虽或稍愈,犹必死也。"

【按语】

本段说明阴阳交为温热病中的一种危重病证,原文从汗出、发热与脉象的变化分析邪正斗争消长形势的机理,借以判断热病的预后吉凶,并反复强调饮食胃气在热病过程中的重要性。这些理论对临床实践及后世温病学说均有重要指导意义。文中所说"虽愈必死",仅是言疾病的严重,预后较差,不能将其绝对化。正如吴鞠通所说:"经谓必死之证,谁敢谓生,然药之得法,有可生之理。"

6·2·2

【原文】

帝曰:有病身熱,汗出煩滿,煩滿不爲汗解,此爲何病?岐伯曰:汗出而身熱者,風也;汗出而煩滿不解者,厥①也。病名曰風厥②。帝曰:願卒聞之。岐伯曰:

巨陽主氣③,故先受邪,少陰與其爲表裏也,得熱則上從之,從之則厥也④。帝曰:治之奈何? 岐伯曰:表裏刺之⑤,飲之服湯⑥。

【注释】

① 厥:逆也。指少阴之气自下而上逆。

② 风厥:马莳注:"以其太阳感风,少阴气厥,名为风厥之证。"

③ 巨阳主气:《素问·热论》:"巨阳者,诸阳之属也,其脉连于风府,故为诸阳主气也。"阳主表,为诸阳主气,当指主表而言。张介宾注:"巨阳主气,气言表也。"

④ 得热则上从之,从之则厥也:太阳受邪而化热,少阴与太阳为表里,得热则从之而上逆,邪正交争于里,故汗出而身热烦满不解,太阳与少阴表里俱病。

⑤ 表里刺之:言针刺治疗当从足太阳足少阴表里两经取穴。张介宾注:"阳邪盛者阴必虚,故当泻太阳之热,补少阴之气,合表里而刺之也。"

⑥ 饮之服汤:《太素》、《脉经》均无"服"字。邪盛正虚,当需饮以汤药调治之。王冰注:"饮之汤者,谓止逆上之肾气也。"

【按语】

风厥在《内经》中凡三见,如张介宾注:"按风厥之义不一,如本篇者,言太阳少阴病也,其在《阴阳别论》者,云二阳一阴发病,名曰风厥,言胃与肝也……在《五变》篇者,曰人之善病风厥漉汗者,肉不坚,腠理疏也。"三处病证均不相同,由此亦可见《内经》非出一人之手。本节风厥,身热烦满,不为汗解,当属热病范围。

6·2·3

【原文】

帝曰:勞風①爲病何如? 岐伯曰:勞風法在肺下②,其爲病也,使人强上冥視③,唾出若涕,惡風而振寒,此爲勞風之病。帝曰:治之奈何? 岐伯曰:以救俛仰④,巨陽引⑤。精者三日,中年者五日,不精者七日⑥。欬出青黃涕,其狀如膿,大如彈丸,從口中、若鼻中出,不出則傷肺,傷肺則死也。

【注释】

① 劳风:病名。因劳而虚,因虚而感受风邪故曰劳风。杨上善注:"劳中得风为病,名曰劳中,亦曰劳风。"

② 法在肺下:法,作常字解。尤在泾《医学读书记》说:"劳则火起于下,而风又乘之,风火相搏,气凑于上,故云法在肺下也。"

③ 强上冥视:强上,指头项强急不舒。《素问·脉解篇》云:"所谓强上引背者,阳气大上而争,故强上也。"冥视,目眩不明。王冰注:"膀胱气不能上荣,故使人头项强而视不明也。"

④ 以救俛仰:俛,同"俯"。救,谓救治。俛仰解释不一,总其要有二:一指呼吸困难。如尤在泾说:"肺主气而司呼吸。风热在肺,其液必结,其气必壅,是以俯仰皆不顺利,故曰当救俯仰也。救俯仰者,即利肺气散邪气之谓乎!"二指项背强急,俛仰不便。如王冰注:"俯仰谓屈伸也。"又如高世栻注:"经脉调和则俯仰自如,强上可愈。"

⑤ 巨阳引:在太阳经上取穴进行针刺治疗以引经气,一说,引指针法及导引之法,如马莳注:"其治之之法,止有以救俛仰一句,当为针法及导引之法。"

⑥ 精者三日,中年者五日,不精者七日:"精者"与"不精者"相对而言,前者指青壮年,后者指老年。精,言精神清爽,如《灵枢·营卫生会》:"壮者之气血盛,其肌肉滑,气道通,营卫之行,不失其常,故昼精而夜瞑。老者之气血衰,其肌肉枯,气道濇,五藏之气相搏,其营气衰少而卫气内伐,故昼不精,夜不瞑。"三日、五日、七日乃指病情缓解的大约日数。

【按语】

"以救俛仰"下原文本作如下断句:"以救俛仰,巨阳引精者三日,中年者五日,不精者七日……"吴崑注:"巨阳与少阴肾为表里,肾者精之府,精,阴体也,不能自行,必巨阳之气引之,乃能施泄,故曰巨阳引精者,是为少壮之人……"吴注所说"精,阴体也,不能自行,必巨阳之气引之,乃能施泄"似与文义不符,其他注家注释亦含糊不明。因而张琦认为"句不可解,疑有误"。今据上下文义在"巨阳引"下句,使下文精者与不精者,相对为文,文义似较通顺。

6·3 灵枢·五禁第六十一(节选)

【原文】

黄帝曰:何謂五逆?岐伯曰:熱病脉静,汗已出,脉盛躁①,是一逆也;病泄,脉洪大②,是二逆也;著痹不移,䐃肉破,身熱,脉偏絶③,是三逆也,淫而奪形,身熱,色夭然白,及后下血衃,血衃篤重④,是謂四逆也;寒熱奪形,脉堅搏⑤,是謂五逆也。

【注释】

① 热病脉静,汗已出,脉盛躁:马莳注:"凡热病者脉宜洪,今反静,是邪盛正衰也。汗已出,脉宜静,今反盛燥,是邪气犹盛,是一逆也。"

② 病泄,脉洪大:马莳注:"凡病泄者脉宜静,今反洪大,是邪气犹盛,是二逆也。"

③ 䐃肉破,身热,脉偏绝:䐃肉破,精血已脱;脉偏绝,经气已竭,而身犹反热,邪犹炽盛,故为三逆。

④ 淫而夺形,身热,色夭然白,及后下血衃,血衃笃重:衃(pēi 音胚),紫黑色的瘀血。马莳注:"人有好淫而形肉已夺,其身发热,其色夭然而白,又乃去后,复有衃血,其血之凝黑者,且多而笃重,是四逆也。"

⑤ 寒热夺形,脉坚搏:张介宾注:"寒热夺形而脉坚搏者,脾阴大伤而真藏见也。"

【按语】

本段叙述了热病的五种逆证。这五种逆证病状虽不相同,而都属于邪气亢盛,正气已虚弱不支的地步,故预后均不良。掌握这五种逆证的病机病证对临床热病的辨治有一定指导意义。

咳

6·4 素问·咳论篇第三十八

6·4·1

【原文】

黄帝問曰:肺之令人欬①,何也?岐伯對曰:五藏六府皆令人欬,非獨肺也。帝曰:願聞其狀。岐伯曰:皮毛者,肺之合也,皮毛先受邪氣,邪氣以從其合也。其寒飲食入胃,從肺脉上至於肺②,則肺寒,肺寒則外内合邪,因而客之,則爲肺欬。五藏各以其時受病③,非其時,各傳以與之④,人與天地相參,故五藏各以治時⑤,感於寒則受病,微則爲欬,甚則爲泄、爲痛⑥。乘秋則⑦肺先受邪,乘春則肝先受之,乘夏則心先受之,乘至陰則脾先受之,乘冬則腎先受之。

【注释】

① 欬:通"咳"。

② 其寒饮食入胃,从肺脉上至于肺:其,假设连词。杨上善注:"寒饮,寒食入胃,寒气循肺脉上入于脏中,内外寒邪相合,肺以恶寒,遂发肺咳之病也。"《灵枢·邪气藏府病形》曰"形寒寒饮则伤肺,以其两寒相感,中外皆伤,故气逆而上行",与此义同。

③ 五藏各以其时受病:各以其时指五脏所主之时,如肝主春,心主夏,脾主长夏,肺主秋,肾主冬。

④ 非其时,各传以与之:非其时,指非肺所主时之秋令。之,指示代词,指肺。张志聪注:"五藏之邪,上归于肺而亦为咳也。乘春则肝先受邪,乘夏则心先受邪,乘秋则肺先受邪。是以五藏各以所主之时而受病。如非其秋时,则五藏之邪,各传与之肺而为咳也。"

⑤ 治时:即上文五脏所主之时令。

⑥ 微则为咳,甚则为泄、为痛:张介宾注:"邪微者浅而在表,故为咳。甚者深而入里,故为泄为痛。"咳为肺的症候。泄与痛为五脏六腑受邪的症状,兼见泄与痛的症状,说明病情发展。

⑦ 乘秋则:《太素》及林亿引全元起本均无此三字。姚止庵注:"'乘秋则'三字今删之。咳之为病,肺先受邪,随感随受,不独秋也。"

【按语】

本段主要讨论了咳证的病因和病机。文中所说的"五藏六府皆令人咳,非独肺也"的理论,是从整体观念出发,揭示出咳虽为肺的病变,但其他脏腑病变,也可影响肺而发生咳嗽。这对临床辨证很有指导意义。

【原文】

帝曰:何以異①之？岐伯曰:肺欬之狀,欬而喘息有音,甚則唾血。心欬之狀,欬則心痛,喉中介介如梗狀②,甚則咽腫,喉痹。肝欬之狀,欬則兩肋下痛,甚則不可以轉,轉則兩胠③下滿。脾欬之狀,欬則右脅下痛,陰陰④引肩背,甚則不可以動,動則欬劇。腎欬之狀,欬則腰背相引而痛,甚則欬涎⑤。

帝曰:六府之欬奈何？安所受病？岐伯曰:五藏之久欬,乃移⑥於六府。脾欬不已,則胃受之,胃欬之狀,欬而嘔,嘔甚則長蟲⑦出。肝欬不已,則膽受之,膽欬之狀,欬嘔膽汁。肺欬不已則大腸受之,大腸欬狀,欬而遺失⑧。心欬不已。則小腸受之,小腸欬狀,欬而失氣⑨,氣與欬俱失。腎欬不已,則膀胱受之,膀胱欬狀,欬而遺溺。久欬不已⑩,則三焦受之,三焦欬狀,欬而腹滿,不欲食飲。此皆聚於胃,關於肺⑪,使人多涕唾⑫,而面浮腫氣逆也。

【注释】

① 异:区分的意思。《广雅·释诂一》:"异,分也。"

② 介介如梗状:形容咽喉部如有物梗之状。梗,《太素》作"哽",《释文》:"哽,塞也。"

③ 两胠(qū 音区):左右腋下胁肋部。

④ 阴阴:指隐隐疼痛。

⑤ 涎:涎沫稀痰。高世栻注:"甚则水气上逆而咳涎。"

⑥ 移:蔓延传变之意。五藏咳久则进一步传于相合之腑。

⑦ 长虫:即蛔虫,或称蚘,蛕。

⑧ 遗失:《甲乙经》、《太素》均作"遗矢"。矢,通"屎"。遗矢,即大便失禁。

⑨ 失气:俗称放屁,亦称矢气。

⑩ 久咳不已：泛指以上诸咳而言。盖三焦总司一身之气化功能，故久咳不已，皆可传于三焦。姚止庵注："此总论久咳之为害也。咳久则病不止于一藏一府而无所不病矣。故久咳不已，则三焦受之。三焦者，复帱上下，囊括一身，以气为用者也。所以咳在三焦，则气壅闭不行，故令腹满而不思饮食。"

⑪ 此皆聚于胃，关于肺：水饮聚于胃，则上关于肺而为咳。言五脏六腑虽皆令人咳，而以肺胃两脏关系最为密切。

⑫ 涕唾：《内经》无痰字，这里涕唾，即指痰而言。

【按语】

本段讨论了咳证的五脏六腑分证，所举五脏六腑咳之所见症状作为辨证的主要依据，为后世脏腑辨证作出了范例。

文中此皆"聚于胃，关于肺"是久咳不已的总结语。前文首先有"皮毛者，肺之合也，皮毛先受邪气，邪气以从其合也""其寒饮食入胃，从肺脉上至于肺，则肺寒"，指出肺胃与咳嗽之形成有关。而诸咳久久不已，影响三焦气机，津液停滞化为痰饮，聚于胃，上逆犯肺，则咳而多涕唾，面浮肿而气逆。正如陈修园所说："盖胃中水谷之气，不能如雾上蒸于肺而输诸脏，只是留积于胃中，随热气而化为痰，随寒气而化为饮，而胃中既为痰饮所滞，而输肺之气亦必不清而为诸咳之患矣。"（《医学三字经》原注）《素问·太阴阳明论》指出胃之津液皆由脾为之运化。联系本文"聚于胃，关于肺"之语，实为后世"脾为生痰之源，肺为贮痰之器"理论的渊源。

6.4.2

【原文】

帝曰：治之奈何？岐伯曰：治藏者治其俞①，治府者治其合①，浮肿者治其经①。帝曰：善。

【注释】

① 俞、合、经：是十二经脉分布在四肢肘膝关节以下的一些特定穴位。有井、荥、输（俞）、经、合，合称五输穴。如《灵枢·九针十二原》："所出为井，所溜为荥，所注为输，所行为经，所入为合。"在主治方面，均各有其特殊作用。五脏输穴为心经神门，肺经太渊，脾经太白，肝经太冲，肾经太溪。六腑合穴为大肠经曲池，胃经足三里，小肠经小海，膀胱经委中，三焦经天井，胆经阳陵泉。十二经穴为肺经经渠，大肠经阳溪，胃经解溪，脾经商丘，心经灵道，小肠经阳谷，膀胱经昆仑，肾经复溜，心包经间使，三焦经支沟，胆经阳辅，肝经中封。

【按语】

本段虽只提针刺治疗大法，而其治则包含了分经论治的原理，具有重要的指导意义。

痛

6.5 素问·举痛论篇第三十九（节选）

6.5.1

【原文】

黄帝问曰：余闻善言天者，必有验於人①；善言古者，必有合於今②；善言人者，必有厭於己③。如此，则道不惑而要数极④，所谓明也。今余問於夫子，令言⑤而可知,視⑤而可見,捫⑤而可得,令驗於己,而發蒙解惑,可得而聞乎?岐伯再拜稽首對曰:何道之問也?帝曰:願聞人之五藏卒痛⑥,何氣使然?岐伯對曰:經脈流行不止,環周不休。寒氣入經而稽遲⑦,泣而不行,客於脈外則血少,客於脈中則氣不通,故卒然而痛。

【注释】

① 善言天者,必有验于人:天,天道,指自然界。张介宾注:"天与人一理,其阴阳气数,无不相合,故善言天者,必有验于人。"

② 善言古者,必有合于今:张介宾注:"古者今之鉴,欲察将来,须观既往。故善言古者,必有合于今。"

③ 善言人者,必有厌于己:厌,与上文"验""合"义同。张介宾注:"彼之有善,可以为法,彼之有不善,可以为戒,故善言人者,必有厌于己。"

④ 道不惑而要数极:道,道理。事物运动变化的规律。要数,即要理,最重要的道理。杨上善注:"得其要理之极,明达故也。"

⑤ 言、视、扪:"言而可知"指问诊,听病人主诉;"视而可见"指望诊;"扪而可得"指切诊、按诊。

⑥ 卒痛:卒,通"猝"。猝痛,即突然疼痛。

⑦ 寒气入经而稽迟:《太素》作"寒气入焉,经血稽迟"。稽,留也。迟,行运迟缓。言血脉运行阻滞不利。

【按语】

"客于脉外则血少,客于脉中则气不通",乃疼痛机理的总纲。按《内经》的文体,此二句应是互文,意即客于脉外则血气少,客于脉中则血气不通。前一句是虚,后一句是实。

6·5·2

【原文】

帝曰:其痛或卒然而止者,或痛甚不休者,或痛甚不可按者,或按之而痛止者,或按之無益者,或喘動應手①者,或心與背相引而痛者,或脅肋與少腹相引而痛者,或腹痛引陰股者,或痛宿昔②而成積者,或卒然痛死不知人,有少間復生者,或痛而嘔者,或腹痛而後泄者,或痛而閉不通者;凡此諸痛,各不同形,別之奈何?

岐伯曰:寒氣客於脈外,則脈寒,脈寒則縮踡,縮踡則脈絀急③,絀急則外引小絡,故卒然而痛,得炅④則痛立止;因重中⑤於寒,則痛久矣。寒氣客於經脈之中,與炅氣相薄則脈滿⑥,滿則痛而不可按也。寒氣稽留,炅氣從上⑦,則脈充大而血氣亂,故痛甚不可按也。寒氣客於腸胃之間,膜原⑧之下,血不得散,小絡急引故痛。按之則血氣散,故按之痛止。寒氣客於俠脊之脈⑨,則深按之不能及,故按之無益也。寒氣客於衝脈,衝脈起於關元,隨腹直上,寒氣客則脈不通,脈不通則氣因之,故喘動應手矣。寒氣客於背俞之脈⑩,則脈泣,脈泣則血虛,血虛則痛,其俞注於心,故相引而痛。按之則熱氣至,熱氣至則痛止矣。寒氣客於厥陰之脈,厥陰之脈者,絡陰器,系於肝,寒氣客於脈中,則血泣脈急,故脅肋與少腹相引痛矣。厥氣⑪客於陰股,寒氣上及少腹,血泣在下相引,故腹痛引陰股。寒氣客於小腸膜原之間,絡血之中,血泣不得注於大經,血氣稽留不得行,故宿昔而成積矣。寒氣客于五藏,厥逆上泄⑫,陰氣竭,陽氣未入⑬,故卒然痛死不知人,氣復反,則生矣。寒氣客於腸胃,厥逆上出,故痛而嘔也。寒氣客於小腸,小腸不得成聚⑭,故後泄腹痛矣。熱氣⑮留於小腸,腸中痛,癉熱⑯焦渴,則堅乾不得出,故痛而閉不通矣。

【注释】

① 喘动应手:指血脉搏动按之急促应手。一说喘疑为揣字之误。《灵枢·百病始生》有"其著于伏冲之脉者,揣之应手而动"。

② 宿昔:同义复词,经久的意思。

③ 绌急:绌,短缩也。绌急,即拘急。

④ 炅:音义均同"焖",热也。

⑤ 重(chóng 音虫)中(zhòng 音种):即重复感受。

⑥ 与炅气相薄则脉满:薄,同"搏"。张介宾注:"阳气行于脉中而寒袭之,则寒热相薄,留而不行,则邪实于经,故脉满而痛,不可按之。"

⑦ 从上:上,疑是"之"之误。篆文"之"(𡳿)与"上"(𠄞)形似易误。

⑧ 膜原:腹腔内脂膜之间。王冰注:"膜谓鬲间之膜;原,谓鬲肓之原。"

⑨ 侠脊之脉:指脊柱两旁深部之经脉。

⑩ 背俞之脉:指足太阳膀胱经脉,行于背部有五脏六腑之俞穴,故称背俞之脉。

⑪ 厥气:指寒逆之气。按前后文例厥气似应与下句寒气互易,应为"寒气客于阴股,厥气上及少腹"于理为顺。

⑫ 厥逆上泄:厥逆之气向上泄越。下文"厥逆上出"为呕,则本句"上泄"当为头汗出。

⑬ 阴气竭,阳气未入:寒气客于五脏,阴气阻绝于内,阳气泄越于外,阴阳处于暂时离决状态。故卒然痛死不知人。竭,通遏。

⑭ 成聚:指小肠受盛化物之功能。

⑮ 热气:以上十三种疼痛,皆属寒邪所致,故此热气,恐系寒邪化热。

⑯ 癉热:热甚也。见唇焦口渴,大便燥结。

6·5·3

【原文】

帝曰:所謂言而可知者也。視而可見,奈何?岐伯曰:五藏六府,固盡有部①,視其五色,黃赤爲熱,白爲寒,青黑爲痛②,此所謂視而可見者也。帝曰:捫而可得,奈何?岐伯曰:視其主病之脈③,堅而血及陷下者④,皆可捫而得也。帝曰:善。

【注释】

① 五藏六府,固尽有部:固,本也,原来的意思。意谓五脏六腑在面部都有一定的分部。

② 黄赤为热,白为寒,青黑为痛:张介宾注:"黄赤色者,火动于经,故为热;白色者,阳气衰微,血不上荣,故为寒;青黑色者,血凝气滞,故为痛。"

③ 主病之脉:病邪所犯之经脉。

④ 坚而血及陷下者:张介宾注:"脉坚者,邪之聚也。血留者,络必盛而起也。陷下者,血气不足,多阴候也。"此指局部按诊。按之坚,局部血脉壅盛隆起或喘动应手,均属实;按之陷下,濡软为虚。

【按语】

本段列举十四种疼痛,分别阐明其临床表现、辨证要点及病因病机。指出引起疼痛的主要病因是寒邪,因寒主收引、凝滞,可使血脉缩踡绌急,影响气血的运行,使气机阻滞而发生疼痛。同时还提出了由于热邪留止,或寒邪与阳气相搏,郁而化热,使气血逆乱,局部壅满,而引起疼痛。各种疼痛的病机,虽然是复杂的,但总不外乎寒、热、虚、实四者。文中又从疼痛发病的情况,以及喜按拒按,喜温不喜温,相引而痛等兼见症状,结合问诊、望诊、扪诊多方面观察,来进行鉴别。这给后世对疼痛的辨证论治起到重要的启发作用。

6·6 灵枢·论痛第五十三

【原文】

黄帝問於少俞①曰:筋骨之强弱,肌肉之堅脆②,皮膚之厚薄,腠理之疎密,各不同,其於鍼石③火焫④之痛何如?腸胃之厚薄堅脆亦不等,其於毒藥⑤何如?願盡聞之。少俞曰:人之骨强、筋弱、肉緩、皮膚厚者耐痛,其於鍼石之痛,火焫然。黄帝曰:其耐火焫者,何以知之?少俞答曰:加以黑色而美骨⑥者,耐火焫。黄帝曰:其不耐鍼石之痛者,何以知之?少俞曰:堅肉薄皮者,不耐針石之痛,於火焫亦然。黄帝曰:人之病或同時而傷,或易已,或難已,其故何如?少俞曰:同時而傷,其身多熱⑦者易已,多寒⑦者難已。黄帝曰:人之勝毒⑧,何以知之?少俞曰:胃厚⑨、色黑、大骨及肥者,皆勝毒;故其瘦而薄胃者,皆不勝毒也。

【注释】

① 少俞:古代名医。
② 坚脆:坚为坚实,脆为脆弱。
③ 针石:针,针刺;石,砭石。为古代用于痈疡排脓及放血的医疗工具。
④ 火焫(ruò 音若,又读 rè):焫,烧也。此处火焫作艾灸解。
⑤ 毒药:即内服药物。由于药物多少有性味所偏的毒性作用,故泛称之为毒药。
⑥ 美骨:张介宾注:"美骨者,骨强之谓。"
⑦ 多热、多寒:指受邪后机体反应的症状各人不同。有的多见热性症状,有的多见寒性症状。
⑧ 胜毒:胜,胜任、耐受的意思。胜毒即对药物的耐受力高。
⑨ 胃厚:胃气强。

【按语】

本段讨论了不同体质的人,对针石、火焫引起疼痛的耐受性不同,对药物的耐受性也有差异,提示人们在临床辨证论治时应注意个体体质的差异,即"因人而治"。

文中提出的"同时而伤,其身多热者易已,多寒者难已",启示个体体质不同,对病邪的机体反应亦不同。一般而言,正气强者,受邪后多见热证、实证;正气虚者,则多见寒证、虚证。前者病易愈,后者病难愈。由此可见体质之强弱,不仅关系到受邪后是否易于发病,而且也是发病后决定预后转归的重要因素。

风

6·7 素问·风论篇第四十二

6·7·1

【原文】

黄帝問曰:風之傷人也,或爲寒熱,或爲熱中,或爲寒中,或爲癘風,或爲偏枯①,或爲風也②,其病各異,其名不同,或内至五藏六府,不知其解,願聞其説。

岐伯對曰：風氣藏於皮膚之間，內不得通，外不得泄；風者，善行而數變③，腠理開則灑然寒，閉則熱而悶④，其寒也則衰食飲，其熱也則消肌肉⑤，故使人怢慄⑥而不能食，名曰寒熱。

風氣與⑦陽明入胃，循脈而上至目內眥，其人肥，則風氣不得外泄，則爲熱中而目黃⑧；人瘦，則外泄而寒，則爲寒中而泣出⑨。

風氣與太陽俱入，行諸脈俞，散於分肉之間，與衞氣相干⑩，其道不利，故使肌肉憤䐜⑪而有瘍；衞氣有所凝而不行，故其肉有不仁也。癘⑫者，有榮氣熱胕，其氣不清，故使其鼻柱壞而色敗，皮膚瘍潰。風寒客於脈而不去，名曰癘風，或名曰寒熱⑬。

【注释】

① 偏枯：据下文，"各入其门户，所中则为偏风"，偏枯当指偏风。风邪偏中于人体某脏某部，谓之偏风。

② 或为风也：据下文，当指脑风、目风、漏风、内风、首风、肠风、泄风等多种风证而言。丹波元简云："'为风'之间，恐有脱字。"

③ 善行而数变：善行，游走动荡。数变，变化多端。姚止庵注："善行者，无处不到；数变者，证不一端。风之为邪，其厉矣哉。"

④ 腠理开则洒然寒，闭则热而闷：张琦注："风为阳邪，春夏多挟热，秋冬多挟寒，又各因其人之本气为病，故为变不同。其始人，因腠理之开则洒然而寒。风本伤卫，遏其营血，不得疏泄，则郁而为热，热则烦心，故闷也。"

⑤ 其寒也则衰食饮，其热也则消肌肉：风寒伤胃，故饮食衰少。风邪化热，灼伤津液，则肌肉消瘦。

⑥ 怢（tū 音突）慄（lì 音丽）：怢，通"佚"，忘失也。慄，因寒冷而颤动。王冰注："卒振寒貌。"怢慄，可解为振寒与发热交替发作。张介宾注："寒热交作则振寒，故为怢慄不食。"

⑦ 与：随也。

⑧ 热中而目黄：风邪化热，热盛于中，循足阳明经而上于目，故目黄。张介宾注："风气客于阳明，则内入于胃。胃居中焦，其脉上行，系于目系。人肥则腠理致密，邪不得泄，留为热中故目黄。"

⑨ 寒中而泣出：人体阳气素虚，风从寒化，寒气循足阳明经而上于目，故泣出。杨上善注："人瘦则腠理疏虚，外泄温气，故风气内以为寒中。足阳明脉虚冷，故目泣出也。"

⑩ 相干：干，犯也。相干，相搏的意思。

⑪ 憤䐜：肿胀之意。憤，发也；䐜，胀也。《素问·生气通天论》说："营气不从，逆于肉理，乃生痈肿。"与此同理。

⑫ 疠：疠风，亦名大风，即今之麻风病。

⑬ 或名曰寒热：丹波元简云："此衍文，诸注属强解。"《素问钞》删去此五字。

6·7·2

【原文】

以春甲乙傷於風者，爲肝風①。以夏丙丁傷於風②者，爲心風。以季夏戊己傷於邪②者，爲脾風。以秋庚辛中於邪②者，爲肺風。以冬壬癸中於邪者，爲腎風。

風中五藏六府之俞，亦爲藏府之風，各入其門户③，所中則爲偏風。

風氣循風府而上，則爲腦風④。風入系頭⑤，則爲目風，眼寒。飲酒中風，則爲漏風⑥。入房汗出中風，則爲內風⑦。新沐中風，則爲首風⑧。久風入中⑨，則爲腸風、飧泄⑩。外在腠理，則爲泄風。故風者，百病之長也，至其變化，乃爲他病也，無常方，然致⑪有風氣也。

【注释】

① 以春甲乙伤于风者，为肝风：甲乙，指甲乙日（古代以干支纪日）。甲乙在五行均属木，肝属木，故春季，甲乙日受风邪则入通于肝，而为肝风。下文四脏同例。

② 伤于风、伤于邪、中于邪：三者意义相同，言感受风邪。张介宾注："本节曰伤曰中，本为互言，初无轻重之别，后世以中风为重，伤风为轻，原非经旨，亦牵强矣。"

③ 门户：门户，在此是指俞穴。前文有"风中五脏六腑之俞"，联系后文，则凡风所由入之处均为门户。

④ 脑风：吴崑注："脑风，脑痛也。"姚止庵云："脑风者，风入于脑，触风则头晕微痛，时流清涕，与鼻渊相似也。"

⑤ 系头：指目系。即眼联系于脑的脉络。

⑥ 漏风：即《素问·病能论》的酒风。该论云："有病身热解堕，汗出如浴，恶风少气，此为何病？岐伯曰：病名曰酒风。"张介宾注："酒性温散，善开玄府，酒后中风，则汗漏不止，故曰漏风。《病能论》谓之酒风。"张璐说："漏风一名酒风，不论冬夏，额上常有汗出，此醉后当风所致。"

⑦ 内风：王冰注："内耗其精，外开腠理，因内风袭，故曰内风。"张琦云："遗精唾血，寝汗骨蒸，皆其候也。"

⑧ 新沐中风，则为首风：沐，洗头也。张志聪注："以水灌首曰沐。新沐则首之毛腠开，中风则风入于首之皮肤，而为首风。"

⑨ 久风入中：姚止庵注："中者，脾胃也。风久则木胜，木胜则入而伤土，是故风居肠藏则令水谷不分。"

⑩ 肠风、飧泄：王冰注："风在肠中，上熏于胃，故食不化而下出焉。飧泄者，食不化而出也。"

⑪ 致：《甲乙经》、《太素》均作"故"。

6.7.3

【原文】

帝曰：五藏風之形狀不同者何？願聞其診，及其病能①。岐伯曰：肺風之狀，多汗惡風，色皏然白②，時欬短氣，晝日則差，暮則甚，診在眉上③，其色白。心風之狀，多汗惡風，焦絕④，善怒嚇⑤，赤色，病甚則言不可快，診在口⑥，其色赤。肝風之狀，多汗惡風，善悲，色微蒼，嗌乾，善怒，時憎女子⑦，診在目下，其色青。脾風之狀，多汗惡風，身體怠墮，四支不欲動，色薄微黃⑧，不嗜食，診在鼻上⑨，其色黃。腎風之狀，多汗惡風，面痝然浮腫，脊痛，不能正立，其色炲⑩，隱曲不利⑪，診在肌上⑫，其色黑。胃風之狀，頸多汗，惡風，食飲不下，鬲塞不通，腹善滿，失衣⑬則䐜脹，食寒則泄，診形瘦而腹大。

首風之狀，頭面多汗，惡風，當先風一日則病甚⑭，頭痛不可以出內，至其風日，則病少愈。漏風之狀，或多汗，常不可單衣⑮，食則汗出，甚則身汗，喘息惡風，衣常濡，口乾善渴，不能勞事。泄風之狀，多汗，汗出泄衣上，口中乾，上漬⑯其風不能勞事，身體盡痛則寒。帝曰：善。

【注释】

① 病能：能，与"态"通。病态，指症状而言。

② 骈(píng 音平)然白：面色惨淡而白。
③ 眉上：指两眉间的部位，亦称阙中，为肺在面部相应之区域。
④ 焦绝：焦，燥也。绝，极也。张介宾注："言唇舌焦燥之极也。"
⑤ 嚇：赤色。又吴崑释"嚇"为怒声，连上读。《甲乙经》无"嚇"字，待考。
⑥ 言不可快，诊在口：口当指舌而言，心开窍于舌也。舌强则言不可快。
⑦ 时憎女子：憎，嫌恶。张介宾注："足厥阴脉……其脉环阴器，强则好色，病则妒阴，故时憎女子也。"
⑧ 色薄微黄：《太素》杨注无"薄"字。
⑨ 鼻上：亦称面王。为脾在面部的相应区域。鼻准最高部属脾，两鼻翼属胃。
⑩ 炲(tái 音台)：《玉篇》："炲，煤烟尘也。"这里形容色黑。
⑪ 隐曲不利：即性机能减退。王冰注："隐曲者谓隐蔽委曲之处也。肾藏精，外应交接，今藏被风薄，精气内微，故隐蔽委曲之事，不通利所为也。"
⑫ 肌上：《甲乙经》、《太素》均作"颐上"。《素问·刺热篇》："肾病者，颐先赤。"
⑬ 失衣：少穿衣服。
⑭ 先风一日则病甚：言气候变化的前一天头痛剧烈。张介宾注："凡患首风者，止作无时，故凡于风气将发，必先风一日而病甚头痛。以阳邪居以阳分，阳性先而速也。先至必先衰，是以至其风日，则病少愈。"
⑮ 常不可单衣：欲穿厚衣的意思。汪讱庵注："汗多腠疏，故常畏寒。"
⑯ 上渍：腰以上多汗如水渍。

【按语】

本段讨论了脏腑之风及脑风、目风、漏风、内风、首风、肠风、泄风等多种风证的发病、症状、诊断要点等，并以此为例，说明"风者百病之长"及"风者善行而数变"的理论。各种风证虽受邪部位、发病条件及临床表现均不相同，然均有"多汗恶风"的共同证候，突出地反映了风邪致病的证候特点，对后世关于风病的临床辨证，有所启发。

本文所论各种脏腑之风，如肝风、心风、肾风、胃风、内风等都是由外来风邪所导致的。后世所谓"肝风""慢脾风""失心风"等乃是内脏机能失调，属于病机范畴，与本文所述脏腑之风的概念不同。

本篇对于脑风、目风、内风等的症状均未论及；其他如心风善怒吓，肝风善悲，均不合，疑有错脱或衍文，有待考证。

痹

6·8 素问·痹论篇第四十三

6·8·1

【原文】

黄帝問曰：痹之安生？岐伯對曰：風寒濕三氣雜至合而爲痹也。其風氣勝者爲行痹①，寒氣勝者爲痛痹②，濕氣勝者爲著痹③也。

帝曰：其有五者何也？岐伯曰：以冬遇此者爲骨痹④；以春遇此者爲筋痹④；以夏遇此者爲脈痹④；以至陰⑤遇此者爲肌痹④；以秋遇此者爲皮痹④。

帝曰：内舍⑥五藏六府，何氣使然？岐伯曰：五藏皆有合⑦，病久而不去者，内舍於其合也。故骨痹不已，復感於邪，内舍於腎；筋痹不已，復感於邪，内舍於肝;脈痺不已,復感於邪,內舍於心;肌痺不已,復感於邪,內舍於脾;皮痺不已,復感於邪,內舍於肺。所謂痺者,各以其時重感於風寒濕之氣也。

【注释】

① 行痹：以肢节疫痛游走无定处为特点,亦称风痹。尤在泾《医学读书记》说："行痹者风气胜,风之气善行而数变,故其证上下左右无所留止,随其所至,血气不通而为痹。"

② 痛痹：以疼痛剧烈为特点,亦称寒痹。张介宾注："阴寒之气,客于肌肉筋骨之间,则凝结不散,阳气不行,故痛不可当。"

③ 着痹：以痛处重滞固定,或顽麻不仁为特点,亦称湿痹。张介宾注："肢体重着不移,或为疼痛,或为顽木不仁。湿从土化病多发于肌肉。"

④ 骨痹、筋痹、脉痹、肌痹、皮痹：风寒湿三气侵入人体的季节不同,根据五脏合五时五体而命名的。正如楼英《医学纲目》所说："皆以所遇之时,所客之处命名,非此行痹、痛痹、着痹之外,又别有骨痹、筋痹、脉痹、肌痹、皮痹也。"

⑤ 至阴：指长夏。

⑥ 舍：吴崑注："舍,邪入而居之也。"

⑦ 合：王冰注："肝合筋,心合脉,脾合肉,肺合皮,肾合骨,久病不去,则入于是。"

6·8·2

【原文】

凡痺之客五藏者,肺痺者,煩滿喘而嘔;心痺者,脈不通,煩則心下鼓①,暴上氣而喘,嗌乾,善噫,厥氣上則恐;肝痺者,夜臥則驚,多飲數小便,上爲引如懷②;腎痺者,善脹,尻以代踵,脊以代頭③;脾痺者,四支解墮,發欬嘔汁,上爲大塞④;腸痺者,數飲而出不得,中氣喘爭,時發飱泄⑤;胞痺⑥者,少腹膀胱按之內痛,若沃以湯⑦,濇於小便,上爲清涕⑧。

陰氣⑨者,静則神藏,躁則消亡⑩。飲食自倍,腸胃乃傷。淫氣喘息,痺聚在肺⑪;淫氣憂思,痺聚在心;淫氣遺溺,痺聚在腎;淫氣乏竭,痺聚在肝;淫氣肌絶⑫,痺聚在脾⑬。

諸痺不已,亦益內⑭也。其風氣勝者,其人易已也。

帝曰：痺,其時有死者,或疼久者,或易已者,其故何也？岐伯曰：其入藏者死,其留連筋骨間者疼久,其留皮膚間者易已。

帝曰：其客於六府者,何也？岐伯曰：此亦其食飲居處,爲其病本也。六府亦各有俞,風寒濕氣中其俞,而食飲應之,循俞而入,各舍其府也。

帝曰：以鍼治之奈何？岐伯曰：五藏有俞,六府有合⑮,循脈之分,各有所發⑯,各隨其過則病瘳也⑰。

【注释】

① 心下鼓：心下鼓动,即心悸。

② 上为引如怀：引,《说文》"开弓也"。开满弓则形圆,以此形容腹胀大,如怀孕之状。

③ 尻(kāo)以代踵(zhǒng 音肿),脊以代头：尻,尾骶部。踵,足后跟。骶以代踵,谓足不能行,以尻代之。脊以代头,谓头俯不能仰,背驼甚,致脊高于头。

④ 上为大塞：上,指上焦。王冰注："脾气养肺,胃复连咽,故上为大塞。"郭霭春校"大"应作"不",形误。"不"与"否"古通,《广雅·释诂四》："否,不也。""否"与"痞"通,是则"大塞"即"痞塞"。

⑤肠痹者……时发飧泄：肠包括大小肠而言。出不得，言小便不通。中气喘争，指腹中有气攻冲，肠中雷鸣。张介宾注："肠痹者，兼大小肠而言。肠间病痹则下焦之气不化。故虽数饮而水不得出，水不出则本末俱病，故中气喘争，盖其清浊不分，故时发飧泄。"

⑥胞痹：胞，通"脬"，胞痹即膀胱痹。

⑦按之内痛，若沃以汤："内痛"全元起本及《太素》均作"两髀"。丹波元简云："《百病始生》篇云：积，其著于伏冲之脉者，揣之应手而动，发手则热气下于两股，如汤沃之状，并言肌热之状。据此则'内痛'作'两髀'似是。"若沃以汤，好像灌以热汤，形容按之热盛也。

⑧上为清涕：马莳注："膀胱之脉，上额交巅，上入络脑，故邪气上蒸于脑而为清涕也。"

⑨阴气：指五藏之气。藏为阴，故称阴气。

⑩静则神藏，躁则消亡：王冰注："所以说神藏与消亡者，言人安静不涉邪气，则神气宁以内藏。人躁动触冒邪气，则神被害而离散，藏无所守，故曰消亡。此言五藏受邪之为痹也。"

⑪淫气喘息，痹聚在肺：淫气，指内脏乱之气。凡皮肉脉筋骨五体之痹证，日久不愈，内藏之气淫乱，则风寒湿之邪内聚于其相应之藏，成为脏腑痹证。如见喘息之症，则为邪聚在肺，而为肺痹。下文心肾肝脾四藏仿此。

⑫肌绝：肌肉消瘦。

⑬痹聚在脾：《太素》作"痹聚在胃"，此后并有"淫气壅塞，痹聚在脾"八字。

⑭益内：病甚向内发展之意。

⑮五藏有俞，六府有合：此为互文。高世栻注："不但六府有俞，而五藏有俞；不但五藏有合，而六府有合。"俞（输）穴：太渊（肺）、三间（大肠）、陷谷（胃）、太白（脾）、神门（心）、后溪（小肠）、束骨（膀胱）、太溪（肾）、大陵（心包）、中渚（三焦）、足临泣（胆）、太冲（肝）。合穴：尺泽（肺）、曲池（大肠）、足三里（胃）、阴陵泉（脾）、少海（心）、小海（小肠）、委中（膀胱）、阴谷（肾）、曲泽（心包）、天井（三焦）、阳陵泉（胆）、曲泉（肝）。

⑯各有所发：各经受邪，均在经脉所循行的部位发生病变而出现症状。

⑰各随其过则病瘳（chōu 音抽）也：各随其病变部位而治之则病愈。瘳，病愈也。随，《太素》《甲乙经》均作"治"。

【按语】

本段论述了脏腑痹的病因、发病、症状、治疗及预后。这种从临床表现来分辨痹在何脏，可视为脏腑辨证之范例。关于脏腑痹证的形成，前文既有"五藏皆有合，病久而不去者，内舍于其合也"，本段又指出"诸痹不已亦益内也"，说明内脏之痹是由肢体痹证日久不愈发展而成，然其病因仍属为风寒湿三气。同时，本文又提出"阴气者，静则神藏，躁则消亡""饮食自倍，肠胃乃伤……其客于六府者……此亦其食饮居处为其病本也"。可见脏腑痹的形成与否，还有其内在的条件。这一点在预防方面有重要的指导意义。

6·8·3

【原文】

帝曰：榮衛之氣，亦令人痹乎？岐伯曰：榮者，水穀之精氣也，和調於五藏，灑陳①於六府，乃能入於脈也，故循脈上下，貫五藏，絡六府也。衛者，水穀之悍氣也，其氣慓疾滑利，不能入於脈也，故循皮膚之中，分肉之間，熏於肓膜②，散於胸腹。逆其氣則病，從其氣③則愈，不與風寒濕氣合，故不爲痹。

帝曰：善。痹，或痛，或不痛，或不仁，或寒，或熱，或燥，或濕，其故何也？岐伯曰：痛者，寒氣多也，有寒故痛也。其不痛不仁者，病久入深，榮衛之行濇，經絡時疎④，故不通⑤，皮膚不榮，故爲不仁。其寒者，陽氣少，陰氣多，與病相益⑥，故寒也。其熱者,陽氣多,陰氣少,病氣勝,陽遭陰⑦,故爲痺熱。其多汗而濡者,此其逢濕甚也,陽氣少,陰氣盛,兩氣相感⑧,故汗出而濡也。

帝曰:夫痺之爲病,不痛何也?岐伯曰:痺在於骨則重;在於脈則血凝而不流;在於筋則屈不伸;在於肉則不仁;在於皮則寒。故具此五者,則不痛也。凡痺之類,逢寒則蟲⑨,逢熱則縱。帝曰:善。

【注释】

① 洒陈:散布的意思。
② 肓膜:指肉里及胸腹腔内的膜。张介宾注:"凡腔腹肉里之间,上下空隙之处,皆谓之肓。"
③ 其气:指营卫二气。
④ 疏:空虚。
⑤ 不通:《太素》、《甲乙经》均作"不痛"。
⑥ 阳气少,阴气多,与病相益:阳气少,阴气多指人的体质。病,指阴寒之邪。阳虚阴盛的体质,益加阴寒之邪,故寒甚。
⑦ 阳气多,阴气少,病气胜,阳遭阴:遭,《甲乙经》作"乘"。乘,战而胜之也。言病人素质阳盛阴虚,受邪后,阴不胜阳,化而为热,故为痺热。
⑧ 两气相感:指人体偏盛之阴阳与外来以湿邪为主的风寒湿邪气。王冰注:"中表相应,则相感也。"
⑨ 逢寒则虫:虫,《甲乙经》、《太素》均作"急"。

【按语】

文中提出"逆其气则病,从其气则愈,不与风寒湿气合,故不为痺",强调了痺证的发生除了风寒湿外邪的侵袭外,还必须由于机体内部脏腑经脉气机失调、逆乱,"两气相感"才会发病。

在痺证发生之后,其病机寒热虚实的转归,也根据所感外邪的性质,尤其是随着机体体质的阴阳偏盛偏衰而有所不同。这也体现了内在因素的重要性,为同病异治提供理论依据。

6·9 灵枢·周痺第二十七

6·9·1

【原文】

黄帝問於岐伯曰:周痺之在身也,上下移徙①,隨脈其上下②,左右相應③,間不容空④,願聞此痛,在血脈之中邪⑤?將在分肉之間乎?何以致是?其痛之移也,間不及下鍼,其慉痛⑥之時,不及定治,而痛已止矣⑦,何道使然?願聞其故。岐伯答曰:此衆痺也,非周痺也。

黄帝曰:願聞衆痺。岐伯對曰:此各在其處,更發更止,更居更起,以右應左,以左應右,非能周也,更發更休也。

黄帝曰:善。此痛安生?何因而有名?岐伯對曰:風寒濕氣,客於外分肉之間,迫切而爲沫⑧,沫得寒則聚,聚則排分肉而分裂⑨也,分裂則痛,痛則神歸之,神歸之則熱⑩,熱則痛解,痛解則厥⑪,厥則他痺發,發則如是。帝曰:善。余已得其意矣⑫。此內不在藏,而外未發於皮,獨居分肉之間,真氣不能周⑬,故命曰周痺⑭。

黄帝曰：善。刺之奈何？岐伯對曰：刺此者，痛雖已止，必刺其處，勿令復起。

【注释】

① 移徙：即游走的意思。
② 随脉其上下：《太素》无"其"字。
③ 左右相应：言疼痛的部位左右相对称。
④ 间不容空：言疼痛此起彼伏，连续不断，没有间断的时候。
⑤ 邪：通耶，语助词，表示疑问。
⑥ 憚痛：憚，《甲乙经》、《太素》并作"蓄"。憚、蓄、畜古通用。憚，蓄积、积聚的意思。憚痛，即痛聚于某处。
⑦ 不及定治，而痛已止矣：此言疼痛部位移动之速。与上文"其痛之移也，间不及下针"同义。
⑧ 迫切而为沫：迫切，压迫的意思；沫，指稀痰黏液。意谓邪客于分肉之间，压迫分肉，使津液凝聚而为痰沫。
⑨ 排分肉而分裂：排挤分肉，使肉的纹理裂开。
⑩ 神归之则热：神，这里指血气。《素问·八正神明论》说："血气者，人之神。"神归之，即血气焦聚，故热。
⑪ 热则痛解，痛解则厥：张介宾注："热则寒散而痛暂解，然其逆气仍在，故痛虽解而厥未除。"
⑫ 帝曰：善。余已得其意矣：张介宾注："'帝曰善，余已得其意矣'九字，乃下文之误复于此者，今删去之。"
⑬ 真气不能周：风寒湿之气客于分肉之间，迫而沫聚，排分肉，络脉受阻，使真气不能周流。张介宾注："真气不能周，即气闭不行也，故曰痹者闭也。"
⑭ 周痹：当为众痹之误。楼英《医学纲目》云："周痹当作众痹。夫周痹邪在分肉血脉，今云邪独居分肉之间，而命曰周痹者，是众痹之误为周痹也明矣。"本段原在下文"先刺其上以过之，后刺其下以脱之"句下，今从楼英移于此。

6·9·2

【原文】

帝曰：善。願聞周痹何如？岐伯對曰：周痹者，在於血脈之中，隨脈以上，隨脈以下，不能左右，各當其所。

黄帝曰：刺之奈何？岐伯對曰：痛從上下者，先刺其下以過①之，后刺其上以脫②之；痛從下上者，先刺其上以過之，后刺其下以脫之。

故刺痹者，必先切循其下之六經③，視其虛實，及大絡之血結而不通，及虛而脈陷空者而調之，熨而通之。其瘈堅轉④，引而行之。

黄帝曰：善。余已得其意矣，亦得其事也。九者，經巽之理，十二經脈陰陽之病也⑤。

【注释】

① 过：《太素》作"遏"。遏，制止的意思。即制止其邪之向前发展。
② 脫：截其归路，去除其邪。
③ 必先切循其下之六经：其下，即疼痛部位之下。《甲乙经》作"循切其上下之大经"。
④ 其瘈堅转：瘈堅转，指转筋挛急，按之则坚。张介宾注："其瘈堅转者，瘈急转筋之谓，当针引其气而行之也。"

⑤ 九者,经巽之理,十二经脉阴阳之病也;一说,指九针。巽,具也,这里指医疗工具即九针也。经巽之理,即谓掌握九针的性能,正确运用之意。一说此十五字与上文不相连接,疑有脱误。刘衡如校语谓:"疑是他篇错简,且有脱误。"

【按语】

本篇主要讨论周痹,文中先述众痹者,以与周痹相区别。众痹的特点是痛上下左右相对应,疼痛呈发作性,此起彼伏,变化较快,但不是周身游走。周痹的症状特点是全身筋肉疼痛游走。在诊治上,可用切循按压之法以诊断其病之虚实,然后以针刺调治,或用温熨之法。这些原则,亦可适用于各种痹证。

痿

6·10 素问·痿论篇第四十四

6·10·1
【原文】

黃帝問曰:五藏使人痿,何也?岐伯對曰:肺主身之皮毛,心主身之血脈,肝主身之筋膜,脾主身之肌肉,腎主身之骨髓。故肺熱葉焦①,則皮毛虛弱急薄②,著③則生痿躄④也。心氣熱,則下脈厥而上,上則下脈虛,虛則生脈痿,樞折挈⑤,脛縱而不任地也。肝氣熱,則膽泄口苦,筋膜乾,筋膜乾則筋急而攣,發爲筋痿。脾氣熱,則胃乾而渴,肌肉不仁,發爲肉痿。腎氣熱,則腰脊不舉,骨枯而髓減,發爲骨痿。

【注释】

① 肺热叶焦:《太素》、《甲乙经》"肺"下并有"气"字。叶焦,形容肺叶受热灼伤津液。
② 急薄:形容皮肤干枯不润、肌肉消瘦的情状。
③ 著:留着不去也。
④ 痿躄(bì 音壁):躄,两腿行动不便。痿躄,统指四肢痿废不用,包括下文各种痿证而言。
⑤ 枢折挈(qiè 音切):枢,枢纽,转轴,这里指关节。折,断也。挈,提举。枢折挈,是形容关节弛缓,不能提举活动,犹如枢轴折断不能活动。郭霭春校:"'挈'上疑脱'不'字。王注'膝腕枢纽如折去而不相提挈',是王注本明作'不挈'。"

6·10·2
【原文】

帝曰:何以得之?岐伯曰:肺者,藏之長也,爲心之蓋也,有所失亡①,所求不得,則發肺鳴②,鳴則肺熱葉焦。故曰:五藏因肺熱葉焦,發爲痿躄,此之謂也③。悲哀太甚,則胞絡絶④,胞絡絶則陽氣内動,發則心下崩⑤,數溲血也。故《本病》⑥曰:大經空虛,發爲肌痹⑦,傳爲脈痿。思想無窮,所願不得,意淫於外,入房太甚,宗筋⑧弛縱,發爲筋痿,及爲白淫⑨。故《下經》曰:筋痿者,生於肝,使内也⑩。有漸⑪於濕,以水爲事,若有所留,居處相濕⑫,肌肉濡漬,痹而不仁,發爲肉痿⑬。故《下經》曰:肉痿者,得之濕地也。有所遠行勞倦,逢大熱而渴,渴則陽氣内伐⑭,内伐則熱舍於腎,腎者水藏也,今水不勝火,則骨枯而髓虛,故足不任身,發爲骨痿。故《下經》曰:骨痿者,生於大熱也。

【注释】

① 失亡:心情不欢,若所爱之物亡失。

② 肺鸣:呼吸喘息有声。

③ 五藏因肺热叶焦,发为痿躄,此之谓也:《甲乙经》无"五藏因肺热叶焦"及"此之谓也"等十一字。

④ 胞络绝:杨上善注:"胞络者,心主包络之脉。"绝,阻绝之意。

⑤ 心下崩:崩,大量出血。姚止庵注:"包络所以卫心,悲哀太甚,则气急迫而胞络伤,络伤则心病。盖心属火而主血,心病火发,血不能静,遂下流于溲溺也。"

⑥ 《本病》:古代医书名,已亡失。

⑦ 肌痹:《太素》作"脉痹"。

⑧ 宗筋:这里指男子前阴。《素问·厥论》曰:"前阴者,宗筋之所聚。"

⑨ 白淫:指男子滑精,女子白带。姚止庵注:"邪思妄想,意淫而已,虽无实事,而精气已为之动摇,故遂与入房太甚者并足以致筋痿。然筋痿肝之病也,何以并得之色欲?盖肾败精伤,水亏不能养木故也。"

⑩ 使内也:杨上善注:"使内者,亦入房。"

⑪ 渐(jiān 音尖):浸也。

⑫ 相湿:《甲乙经》作"伤湿"。

⑬ 肉痿:由肌肉痹而不仁发展而成肉痿。《素问·生气通论》云:"湿热不攘,大筋软短,小筋弛长,软短为拘,弛长为痿。"

⑭ 阳气内伐:伐,侵也。劳倦远行则阳动生热,热甚内侵则伤津液。张介宾注:"远行劳倦,最能生热,阳盛则内伐真阴,水不胜火,故主于肾。"

【按语】

以上讨论了痿证的病因、病机。痿证的致病原因,有悲哀思虑等情志因素;有天时气候,生活居处中所受水湿之邪;有远行劳倦、房室内伤等种种不同,因而导致各种不同的痿证。但它们都有共同的病机,即五脏有热,致使津液气血内耗,不能营养皮、肉、筋、脉、骨等组织所致。可见五体之痿,病机则在于五藏,正如文中所说的"五藏使人痿"。由此说明,痿证是根于中而发于外,这与痹证之由肢体痹病久不去,内舍于其合而成脏腑之痹者不同,正如张志聪说:"夫五藏各有所合,痹从外而合病于内,外所因也。痿从内而合病于外,内所因也。"

【原文】

帝曰:何以别之?岐伯曰:肺热者,色白而毛败;心热者,色赤而络脉溢①;肝热者,色苍而爪枯;脾热者,色黄而肉蠕动②;肾热者,色黑而齿槁。

【注释】

① 络脉溢:指浅表血络充盈。丹波元简云:"此以外候言,乃孙络浮见也。"

② 肉蠕(rú 音儒)动:蠕,《索隐》"蠕音软";《太素》作"濡",濡亦软也。动,郭霭春校疑为蠕之旁记字,误入正文。肉蠕,即肌肉软弱。

【按语】

本节言五脏气热致痿的临床特点。临床时还必须结合前文其他症状,作全面观察,才能作出正确的诊断。

6·10·3

【原文】

帝曰:如夫子言可矣。論言①治痿者,獨取陽明何也?岐伯曰:陽明者,五藏六府之海,主閏②宗筋,宗筋主束骨而利機關③也。冲脈者,經脈之海也,主滲灌谿谷,與陽明合於宗筋,陰陽揔宗筋之會④,會於氣街,而陽明爲之長⑤,皆屬於帶脉,而絡於督脉。故陽明虛,則宗筋縱,帶脉不引⑥,故足痿不用也。帝曰,治之奈何?岐伯曰:各補其榮而通其俞⑦,調其虛實,和其逆順,筋脈骨肉,各以其時受月⑧,則病已矣。帝曰:善。

【注释】

① 论言：张介宾注："论言者,即《根结》篇曰：痿疾者,取之阳明。"

② 闰：《甲乙经》作"润"，润养也。

③ 宗筋主束骨而利机关：宗筋,这里指许多筋的集合处。束,约束,联属之意。机关,指关节而言。

④ 阴阳揔宗筋之会：阴阳指阴经阳经。揔,音义同"总"，聚也。张介宾注："宗筋聚于前阴,前阴者,足之三阴、阳明、少阳及冲、任、督、蹻九脉之所会也。"

⑤ 长：这里是起主要作用的意思。

⑥ 带脉不引：吴崑注："阳明虚则宗筋纵弛,带脉不能收引,而令足痿不用也。"

⑦ 各补其荣而通其俞：吴崑注："十二经有荣有俞,所溜为荣,所注为俞。补,致其气也；通,行其气也。"十二经荣穴：鱼际（肺）、二间（大肠）、内庭（胃）、大都（脾）、少府（心）、前谷（小肠）、足通谷（膀胱）、然谷（肾）、劳宫（心包）、液门（三焦）、侠溪（胆）、行间（肝）。十二经输穴见《痹论》注。

⑧ 各以其时受月：各以脏腑所主的季节而进行针刺治疗。高世栻注："肝主之筋,心主之脉,肾主之骨,脾主之肉,各以其四时受气之月而施治之则病已矣。受气者,筋受气于春,脉受气于夏,骨受气于冬,肉受气于长夏也。"又张志聪注："《诊要经终篇》曰：正月二月,人气在肝；三月四月,人气在脾；五月六月,人气在头；七月八月,人气在肺；九月十月,人气在心；十一月十二月,人气在肾。"

【按语】

痿证的治疗原则主要有三方面：一是"治痿独取阳明"，这主要因为足阳明胃是"五脏六腑之海"，阴经、阳经会于宗筋,而"阳明为之长"。因此,治疗痿证除了某些有湿热者必须清湿热之外,一般多采用滋补精血津液,调养后天,使化源充沛,宗筋得以濡润,肢体得以滋养,则痿证自愈。二是"各补其荣而通其俞,调其虚实,和其逆顺"，指出在独取阳明的原则下,还必须根据痿证的具体情况,针对其有关的脏腑经络进行辨证论治。三是"各以其时受月"，提出治痿证还必须贯彻"因时制宜"的原则,这对后世子午流注等治法有一定启发。

厥

6·11 素问·厥论篇第四十五

6·11·1
【原文】

黄帝問曰：厥之寒熱者,何也?岐伯對曰：陽氣衰於下,則爲寒厥；陰氣衰於下,則爲熱厥①。帝曰：熱厥之爲熱也,必起於足下者何也?岐伯曰：陽氣起②於足五指之表③,陰脈者集於足下而聚於足心,故陽氣勝則足下熱也。帝曰：寒厥之爲寒也,必從五指而上於膝者何也?岐伯曰：陰氣起於五指之裏③,集於膝下而聚於膝上,故陰氣勝則從五指至膝上寒；其寒也,不從外,皆從內也④。

【注释】

① 阳气衰于下，则为寒厥，阴气衰于下，则为热厥：厥，这里指气逆所致足寒、足热之厥。王冰注："阳，谓足之三阳脉。阴，谓足之三阴脉。下，谓足也。"由于三阳脉气衰于下，则阳气少而阴气盛，阴盛则寒，故发为寒厥。三阴脉气衰于下，则阴气少而阳气盛，阳盛则热，故发为热厥。

② 起：《新校正》云："按《甲乙经》阳气'起于足'作'走于足'。'起'当作'走'。"

③ 五指之表、五指之里：指，古通"趾"。足三阳经均走于足趾之外侧端，故曰五指之表。足三阴经，均起足趾之内侧端，故曰五指之里。

④ 其寒也，不从外，皆从内也：阴气胜，阳气虚，则寒从内生，非受外来之寒邪。据此，其热也，亦同此理。

【原文】

帝曰：寒厥何失①而然也？岐伯曰：前陰者，宗筋之所聚，太陰陽明之所合也②。春夏則陽氣多而陰氣少，秋冬則陰氣盛而陽氣衰。此人者質壯，以秋冬奪於所用③，下氣上爭不能復④，精氣溢下⑤，邪氣因從之而上也；氣因於中⑥，陽氣衰，不能滲營其經絡⑦，陽氣日損，陰氣獨在，故手足爲之寒也。

帝曰：熱厥何如而然也？岐伯曰：酒入於胃，則絡脈滿而經脈虛⑧；脾主爲胃行其津液者也。陰氣虛⑨則陽氣入，陽氣入則胃不和，胃不和則精氣竭⑩，精氣竭則不營其四支也。此人必數醉若飽以入房，氣⑪聚於脾中不得散，酒氣與穀氣相薄，熱盛於中，故熱偏於身，內熱而溺赤也。夫酒氣盛而慓悍，腎氣有衰⑫，陽氣獨勝，故手足爲之熱也。

【注释】

① 失：据下文："热厥何如而然"，此"失"字疑为"如"字之误。

② 太阴阳明之所合也：脾胃二经行于腹，皆辅近前阴，故言所合。前阴周围有九脉会聚，此独提脾胃二脉者，因脾胃为五脏六腑之海，主润宗筋之故。

③ 夺于所用：自恃身体壮健，秋冬亦不知节制保养，纵欲过度或劳力之强，使精气耗夺。夺，被强取也。

④ 下气上争不能复：争，《说文》"引也"。段注："凡言争者，谓引之使归于己也。"

⑤ 精气溢下：精泄也。

⑥ 气因于中：《太素》作"气居于中"。气，即前句之"邪气"。由于精气溢泄于下，阴寒之邪气因而乘虚上至于中焦，进而使阳气日衰。

⑦ 不能渗营其经络：杨上善注："阳气者，卫气也，卫气行于脉外，渗灌经络，以营于身。以寒邪居上，卫气日损，阴气独用，故手足冷，名曰寒厥也。"

⑧ 络脉满而经脉虚：《灵枢·经脉》篇云"饮酒者，卫气先行皮肤，先充络脉，络脉先盛"，故络脉满而使经脉虚。

⑨ 阴气虚：长期酗酒，酒性热，热则伤阴，故阴气虚。

⑩ 精气竭：精气，指水谷之精气。其义与上文"精气溢下"者不同。

⑪ 气：指酒气与谷气。

⑫ 肾气有衰：《甲乙经》作"肾气日衰"。

【按语】

本段讨论了寒厥、热厥的病因病机。在病因方面，原文首先指出"其寒也，不从外，皆从内也"，厥证的四肢厥逆不是由于外邪或外界寒热所引起的。这就说明了本论的厥证，是属于内伤病的范围。关于寒厥、热厥的病机，原文指出寒厥多由秋冬夺于所用，劳力纵欲过度，伤及肾中阳气,导致阳衰阴盛所致;热厥多由酗酒无度或纵欲伤肾,导致阴虚阳盛所致。可见寒厥、热厥虽有其阴虚阳虚病机不同,而都与肾脏之精气密切有关。

本文所论热厥,与后世之热厥概念不同。后者据临床所见,多由热邪不得发泄,壅遏于里,使气机逆乱而致厥,其手足反见逆冷,所谓"热深厥亦深"是也。

6·11·2
【原文】

帝曰:厥,或令人腹满,或令人暴不知人①,或至半日,远至一日乃知人者,何也?岐伯曰:陰氣盛於上則下虛,下虛則腹脹滿②。陽氣盛於上,則下氣重上而邪氣逆③,逆則陽氣亂,陽氣亂則不知人也。

【注释】

① 暴不知人:暴,突然的意思。暴不知人,即突然昏厥,不省人事。

② 腹胀满:高世栻注:"阴虚之气盛于上,则上下皆阴,而阳气虚于下,下虚则腹胀满,以明腹满而为寒厥之意。"

③ 下气重上而邪气逆:重,并也。邪气,指气失其常,亦称逆乱之气。《素问·腹中论》云"厥逆……阳气重上,有余于上",与此同理,意谓阳气盛于上,下部之气又并行于上而成为上逆之邪气,于是气机为之逆乱。

【按语】

本段指出厥证亦包括突然昏倒不省人事的一类病证。文中所说"或至半日,远至一日乃知人者",说明这种昏厥,仅是暂时性的。但如严重的,也能导致一厥不复,而致死亡的。可能其病机是气血上逆,气机逆乱,上升而不下。如《素问·调经论》所载:"血之与气,并走于上,则为大厥,厥则暴死,气复反则生,不反则死。"

6·11·3
【原文】

帝曰:善。願聞六經脈①之厥狀病能也。岐伯曰:巨陽之厥,則腫首頭重,足不能行,發爲眴仆②。陽明之厥,則癲疾③,欲走呼,腹滿不得卧,面赤而熱,妄見而妄言。少陽之厥,則暴聾頰腫而熱,脅痛,䯒不可以運④。太陰之厥則腹滿䐜脹,後不利,不欲食,食則嘔,不得卧⑤。少陰之厥,則口乾溺赤,腹滿心痛⑥。厥陰之厥,則少腹腫痛,腹脹涇溲不利,好卧屈膝,陰縮腫,䯒內熱⑦。盛則寫之,虛則補之,不盛不虛,以經取之。

【注释】

① 六经脉:马莳注:"此言足六经之厥状病能也。"

② 眴仆:眴,音义通"眩"。张琦注:"上实下虚,故眩晕而仆。"

③ 癫疾:癫狂之疾。张琦注:"经热入腑,阳邪炽甚,故发狂癫。"

④ 少阳之厥……䯒(háng 音杭)不可以运:马莳注:"足少阳胆经之厥,猝暴而聋者,以其脉起自锐眦,上抵头角,下耳后,其支者,从耳后,入耳中,出走耳前也。颊肿者,以其脉下之大迎,加颊车,下颈也。而胁痛者,以其脉之从缺盆,下腋循胸,过季胁,下合髀厌中也。䯒不可以运者,以其脉之循髀阳,出膝外廉,入于外辅骨之前,直下抵绝骨之端,下出外踝之前也。"䯒,胫骨,这里泛指小腿。

⑤ 不得卧:足太阴厥则脾不运化,使胃不和则卧不安,故不得卧。

⑥ 少阴之厥……心痛:张琦注:"少阴脉循喉咙,挟舌本。经热,故口干。肾司二便,热移膀胱,故溺

赤。关门不利,故腹满。肾脉注胸中,热随经上至心,故痛。"

⑦ 厥阴之厥……骱内热:张琦注:"肝脉抵少腹,热郁故肿痛。木郁贼土,故腹胀。热不得泄,故小便不利。筋气不舒,故好卧屈膝。脉环阴器,故或缩或肿,皆热郁也。肝脉自内踝上腨内廉,故骱内热。"好卧屈膝,即好屈膝踡卧。

【原文】

太陰厥逆,骱急攣,心痛引腹①,治主病者②;少陰厥逆,虛滿嘔變,下泄清③,治主病者;厥陰厥逆,攣腰痛,虛滿前閉,譫言④,治主病者;三陰俱逆,不得前後,使人手足寒,三日死⑤。太陽厥逆,僵仆,嘔血,善衄⑥,治主病者。少陽厥逆,機關不利,機關不利者,腰不可以行,項不可以顧,發腸癰不可治,驚者死⑦。陽明厥逆,喘欬身熱,善驚,衄,嘔血⑧。

手太陰厥逆,虛滿而咳,善嘔沫,治主病者;手心主少陰厥逆,心痛引喉,身熱,死不可治⑨。手太陽厥逆,耳聾,泣出,項不可以顧,腰不可以俛仰⑩,治主病者;手陽明少陽厥逆,發喉痺,嗌腫,痓⑪,治主病者。

【注释】

① 太阴厥逆,骱急挛,心痛引腹:太阴及下文少阴、厥阴、太阳、少阴、阳明,《太素》均加足字。张介宾注:"足太阴之脉,上腨内,循胫骨之后,故骱为急挛。入腹注心中,故心腹引痛。"

② 治主病者:取受病之经的俞穴而治。下文仿此。

③ 少阴厥逆,虚满呕变,下泄清:姚止庵注:"虚满是气不能运也。呕变,是寒犯胃也。下泄清,是脾寒不摄也。总由肾虚命门火弱,不能温养丹田所致。昧者不达,舍肾治脾,失其义矣。"

④ 厥阴厥逆,挛腰痛,虚满前闭,谵言:张介宾注:"厥阴脉络诸筋,故为拘挛腰痛。肝邪侮土,故为虚满,肝经之脉环阴器,故为前闭不通。肝藏魂,厥逆在肝,则神魂乱,故言为谵妄。"

⑤ 三阴俱逆……三日死:张介宾注:"三阴俱逆,则藏气绝。《阳明脉解篇》曰:厥逆连经则生,连藏则死。此之谓也。"

⑥ 太阳厥逆,僵仆,呕血,善衄:足太阳经交巅入络脑,故僵仆。杨上善注:"后倒曰僵,前倒曰仆,僵仆有伤,故呕血也。"血从鼻中出则为衄。

⑦ 少阳厥逆……惊者死:张介宾注:"机关者,筋骨要会之所也。胆者筋其应,少阳厥逆则筋不利,故为此机关腰项之病,肠痈发于少阳厥逆者,相火之结毒也。故不可治。若有惊者,其毒连脏,故当死。"吴崑注:"惊者,毒气入心,故死。"郭霭春校"不可"应作"犹可"。

⑧ 阳明厥逆……呕血:姚止庵注:"阳明多气多血,胃火盛,则冲肺,故喘咳。走三阳,故身热。火性动,故善惊而诸血为之不宁。"又阳明厥逆,无"治主病者"四字,恐有脱漏。

⑨ 身热,死不可治:张介宾注:"二经属火,其主血脉,故为身热。心为五藏六府之大主,故逆之则死不可治。"《太素》、《甲乙经》均作"身热死,不熱可治"。

⑩ 腰不可以俛仰:《灵枢·四时气》曰"邪在小肠者,连睾系,属于脊",故腰不可以俯仰。

⑪ 痓:《新校正》引全元起本,作"痊"。张志聪注:"阳明乃燥热之经,三焦属龙雷之火,火热并逆,故发痓也。"

【按语】

本段讨论了六经脉及十二经之厥。这些厥证中有寒证亦有热证,有虚证亦有实证。如从临床实际来看,其中包括多种病证,如巨阳之厥,颇似中风卒倒;阳明之厥,则似热病过程中之热厥;太阴之厥类似食积而厥;少阴厥逆似是上吐下泻虚脱致厥;呕血、衄,可因大量失血致厥;心痛引腹,心痛引喉可见于心胃疾患之厥等。可见本篇所述是有实践根据的。

在治疗方面,提出了"盛则泻之,虚则补之,不盛不虚,以经取之"和"治主病者"等治疗原则。启示人们对厥证的治疗必须分清虚实,善用补泻,分经论治。针刺疗法对厥证急救,常有较好的疗效。除少数不可治的死证外,一般是可以厥回复苏的。

又张介宾认为自"太阴厥逆……"起,至"……嗌肿,痓,治主病者"原非《厥论》之文,他说:"按六经之厥,已具上文。此复言者,考之全元起本,自本节之下,另在第九卷中。盖彼此发明,原属两篇之文,乃王氏(指王冰)类移于此者,非本篇之重复也。""厥"与"厥逆"意义相同,而所述证候,互有差异,于此亦可见《内经》非出一人之手笔。

肿　胀

6·12　灵枢·水胀第五十七

6·12·1

【原文】

黄帝问於岐伯曰:水①與膚脹、鼓脹、腸覃、石瘕、石水②,何以別之?岐伯答曰:水始起也,目窠③上微腫,如新臥起之狀,其頸脈動④,時咳,陰股間寒,足脛瘇⑤,腹乃大,其水已成矣。以手按其腹,隨手而起,如裹水之狀,此其候也。

黄帝曰:膚脹何以候之?岐伯曰:膚脹者,寒氣客於皮膚之間,㲉㲉然⑥不堅,腹大,身盡腫,皮厚,按其腹窅⑦而不起,腹色不變,此其候也。

鼓脹何如?岐伯曰:腹脹身皆大,大與膚脹等也,色蒼黃,腹筋起⑧,此其候也。

【注释】

① 水:指水肿之病。

② 石水:病名。下文未见论及,原文有脱漏。《素问·阴阳别论》曰:"阴阳结邪,多阴少阳曰石水,少腹肿。"《灵枢·邪气藏府病形》云:"肾脉……微大为石水,起脐以下至小腹瘇瘇然,上至胃脘,死不治。"《素问·大奇论》说:"肾肝并沉,为石水。"可参阅。

③ 目窠(kē 科):窠,《太素》作"果","果"即"裹"之简体;《金匮》、《脉经》、《诸病源候论》等均作"裹"。目裹,即眼睑也。

④ 颈脉动:《素问·平人气象论》云:"颈脉动喘疾咳曰水。"王冰注:"水气上溢,则肺被热熏,阳气上逆,故颈脉盛鼓而咳喘也。颈脉,谓耳下及结喉傍人迎脉也。"

⑤ 瘇:通"肿"。

⑥ 㲉㲉(kōng 音空)然:鼓声也。

⑦ 窅(yǎo 音杳):深也,凹陷的意思。

⑧ 腹筋起:谓腹壁有青色脉络胀起如筋。《太素》"筋"作"脉"。

【按语】

本段论述了水胀,肤胀与臌胀的主要特征及其鉴别诊断,通过按诊,随手而起,如裹水之状,有波动感觉者为腹腔有水。按之无波动感,叩之如鼓,腹色不变者为腹腔无水而有气。身肿、皮厚、按之窅而不起者为胀胀。身肿,腹大,皮色青黄,腹上络脉突起,为臌胀。

6·12·2

【原文】

肠覃①何如？岐伯曰：寒氣客於腸外，與衛氣相搏，氣不得榮②，因有所系，癖③而內著，惡氣乃起，瘜肉乃生。其始生也，大如雞卵，稍以益大，至其成，如懷子之狀，久者離歲④，按之則堅，推之則移，月事以時下，此其候也。

石瘕⑤何如？岐伯曰：石瘕生於胞中，寒氣客於子門⑥，子門閉塞，氣不得通，惡血當寫不寫，衃⑦以留止，日以益大，狀如懷子，月事不以時下。皆生於女子，可導而下⑧。

【注释】

① 肠覃(xùn 音训)：覃，古与"蕈"通。肠覃即肠外生长如菌状的肿瘤。
② 气不得荣：《甲乙经》《千金》等"气"前并有"正"字。荣，是营运的意思。
③ 癖：积也。
④ 离岁：杨上善注："离，历也。"马莳注："久者岁以度岁，非止一岁。"离岁，即超过一年以上。
⑤ 石瘕：妇女生于子宫的肿瘤。张介宾注："子门闭塞，则衃血留止，其坚如石，故曰石瘕。"
⑥ 子门：即子宫口。
⑦ 衃(pēi 音胚)：张介宾注："衃，凝败之血也。"
⑧ 可导而下：指用逐瘀之法，导之下行。杨上善："可以针刺导而下之。"丹波元简云："导，谓坐导药，其病在胞中，故用坐药以导下之。"

【按语】

本段讨论肠覃与石瘕之主要特征及其鉴别诊断。两者皆以腹内肿块为主症，外形相似，但病变的部位不同。一在肠外，一在胞中，而石瘕只见于女子，有月经闭止之主症。肠覃男女皆有，与月经无关。

6·12·3

【原文】

黄帝曰：膚脹、鼓脹，可刺邪？岐伯曰：先寫其脹之血絡，後調其經①，刺去其血絡②也。

【注释】

① 先写其胀之血络，后调其经：《太素》《甲乙经》均作"先刺其腹之血络"。腹之血络，指腹部胀起之血络。张介宾注："先泻其胀之血络，谓无论虚实，凡有血络之外见者，必先泻之，而后因虚实以调其经也。"
② 刺去其血络：《甲乙经》《太素》均作"亦刺去其血脉"。与上文"先泻"相对，则有"后刺"之意。

6·13 素问·水热穴论篇第六十一（节选）

【原文】

黃帝問曰：少陰何以主腎？腎何以主水？岐伯對曰：腎者，至陰也，至陰者，盛水也①，肺者，太陰也，少陰者，冬脈也。故其本在腎，其末在肺，皆積水也②。帝曰：腎何以能聚水而生病？岐伯曰：腎者，胃之關也③，關門不利，故聚水而從其類也。上下溢於皮膚，故為胕腫④，胕腫者，聚水而生病也。帝曰：諸水皆生於腎乎？岐伯曰：腎者牝藏⑤也，地氣上者屬於腎，而生水液也⑥，故曰至陰。勇而勞甚則腎汗出，腎汗出逢於風，內不得入於藏府，外不得越於皮膚，客於玄府，行於皮里，傳爲胕腫，本之於腎，名曰風水⑦。所謂玄府者，汗空也。

【注释】

① 肾者，至阴也，至阴者，盛水也：王冰注："阴者谓寒也。冬月至寒，肾气合应，故云肾者至阴也。水王于冬，故云至阴者盛水也。"

② 其本在肾，其末在肺，皆积水也：马莳注："本者，病之根也；末者，病之标也。肾气上逆，则水气客于肺中，此所以皆为积水也。"

③ 肾者，胃之关也：张介宾注："关者，门户要会之处，所以司启闭出入也。肾主下焦，开窍于二阴，水谷入胃，清者由前阴而出，浊者由后阴而出；肾气化则二阴通，肾气不化则二阴闭；肾气壮则二阴调，肾气虚则二阴不禁，故曰肾者胃之关也。"

④ 胕肿：胕，与"肤"通。胕肿，即皮肤水肿。

⑤ 牝（pìn 音聘）藏：牝，雌性的畜类。牝与牡相对而言。牝为阴，牡为阳。牝藏即阴藏。《灵枢·顺气一日分为四时》有肝为牡藏，心为牡藏，脾为牝藏，肺为牝藏，肾为牝藏的记载。

⑥ 地气上者属于肾，而生水液也：人体之水液，由肾气蒸化，而布敷于上而为气，犹地气上为云，云下降而为雨。

⑦ 风水：水肿因风得之，名曰风水。风水病本在于肾，故亦名肾风。

【按语】

本文论述了水肿病的病机，突出了肺肾两脏的标本关系。为后世对水肿病的辨证论治，奠定了理论基础。张介宾更在"其本在肾，其末在肺"的基础上补充了"其制在脾"的理论，使肺、脾、肾三脏主司水液气化的理论基础更趋完善。

《内经》中对肾风、风水的记载颇多，如《素问·风论》："肾风之状，多汗恶风，面胕然浮肿，脊痛不能正立，其色炲，隐曲不利，诊在肌上其色黑。"《素问·奇病论》："有病痝然如有水状，切其脉大紧，身无痛者，形不瘦，不能食，食少……病生在肾，名为肾风。"《素问·评热病论》："有病肾风者，面胕痝然壅，害于言……至必少气时热，时热从胸背上至头，汗出手热，口干苦渴，小便黄，目下肿，腹中鸣，身重难以行，月事不来，烦而不能食，不能正偃，正偃则咳，病名曰风水。"《灵枢·论疾诊尺》："视人之目窠上微痈，如新卧起状，其颈脉动，时咳，按其手足上，窅而不起者，风水肤胀也。"以上各篇对风水、肾风症状的描述，可以参考。

6·14 素问·汤液醪醴论篇第十四（节选）

【原文】

帝曰：其有不從毫毛而生①，五藏陽以竭②也。津液充郭，其魄獨居③，孤精於內，氣耗於外④，形不可與衣相保⑤，此四極急而動中⑥，是氣拒於內而形施於外⑦，治之奈何？岐伯曰：平治於權衡⑧，去菀陳莝⑨，微動四極⑩，溫衣，繆刺其處⑪，以復其形，開鬼門，潔浄府⑫，精以時服⑬。五陽已布，疎滌五藏⑭，故精自生，形自盛，骨肉相保，巨氣乃平⑮。帝曰：善。

【注释】

① 不从毫毛而生：指病从内而生，非因于外邪所致。

② 五藏阳以竭：以，同"已"。竭，阻遏之意。五脏阳气被阻，遏抑不布，津液不化，于是聚而为水肿。

③ 津液充郭，其魄独居：津液，这里指水气。郭，同"廓"，指形体胸腹。《灵枢·胀论》："夫胸腹，藏府之郭也。"津液充郭，言水液妄行充满于胸腹及形体。魄，属阴，这里指阴津水液。张介宾注："魄者，阴之属，形虽充而气则去，故其魄独居也。"

④ 孤精于内,气耗于外:张介宾注:"精中无气,则孤精于内;阴内无阳,则气耗在外。"
⑤ 形不可与衣相保:高世栻注:"形不可与衣相保者,形体浮肿,不可与衣相为保和也。"
⑥ 四极急而动中:四极,即四肢。急,浮肿胀急。动中,指中气喘动。张介宾注:"四肢者,诸阳之本,阳气不行,故四极多阴而胀急也。胀由阴滞,以胃中阳气不能制水,而肺肾俱病,喘咳继之,故动中也。"
⑦ 气拒于内而形施于外:拒,格拒。施,读"易",改变的意思。王冰注:"水气格拒于腹膜之内,浮肿施张于身形之外。"
⑧ 平治于权衡:吴崑注:"平治之法,当如权衡,阴阳各得其平,勿令有轻重低昂也。"
⑨ 去菀陈莝(cuò音错):菀,通"郁",郁积也。陈,陈旧。莝,斩草。即除去菀陈久积之物。《灵枢·小针解》说:"菀陈则除之者,去血脉也。"
⑩ 微动四极:即四肢作轻度运动。张介宾注:"微动之,欲其流动而气易行也。"
⑪ 温衣,缪刺其处:温衣,衣服保暖。缪刺,病在左而取右,病在右而取左的刺络法。张介宾注:"温衣,欲助其肌表之阳而阴凝易散也。然后缪刺之,以左取右,以右取左,而去其大络之留滞也。"
⑫ 开鬼门,洁净府:鬼门:即汗孔。净府,即膀胱。开鬼门,洁净府,就是发汗,利小便。
⑬ 精以时服:张介宾注:"水气去则真精服。服,行也。"
⑭ 五阳已布,疏涤五藏:五阳,五脏阳气。布,输布宣达。疏涤,疏通荡涤。张介宾注:"阴邪除,则五阳布。"
⑮ 巨气乃平:巨气,指人体正气。平,正常。巨气乃平,即正气恢复正常。

【按语】

本段讨论了因阳气阻遏、津液运化失常而致水肿的病机及其治疗原则和方法,这些理论与治法对后世水肿病的辨证论治有重大影响。如张仲景《金匮要略》有"诸有水者,腰以下肿,当利小便;腰以上肿,当发汗乃愈"的治法即渊源于此。

瘅

6·15 素问·奇病论篇第四十七(节选)

6·15·1

【原文】

帝曰:有病口甘者,病名爲何?何以得之?岐伯曰:此五氣之溢①也,名曰脾癉②。夫五味入口,藏於胃,脾爲之行其精氣,津液在脾③,故令人口甘;此肥美④之所發也;此人必數食甘美而多肥也,肥者令人内熱,甘者令人中滿⑤,故其氣上溢,轉爲消渴⑥。治之以蘭⑦,除陳氣也。

【注释】

① 五气之溢:五气,五谷之气。水谷五味化于脾,其气上溢,则口中甘味。
② 脾癉:病名,马莳注:"脾癉者,脾气之热也。"
③ 津液在脾:张志聪注:"脾主为胃行津液者也。五味入口,津液各走其道……津液不能输布于五藏,而独留在脾,脾气上溢,发为口甘。"
④ 肥美:肥甘厚腻之食物。
⑤ 肥者令人内热,甘者令人中满:张琦云:"食肥则阳气滞而不达,故内热;食甘则气缓而善留,故中满。"
⑥ 消渴:病证名。

⑦ 兰：王冰注："兰，谓兰草也……言兰除陈久甘肥不化之气者，以辛能散发故也。"兰草，即佩兰之类药草，具有芳香化湿醒脾辟浊的作用。

【按语】

消渴证以多饮多食多溺为主要症状，根据其临床表现不同，又可分为肺消、鬲消、消中等，如《素问·气厥论》有"肺消者，饮一溲二，死不治""心移热于肺，传为鬲消"，《素问·腹中论》有"夫热中，消中者，皆富贵人也"等。

本文所述脾瘅即消中之类。由于脾胃燥热，或湿热壅脾，久之伤津化燥。症见多食善饥，饮食不为肌肤，小便多为主症。

6·15·2

【原文】

帝曰：有病口苦，取陽陵泉①。口苦者病名爲何？何以得之？岐伯曰：病名曰膽癉②。夫肝者，中之將也③，取決於膽，咽爲之使。此人者，數謀慮不決，故膽虛④，氣上溢，而口爲之苦。治之以膽募、俞⑤，治在《陰陽十二官相使》⑥中。

【注释】

① 有病口苦，取阳陵泉：《新校正》云："按全元起本及《太素》无'口苦，取阳陵泉'六字。详前后文势，疑此为误。"阳陵泉，足少阳胆经穴名，位于小腿外侧，腓骨小头前下方凹陷处。

② 胆瘅：病名。因胆热，气上溢而口苦，故名。

③ 夫肝者，中之将也：《新校正》云："按《甲乙经》曰：'胆者，中精之府，五藏取决于胆，咽为之使'，疑此文误。"

④ 胆虚：《甲乙经》卷九无"虚"字，"胆"字连下读。

⑤ 胆募、俞：募，脏腑之募穴，在胸腹部。俞，脏腑之俞穴在背部，亦称背俞，属足太阳膀胱经穴。胆的募穴为日月，在第七肋间隙，距腹正中线三寸五分处。胆俞在背部第十胸椎棘突下，旁开一寸五分处。

⑥《阴阳十二官相使》：古医书名。王冰注："言治法具于彼篇，今经已亡。"

【按语】

本文论胆瘅的症状，仅言口苦，其他症状未见论述。《灵枢·邪气藏病形》说："胆病者，善太息，口苦，呕宿汁，心下澹澹，恐人将捕之，嗌中吤吤然，数唾。"《灵枢·四时气》篇说："邪在胆，逆在胃，胆液泄则口苦，胃气逆则呕苦，故曰呕胆。"可参。

癫　狂

6·16　灵枢·癫狂第二十二（节选）

6·16·1

【原文】

癲疾始生，先不樂，頭重痛，視舉①目赤，甚②作極已而煩心，候之於顏③，取手太陽、陽明、太陰，血變而止④。癲疾始作而引口⑤啼呼喘悸者，候之手陽明、太陽，左強者攻其右，右強者攻其左，血變而止。癲疾始作先反僵⑥，因而脊痛，候之足太陽、陽明、太陰，手太陽，血變而止。

治癲疾者，常與之居⑦，察其所當取之處。病至，視之有過者寫之，置其血於瓠壺⑧之中,至其發時,血獨動矣,不動,灸窮骨二十壯⑨。窮骨者,骶骨⑩也。

【注释】

① 视举：目上视也。《难经》《甲乙经》《千金》"视"字上均有"直"字。一为上视,一为直视,癫疾始生时均可见之。

② 甚：《太素》《千金》均作"其"。

③ 候之于颜：颜,原指眉以上额部。此处统指面部而言。候之于颜,即观察面部的气色。

④ 血变而止：针刺出血,初出血时血色较暗,待其血色转为正常时即停止放血。

⑤ 引口：口角牵引。

⑥ 反僵：角弓反张的痉挛状态。

⑦ 常与之居：医生与病人经常相处在一起,以便于观察其开始发作的情况。

⑧ 瓠(hù 音户)壶：瓠,即葫芦。以葫芦剖开作为容器,称瓠壶。

⑨ 壮：为针灸艾炷灸的计数单位。每灸一个艾炷,称为一壮。

⑩ 骶骨：此处指骶骨端之长强穴,属督脉经。

6·16·2

【原文】

骨癲疾者,䪼①齒諸腧分肉皆滿,而骨居②,汗出煩悗。嘔多沃③沫,氣下泄④,不治。筋癲疾者,身倦攣急大,刺項大經之大杼脈⑤。嘔多沃沫,氣下泄,不治。脈癲疾者,暴仆,四肢之脈皆脹而縱。脈滿,盡刺之出血；不滿,灸之挾項太陽⑥,灸帶脈,於腰相去三寸⑦,諸分肉本輸⑧,嘔多沃沫,氣下泄,不治。癲疾者,疾發如狂者,死不治。

【注释】

① 䪼(kǎn 音坎)：是口外,颊前,颐上的部位,相当于腮部。

② 骨居：《甲乙经》《千金》"居"均作"倨",且下有"强直"二字。丹波元简云："骨倨,即强直之义。"

③ 沃：《甲乙经》《太素》《千金》并作"涎",下同。涎,黏液也。

④ 气下泄：当指遗尿、遗屎、矢气等症状而言,下同。

⑤ 身倦挛急大,刺项大经之大杼脉：《甲乙经》《千金》"急"字后有"脉"字,"大杼"后无"脉"字。

⑥ 挟项太阳：挟项两旁的太阳经。当指天柱、大杼等穴。

⑦ 灸带脉,于腰相去三寸：带脉穴在侧腰部与臀相平处,属足少阳胆经,亦属带脉。张介宾注："又灸足太阳经之带脉穴,此穴相去于腰计三寸许。"

⑧ 诸分肉本输：张介宾注："谓诸分肉之间,及四肢之输,凡胀纵之所,皆当取也。"

【按语】

本节讨论了癫疾发作时的各种症状,并根据其症状而为骨癫疾、筋癫疾、脉癫疾三类。从所描述的症状：视举目赤,引口啼呼,反僵,呕多涎沫,身倦挛急,暴仆,气下泄等,似属癫痫之发作。对癫痫病用针刺治疗,目前临床亦有应用,有一定效果,可作进一步研究。

6·16·3

【原文】

狂始生,先自悲也,喜忘,苦怒①,善恐者,得之憂饑。治之取手太陰、陽明,血變而止,及取足太陰、陽明。狂始發,少臥,不饑,自高賢也,自辯智也,自尊貴也②,善罵詈③,日夜不休。治之取手陽明、太陽、太陰、舌下④、少陰,視之盛者⑤,皆取之,不盛,釋之⑥也。狂言,驚,善笑,好歌樂,妄行不休者,得之大恐。治之取手陽明、太陽、太陰。狂，目妄見，耳妄聞，善呼者，少氣之所生也。治之取手太陽、太陰、陽明，足太陰，頭、兩顑。狂者多食，善見鬼神，善笑而不發於外者⑦，得之有所大喜。治之取足太陰、太陽、陽明，后取手太陰、太陽、陽明。狂而新發，未應如此者⑧，先取曲泉左右動脉⑨，及盛者見血，有頃已⑩，不已，以法取之⑪，灸骨骶⑫二十壯。

【注释】

① 苦怒：易怒而不能自制。《甲乙经》"苦"作"善"。
② 自高贤也，自辩智也，自尊贵也：自己以为高明，了不起，自以为聪明善辩，自以为尊贵贤能。
③ 詈（lì音利）：责骂也。
④ 舌下：指廉泉穴。
⑤ 视之盛者：《甲乙经》、《太素》"视"字后均有"脉"字。
⑥ 释之：不予针刺。张介宾注："若其不盛，则当辨之无论也。"
⑦ 善笑而不发于外者：独自暗笑也。
⑧ 狂而新发，未应如此者：张介宾注："谓狂病新起，未有如上文五节之见证也。"
⑨ 曲泉左右动脉：张介宾注："宜先取足厥阴肝经之曲泉穴，左右皆刺之。"曲泉穴位于腘横纹内侧端。查曲泉穴左右并无动脉，"动脉"二字恐衍。
⑩ 有顷已：有顷，经较短时间。已，发作停止。
⑪ 以法取之：张介宾注："当照前五节求法以取之。"
⑫ 骨骶：《甲乙经》、《太素》均作"骶骨"。

【按语】

本段叙述狂病的多种症状、病因及针灸取穴。其所描述的症状都是精神病患者所常见的。可见《内经》时代对精神病已有一定认识。

6·17 素问·奇病论篇第四十七（节选）

【原文】

帝曰：人生而有病巔疾①者，病名曰何？安所得之？岐伯曰：病名爲胎病②，此得之在母腹中時，其母有所大驚，氣上而不下，精氣并居③，故令子發爲巔疾也。

【注释】

① 巔疾：《甲乙经》、《太素》均作"癫疾"。《内经》中癫病有两种含义：一指癫痫，二指狂病之属阴性者。此处原文未列症状，当泛指精神异常的疾病而言，但不包括热性病过程中的发狂在内。故不称癫狂而称癫疾。
② 胎病：即先天性疾病，俗称"胎里疾"。
③ 精气并居：气，指因大惊而逆乱之气。精气并居，谓精气与逆乱之气相并。

【按语】

本段指出癫痫一类疾患与先天有关。而其成因，多由妇女妊娠期精神重大刺激所致，说明我国很早就认识到妇女孕期卫生，要保持心情愉快，避免精神刺激，重视胎教，这也是《内经》中优生思想的反映。

6·18 素问·病能论篇第四十六（节选）

【原文】

帝曰：有病怒狂①者，此病安生？岐伯曰：生於陽也。帝曰：陽何以使人狂？

岐伯曰：陽氣者，因暴折而難決，故善怒也，病名曰陽厥②。帝曰：何以知之？岐伯曰：陽明者常動③，巨陽、少陽不動，不動而動大疾④，此其候也。帝曰：治之奈何？岐伯曰：奪其食⑤即已，夫食入於陰，長氣於陽⑥，故奪其食即已⑦，使之服以生鐵洛⑧爲飲。夫生鐵洛者，下氣疾⑨也。

【注释】

① 怒狂：多怒之狂证。

② 因暴折而难决……病名曰阳厥：暴折，精神突然受到挫折。难决，难以决断。因为情志刺激，致使阳气抑郁而不伸，乃至逆乱而厥，故称为阳厥。

③ 阳明者常动：马莳注："足阳明经常动者，《灵枢·动输》篇言足阳明独动不休，故凡冲阳、地仓、大迎、下关、人迎、气冲之类，皆有动脉不止，而冲阳为尤甚。"

④ 巨阳、少阳不动，不动而动大疾：足太阳膀胱经与足少阳胆经所经之处一般无脉动现象或动而不明显。今按之动且大而疾，此阳气厥逆使然。马莳注："二经不动而至于动之甚速，此其病之怒狂，故诸阳之脉有如此耳。"

⑤ 夺其食：强制病人少食或不食。《太素》、《甲乙经》"夺"均作"衰"，意义相同。

⑥ 食入于阴，长(zhǎng音掌)气于阳：饮食由脾运化成水谷之精，脾为阴，故曰食入于阴。脾气散精，上归于肺，清阳，实于四肢，发于腠理，温于分肉，熏肤充身泽毛，若雾露之溉，是长气于阳。

⑦ 夺其食即已：夺其食则气衰阳虚，犹如釜底抽薪，故病已。

⑧ 生铁洛：《甲乙经》、《太素》均作"铁落"。洛、落为同音通假字。生铁落即冶铁时锤落之铁屑。张介宾注："生铁洛即炉冶间锤落之铁屑，用水研浸，可以为饮。其属金，其气寒而重，最能坠热开结，平木火之邪。故可以下气疾，除狂怒也。凡药中用铁精、铁华粉、铁砂、铁锈水之类，皆同此义。"

⑨ 下气疾：下，降也。疾，速也。

【按语】

李时珍《本草纲目》云："阳气怫郁而不得疏越，少阳胆火，挟三焦少阳相火，巨阳阴火上行，故使人易怒如狂，其巨阳、少阳之动脉，可诊之也。夺其食，不使胃火复助其邪也。饮以生铁落，金以制木也。木平则火降，故曰下气疾速，气即火也。"可谓对本段经文的注释。后世医家根据经义，在治疗怒狂证时应用生铁落佐以宁心安神，清热化痰之剂有良效。今日临床亦常应用。

痈　疽

6·19　灵枢·痈疽第八十一（节选）

6·19·1

【原文】

夫血脈營衛，周流不休，上應星宿，下應經數。寒邪客於經絡之中則血泣，血泣則不通，不通則衛氣歸①之，不得復反②，故癰腫。寒氣化爲熱，熱勝則腐肉，肉腐則爲膿。膿不寫則爛筋，筋爛則傷骨，骨傷則髓消，不當骨空③，不得泄寫，血枯空虛，則筋骨肌肉不相榮，經脈敗漏，熏於五藏，藏傷故死矣。

【注释】

① 归：趋也，引申为蕴积的意思。

② 不得复反：不得复于周流。

③ 不当骨空：当，在也。张志聪注："骨空者，节之交也，痈肿不当骨空之处，则骨中之邪热不得泄泻矣。"

【按语】

本节讨论了痈疽的病因和病机。指出痈疽的发生，由于寒邪客于经络之中，影响血液运行，于是局部肉腠皮肤出现红、肿、热、痛，而痈疽成矣。正如《素问·生气通天论篇》云："营气不从，逆于肉理，乃生痈肿。"

痈疽既成，肉腐化脓，脓液当及时排出，否则进一步烂筋、伤骨、消髓、枯血，终致经脉败漏，邪热熏于五脏，病深不可救治。

本文所论病机，在指导临床治疗痈疽时，运用活血化瘀、清热解毒、切开排脓、补益内托等方面有指导意义。

6·19·2

【原文】

黄帝曰：夫子言痈疽，何以别之？岐伯曰：营卫①稽留於經脈之中，則血泣而不行，不行則衛氣從之而不通，壅遏而不得行，故熱。大熱不止，熱勝則肉腐，肉腐則爲膿。然不能陷②，骨髓不爲燋枯，五藏不爲傷，故命曰癰。

黄帝曰：何謂疽？岐伯曰：熱氣淳③盛，下陷肌膚，筋髓枯，内連五藏，血氣竭，當其癰下，筋骨良肉皆無餘，故命曰疽。疽者，上之皮夭④以堅，上如牛領之皮⑤。癰者，其皮上薄以澤，此其候也。

【注释】

① 营卫：《甲乙经》作"营气"。
② 然不能陷：《太素》、《甲乙经》等此下均有"于骨髓"三字。
③ 淳：亢盛也。
④ 夭：张介宾注："夭以色言，黑暗不泽也。此即皮色之状，可以辨其浅深矣。"又云："痈浅疽深，毒有微甚，故内连五脏，外败筋骨良肉者，是谓之疽，乃可畏也。"
⑤ 牛领之皮：言触之坚厚，状如牛颈之皮。

【按语】

本段论述了痈与疽的鉴别，指出两者虽同为外科疮疡，但一般临床所见，痈为阳证，多见红肿焮热疼痛，表皮薄而光泽，病变较浅，溃破或排脓后，疮口易敛。疽为阴证，多皮色不变，漫肿或平坦，不热，脓疡在深部，溃后脓液清稀，或冷稠秽臭，疮口难以收敛，易内陷而成败证。所述虽寥寥数语，而对痈疽之鉴别已挈其要领。

6·20 灵枢·玉版第六十（节选）

6·20·1

【原文】

黄帝曰：病之生時，有喜怒不測，飲食不節，陰氣不足，陽氣有餘，營氣不行，乃發爲癰疽。陰陽不通①，兩熱相搏②，乃化爲膿，小針能取之乎？岐伯曰：聖人不能使化者，爲之邪不可留也③。故兩軍相當④，旗幟相望，白刃陳於中野⑤者，此非一日之謀也。能使其民令行禁止⑥，士卒無白刃之難者，非一日之教也，須臾之得也⑦。夫至使身被癰疽之病，膿血之聚者，不亦離道遠⑧乎？夫癰疽之生，膿血之成也，不從天下，不從地出，積微之所生也⑨。故聖人自治於未有形也，愚者遭其已成也。

黃帝曰：其已形，不予遭；膿已成，不予見⑩，爲之奈何？岐伯曰：膿已成，十死一生，故聖人弗使已成，而明爲良方，著之竹帛，使能者踵而傳之后世，無有終時者，爲其不予遭⑪也。

黃帝曰：其已有膿血而后遭乎⑫？不導之以小鍼治乎？岐伯曰：以小治小者，其功小。以大治大者，多害⑬。故其已成膿血者，其唯砭石、鈹、鋒⑭之所取也。

【注释】

① 阴阳不通：阴指营气，阳指卫气。营气壅遏，卫气从之而不通。

② 两热相搏：外来之邪热与营卫壅遏所化之阳热相互搏结。

③ 不能使化者，为之邪不可留也：化者，指已化脓者。为之，即治之。意谓痈疽已经化脓，必须及早祛邪，不使留在体内。

④ 两军相当：敌对两军相对阵。

⑤ 中野：指战场。

⑥ 能使其民令行禁止：能指挥其民众，有令则执行，有禁则制止。

⑦ 士卒无白刃之难者，非一日之教也，须臾之得也：是说欲使士兵能克敌制胜，免于死难，需要长期训练，非很短时间内所能达到的。

⑧ 离道远：道，指医疗技术。即前文"小针能取乎？"言痈疽已成，脓血已聚，小针治之，远不能取效。

⑨ 不从天下，不从地出，积微之所生也：言痈疽的发生是病邪在于机体逐渐蓄积发展而形成，不是凭空而来的。

⑩ 其已形，不予遭；脓已成，不予见：《甲乙经》作"其已有形，脓已成"。

⑪ 为其不予遭：为使人不遭脓成而病死之苦。

⑫ 其已有脓血而后遭乎：《甲乙经》作"其已成有脓血"。

⑬ 以大治大者，多害：《甲乙经》作"以大治大者其功大，以小治大者多害大"。丹波元简曰："原文义难通，得《甲乙》其旨甚晰。盖以大治大，谓之砭石、铍锋之所取也。"

⑭ 铍、锋：铍、铍针，形如剑，是切开排脓放血的外科工具。锋，锋针，今三棱针。《灵枢·九针十二原》："四曰锋针，长一寸六分；五曰铍针，长四寸，广二分半……锋针者，刃三隅，以发痼疾。铍针者，末如剑锋，以取大脓。"

6·20·2

【原文】

黃帝曰：多害者，其不可全乎①？岐伯曰：其在逆順②焉。黃帝曰：願聞逆順。岐伯曰：以爲傷③者，其白眼青，黑眼小④，是一逆也；內藥而嘔⑤者，是二逆也；腹痛渴甚⑥，是三逆也；肩項中不便⑦，是四逆也；音嘶色脱⑧，是五逆也。除此五者，爲順矣。

【注释】

① 多害者，其不可全乎：多害者，以大针误治或病情恶化。全，治好，保全性命的意思。

② 其在逆顺：是言关键在于病情与症状的逆与顺。张志聪注："痈发于皮肉筋骨之间，其气外行者为顺，若反逆于内，则逆伤其脏矣。"

③ 伤:与"疡"通。

④ 白眼青,黑眼小:张志聪注:"白眼青,黑眼小,肺肝肾三脏之气伤也。"

⑤ 内药而呕:内,通"纳"。服药而呕,是胃气败也。

⑥ 腹痛渴甚:腹痛为邪入于里,渴甚为火盛津伤。

⑦ 肩项中不便:肩为手三阳经脉所过,项为手足六阳经脉及督脉所过。肩项中不便,说明这些经脉已受邪。

⑧ 音嘶色脱:马莳注:"音嘶者,肺衰也;色脱者,五脏衰也。"

【按语】

本段强调痈疽的预防和早期诊断,早期治疗,并提示出病情恶化所出现的几种逆证。由于这些逆证多是邪毒内陷,五脏受伤,胃气败绝,津枯血竭的败象,故而预后不良。

7 诊 法

诊法，是收集临床资料的手段，也就是诊断疾病的方法。通过这种方法所取得的资料，运用阴阳、五行、藏象、经络、病因、病机等理论，进行分析归纳，从而作为辨证论治的依据。所以，临床诊法的运用，直接关系到辨证和治疗。

《内经》中有关诊法的内容是相当丰富的，既有专篇论述，又散见于许多有关篇章之中。事实证明，在《内经》成书时期的古代医家，是非常重视诊法，而且累积了不少经验，取得巨大的成就。

《内经》诊法的内容，归纳起来，不外望、闻、问、切四个方面，后世称之谓"四诊"。由于历史条件的限制，这四诊中的某些具体方法，目前临床已很少应用，但它的思想方法、理论观点，一直为后世所遵循，并为中医诊断学的发展，开拓了道路，奠定了基础。

7·1 素问·五藏别论篇第十一（节选）

【原文】

帝曰：氣口①何以獨爲五藏主？岐伯曰：胃者，水穀之海、六府之大源也。五味入口，藏於胃，以養五藏氣，氣口亦太陰也。是以五藏六府之氣味，皆出於胃，變見於氣口②，故五氣入鼻，藏於心肺。心肺有病，而鼻爲之不利也。

凡治病，必察其下，適其脈，觀其志意，與其病也③。拘於鬼神者，不可與言至德④；惡於鍼石者，不可與言至巧⑤；病不許治者，病必不治，治之無功矣。

【注释】

① 气口：又称脉口、寸口。指两手腕部桡骨头内侧动脉搏动的诊脉部位。张介宾注："气口之义，其名有三：手太阴肺，肺经脉也，肺主气，气之盛衰见于此，故曰气口；肺朝百脉，脉之大会聚于此，故曰脉口；脉出太渊，其长一寸九分，故曰寸口。是名虽三，其实则一耳。"

② 变见于气口：杨上善注："胃为水谷之海，六府之长，出五味以养五藏。血气卫气行手太阴脉至于气口，五藏六府善恶，皆是胃气所将而来，会于手太阴，见于气口，故曰变见也。"

③ 凡治病，必察其下，适其脉，观其志意，与其病也：下，《太素》作"上下"。杨上善注："疗病之要，必须上察人迎，下诊寸口，适于脉候，又观意志有无，无意志者，不可为至。"

④ 拘于鬼神者，不可与言至德：拘，拘执，执迷不悟的意思。至德，至，极或最的意思；德，道德。至德，这里引申为医学理论。马莳注："彼拘于鬼神者，专于祷祈，惑于渺茫，与言修身养性之至德，必不见信。"

⑤ 恶于针石者，不可与言至巧：巧，技巧。至巧，这里指针石治疗的技术。王冰注："恶于针石，则巧不得施，故不可与言至巧。"

【按语】

本段主要阐明独取寸口脉能诊察疾病的基本原理。寸口属于手太阴肺经的动脉，肺主气而朝百脉，肺的经脉起于中焦脾胃，脾胃为五脏六腑精气的源泉。所以全身脏腑经脉气血的情况，可以从寸口上体现出来。《难经》第一难关于诊脉"独取寸口"的方法，其理即源于此。本文还应与《灵枢·营卫生会》"人受气与谷，谷入于胃，以传于肺，五藏六府皆以受气",以及《素问·经脉别论》"气口成寸,以决死生",《难经·一难》"寸口者,脉之大会,手太阴之动脉也……五藏六府之所终始,故法取于寸口也"等联系起来理解。

本文还明确提出"拘于鬼神者,不可与言至德"的论点,充分反映了《内经》学术思想的唯物主义的观点。

7·2 素问·脉要精微论篇第十七(节选)

7·2·1

【原文】

黃帝問曰：診法^①何如？岐伯對曰：診法常以平旦，陰氣未動，陽氣未散^②，飲食未進，經脈未盛，絡脈調勻，氣血未亂，故乃可診有過^③之脈。

切脈動靜，而視精明^④，察五色，觀五藏有餘不足，六府強弱，形之盛衰，以此參伍^⑤，決死生之分。

【注释】

① 诊法：张介宾注："诊,视也、察也、候脉也。凡切脉望色,审问病因,皆可言诊。而此节以诊脉为言。"

② 阴气未动,阳气未散：滑寿注："谓平旦未劳于事,是以阴气未动,阳气未耗散。"又尤怡《医学读书记》说："按《营卫生会》篇云'平旦阴静而阳受气'。夫阴方静,何云'未动'？阳气方受,何云'未散'？疑是阳气未动,阴气未散。动,谓盛之著。散,谓衰之极。"

③ 过：失常之意。指不正常的脉象。一说过,过错,指病而言,有过之脉,即有病的脉象。如马莳注："人之有病,如事之有过误,故曰有过之脉。"

④ 视精明：精明,这里指眼睛。一说指眼神。眼神,是脏腑精气上注于目的表现。姚止庵注："盖人一身之精神,皆上注于目。视精明者,谓目睛之明暗,而知人之精气也。"又张介宾注："视目之精明,诊神气也。"

⑤ 参伍：彼此相参互证的意思。张介宾注："参伍之义,以三相较谓之参,以五相类谓之伍。盖彼此反观,异同互证,而必欲搜其隐微之谓。"

【按语】

本文所论诊脉时间以平旦为宜,主要说明平旦时人之气血安静,尚未受外来因素的干扰,最能反映出真实的脉象。但从临床实际来看,诊病都要求在平旦是不可能的。因此,本段的精神,主要在于说明诊脉时必须让病人安静,排除干扰脉象的一切内外环境因素。

文中所提到的切脉、视精明、望五色等,说明诊脉必须与望、闻、问结合起来,做到四诊合参,才能达到"以此参伍,决死生之分"。

7·2·2

【原文】

夫脈者，血之府^①也。長則氣治；短則氣病^②；數則煩心；大則病進^③；上盛則氣高；下盛則氣脹^④；代則氣衰；細則氣少^⑤，濇則心痛^⑥；渾渾革至如涌泉^⑦，病進而色弊^⑧；綿綿其去如弦絕^⑨，死。

【注释】

① 脉者,血之府：府,聚也、居也。李中梓注："营行脉中,故为血府。然行是血者,是气之为司也。《逆顺》篇曰：'脉之盛衰者,所以候血气之虚实。'则知此举一血而气在其中,即下文气治、气病,义益见矣。"

② 长则气治；短则气病：长，指脉体，应指而长超过本位。气治，即气血和平无病。短，指脉体应指而短，不及本位。气病，即气为病。马莳注："脉长则气治，以气足故应手而长。脉短则气病，以气滞故应手而短。"

③ 数则烦心；大则病进：数，指脉搏一呼一吸五至以上。数脉为热，热则心烦不安。大，指脉体满指而大。脉大为邪气盛，病情在继续发展。

④ 上盛则气高；下盛则气胀：上、下，指寸口脉的上下部。张介宾注："上盛者，邪壅于上也。气高者，喘满之谓。下盛者，邪滞于下，故腹为胀满。"一说，上、下指人体上下部之脉，丹波元简说："诸家以上下为寸尺义，而《内经》有寸口之称，无分三部而为寸关尺之说。乃以《难经》以降之见读斯经，并不可从。此言上下者，指上部下部之诸脉，详见《三部九候论》。"

⑤ 代则气衰；细则气少：代，代脉。指脉来缓弱而有规则的间歇，主脏气衰弱。《伤寒论·太阳篇》说："脉来动而中止，不能自还，因而复动者，名曰代脉也。"细，是细脉。脉细状如丝线，主诸虚劳损，血虚气少。

⑥ 涩则心痛：涩，指涩脉。脉往来涩滞不流利，如轻刀刮竹。主气血虚少或气滞血瘀，故现心痛之证。马莳注："涩则心血不足，而有时作痛也。"

⑦ 浑浑革至如涌泉：《甲乙经》、《脉经》均作"浑浑革革，至如涌泉"。浑浑，滚滚的意思。革，《集韵》："急也。"浑浑革革，即脉来滚滚而急，好像泉水涌出一样。主邪气亢盛，病趋严重。

⑧ 色弊：气色败坏的现象。张志聪注："夫色生于血，病进于脉，而色亦败恶矣。"又《甲乙经》、《脉经》、《千金》色作"危"，弊字与下句连读。

⑨ 绵绵其去如弦绝：绵绵，《新校正》引《甲乙经》、《脉经》作"弊弊绰绰"，与上文"浑浑革革"为对句。弊，隐也。又弊弊，与瞥瞥近；瞥瞥，其形不定的意思。王冰注："绵绵言微微似有，而不甚应手也。如弦绝者，言脉卒断，如弦之绝去也。"

【原文】

夫精明五色者，气之华也①，赤欲如白裹朱②，不欲如赭③；白欲如鹅羽，不欲如盐；青欲如苍璧④之泽，不欲如蓝；黄欲如罗裹雄黄，不欲如黄土；黑欲如重漆色，不欲如地苍⑤。五色精微象见⑥矣，其寿不久也。夫精明者，所以视万物，别白黑，审短长，以长为短，以白为黑，如是则精衰矣。

【注释】

① 精明五色者，气之华也：姚止庵注："精明以目言，五色以面言。言目之光彩精明，面之五色各正，乃元气充足，精华发现于外也。"

② 白裹朱：马莳注："白，当作帛。"帛，即白色的丝织物。朱，朱砂。张介宾注："白裹朱，隐然红润而不露也。"不论面现何色，总以明润含蓄为顺，枯槁暴露为逆。

③ 赭：即代赭石。其色赤而灰暗不泽。

④ 苍璧：苍，青色。璧，玉石。张介宾注："苍璧之泽，青而明润。"

⑤ 地苍：张介宾注："地之苍黑，枯暗如尘。"

⑥ 五色精微象见：象，败象。象见，败象见于外，即真脏色暴露于外。吴崑注："精微象见，言真元精微之气，化作色相，毕见于外，更无藏蓄，是真气脱也，故寿不久。"见通现。

【按语】

本节以具体实物的颜色对比，形象化地阐明了五色的"欲"与"不欲"，是望诊中辨五色的重要内容。五色欲与不欲的要点，就在于不论哪种颜色，只要是明润含蓄，隐而不露的，就是内脏精气未衰的表现，预后良好。如果是枯暗不润，或"五色精微象见"，颜色暴露的，是内脏精气衰竭的反映，则预后不良。

望目精，也是望诊的重要内容之一。由于五脏六腑之精气皆上注于目，所以望两目的视觉变化,特别是两目的神采,可以了解五脏精气的盛衰。一般来说,两目有神,视物清晰,是精气未衰;如两目无神,视觉失常,则为精气衰竭之征。所以望目对临床辨证有极为重要的意义。

【原文】

五藏者,中之守也①。中盛藏满,氣勝傷恐者,聲如從室中言,是中氣之濕也②;言而微,終日乃復言者③,此奪氣也;衣被不斂,言語善惡不避親疏者,此神明之亂也④;倉廩不藏者,是門戶不要⑤也;水泉不止⑥者,是膀胱不藏也。得守者生,失守者死⑦。

【注释】

① 五藏者,中之守也:五脏主藏精气,藏而不泻,宜守而不失,故曰"中之守"。张介宾注:"五藏各有所藏,藏而勿失,则精神完固,故为中之守也。"

② 中盛藏满……是中气之湿也:高世栻注:"邪实则中盛藏满,正虚则气胜伤恐。人之音声,起于肾,出于肺,会于中土……声如从室中言,此中土壅滞,致肺肾不交,故曰是中气之湿也。"又丹波元简云:"推下文例,者字当在言下。"

③ 言而微,终日乃复言者:张志聪注:"此言五藏之精气虚,而发声之如是也。微者,声气衰微也。终日复言者,声不接续也。"

④ 衣被不敛,言语善恶不避亲疏者,此神明之乱也:吴崑注:"衣被不敛,去其衣被,无有羞恶也。言语善恶不避亲疏,虽亲亦骂詈也,此神明内乱者所为。"盖心主神明,神明乱,心脏之失守也。

⑤ 门户不要:要,通"约"。张介宾注:"要,约束也。幽门、阑门、魄门,皆仓廪之门户,门户不能固,则肠胃不能藏,所以泄利不禁,脾藏之失守也。"

⑥ 水泉不止:水泉,指小便;不止,为失禁。张介宾注:"膀胱与肾为表里,所以藏津液。水泉不止而遗溲失禁,肾藏之失守也。"

⑦ 得守者生,失守者死:吴崑注:"上文五者得守,则藏气冲和,故生。失守,则藏气败绝,故死。"

【原文】

夫五藏者,身之强也①。頭者,精明之府②,頭傾視深③,精神將奪矣;背者,胸中之府④,背曲肩隨,府將壞矣⑤;腰者,腎之府,轉搖不能,腎將憊矣;膝者,筋之府,屈伸不能,行則僂附,筋將憊矣⑥;骨者,髓之府,不能久立,行則振掉,骨將憊矣⑦。得強則生,失強則死⑧。

【注释】

① 五藏者,身之强也:身,指形体。张介宾注:"此下言形气之不守,而应乎五藏也。藏气充则形体强,故五藏为身之强。"

② 头者,精明之府:精明之府,即精气神明之府。张介宾注:"五藏六府之精气,皆上升于头,以成七窍之用,故头为精明之府。"

③ 头倾视深:头倾,为头低垂不能举;视深,为目陷无光。张志聪注:"髓海不足,则头为之倾。神气衰微,则视深目陷。"

④ 背者,胸中之府:张志聪注:"心肺居胸中,而俞在肩背,故背为胸之府。"

⑤ 背曲肩随,府将坏矣:随,同"垂"。肩随,肩下垂。背曲不能伸,肩垂不能举,是脏气精微不能营于肩背,心肺失强败坏之象。

⑥ 膝者,筋之府……筋将惫矣:膝为筋之会,故阳陵泉穴为筋会。偻,身体屈曲不伸。附,行动不便,必依附于他物而行。惫,吴崑注:"惫与败同,坏也。"张介宾注:"筋虽主于肝,而维络关节以立此身者,惟膝腘

⑦ 骨者,髓之府……骨将惫矣:张介宾注:"髓充于骨,故骨为髓之府。"马莳注:"髓为骨中之脂,今不能久立,行则振掉,正以骨将惫坏,病应有如是也。肾藏失强。"

⑧ 得强则生,失强则死:张介宾注:"藏强则气强,故生,失强则气竭,故死。"

【按语】

以上两节,承第一段"观五藏有余不足,六府强弱,形之盛衰",继而举出了五脏精气盛衰所形成的"中之守""身之强",说明五脏有余不足,与形之盛衰的关系。文中所说的"得守者生,失守者死"和"得强者生,失强者死",在临床上诊断病者的预后,很有指导价值。文中对"得守""得强""失守""失强"的推断,即有望诊,又涉及闻诊和问诊,这就体现了"四诊合参"的运用。

7·2·3

【原文】

帝曰:脉其①四时动奈何?知病之所在奈何?知病之所变奈何?知病乍在内奈何?知病乍在外奈何?请问此五者,可得闻乎?岐伯曰:请言其与天运转大也②!萬物之外,六合之内,天地之變,陰陽之應,彼春之暖,為夏之暑,彼秋之忿,為冬之怒③。四變之動,脈與之上下④,以春應中規⑤,夏應中矩⑥,秋應中衡⑦,冬應中權⑧。是故冬至四十五日,陽氣微上,陰氣微下;夏至四十五日,陰氣微上,陽氣微下⑨。陰陽有時,與脈爲期,期而相失,知脈所分,分之有期,故知死時⑩。微妙在脈,不可不察,察之有紀,從陰陽始⑪,始之有經⑫,從五行生,生之有度,四時爲宜。補寫勿失,與天地如一,得一之情⑬,以知死生。是故聲合五音,色合五行,脈合陰陽⑭。

【注释】

① 其:《甲乙经》作"有"。

② 其与天运转大也:其,指脉。大,广大微妙的意思。此言脉之变化与天地运转相应,其道理广大而微妙。张介宾注:"凡此五者,即阴阳五行之理,而阴阳五行即天地之道,故伯以天运转大为对,则五者之变动,尽乎其中矣。"

③ 彼秋之忿,为冬之怒:忿,指秋气劲急。怒,气势充盈,形容冬寒凛冽。成无己注《伤寒论》说:"秋忿为冬怒,从肃而至杀也。"

④ 四变之动,脉与之上下:四变之动,指春夏秋冬四季的变动,上下,指脉象的浮沉。马莳注:"四时有变,而吾人之脉特随之而上下耳。"

⑤ 春应中规:张介宾注:"规者所以为圆之器。春气发生,圆活而动,故应中规。而人脉应之,所以圆滑也。"

⑥ 夏应中矩:马莳注:"矩者所以为方之器也。夏脉洪大滑数,如矩之象,方正而盛,故曰夏应中矩也。"

⑦ 秋应中衡:马莳注:"秋脉浮毛,轻濇而散,如衡之象,其取在平,故曰秋应中衡也。"

⑧ 冬应中权:张介宾注:"冬气闭藏,故应中权,而人脉应之,所以沉石而伏于内也。凡兹规矩权衡者,皆发明阴阳升降之理,以合乎四时脉气之变象也。"

⑨ 冬至四十五日……阳气微下:张介宾注:"冬至一阳生,故冬至四十五日以至立春,阳气以渐而微上,阳微上而阴微下矣。夏至一阴生,故夏至后四十五日以至立秋,阴气以渐而微上,阴微上则阳微下矣。"

⑩ 阴阳有时……故知死时:吴崑注:"阴阳有时,有四时也。与脉为期,谓春规、夏矩、秋衡、冬权相期

而至也。期而相失,谓规矩衡权不合乎春夏秋冬也。知脉所分,言病至之时,知脉之所分肝病在春,心病在夏,肺病在秋,肾病在冬,脾病在四季,是所分者有期,故知病死之时。"全句意思是脉与四时阴阳变化时期相适的为正常,如果不相适应的,可以根据季节和脉象的变化来判断病在何脏,而知其死亡的时期。

⑪ 察之有纪,从阴阳始:杨上善注:"察脉纲纪,必以阴阳为本也。"

⑫ 始之有经:张志聪注:"自有经常之理。"

⑬ 得一之情:即得人与天地如一之情理。

⑭ 声合五音,色合五行,脉合阴阳:张介宾注:"声合宫商角徵羽,色合金木水火土,脉合四时阴阳。虽三者若乎有分,而理则一也。"

【原文】

是知①陰盛則夢涉大水恐懼②,陽盛則夢大火燔灼③,陰陽俱盛則夢相殺毀傷④,上盛則夢飛,下盛則夢墮⑤,甚飽則夢予,甚饑則夢取,肝氣盛則夢怒,肺氣盛則夢哭⑥,短蟲⑦多則夢聚衆,長蟲多則夢相擊毀傷。

【注释】

① 是知:马莳注:"此承上文而言人身之有梦,亦不外乎阴阳而已。"

② 阴盛则梦涉大水恐惧:王冰注:"阴为水,故梦涉水而恐惧也。"

③ 阳盛则梦大火燔灼:王冰注:"阳为火,故梦大火而燔灼也。"

④ 阴阳俱盛则梦相杀毁伤:高世栻注:"阴阳俱盛,则水火亢害,故梦相杀毁伤。相杀,争战也。毁伤,俱败也。"

⑤ 上盛则梦飞,下盛则梦堕:高世栻注:"上盛则气并于上,故梦飞,肝藏魂而上升也。下盛则气并于下,故梦堕。堕者,肺藏魄而下降也。此水阴火阳,木浮金沉之义。"

⑥ 肝气盛则梦怒,肺气盛则梦哭:高世栻注:"肝气盛则梦怒,怒则气上也。肺气盛则梦哭,哭则气下也。"

自"阴盛则梦大水恐惧"至此,与《灵枢·淫邪发梦》文重,故林亿校认为"乃《灵枢》之文,误置于斯"。但周学海认为"此段随带指点阴阳之验,是旁证之文"。

⑦ 短虫:《说文》:"蛲,腹中短虫也。"是短虫即蛲虫。

【原文】

是故持脈有道,虛靜爲保①。春日浮,如魚之游在波②;夏日在膚,泛泛乎萬物有餘③;秋日下膚,蟄蟲將去④;冬日在骨,蟄蟲周密,君子居室⑤。故曰:知內者按而紀之,知外者終而始之⑥。此六者⑦,持脈之大法。

【注释】

① 持脉有道,虚静为保:保,《甲乙经》作"宝"。丹波元简云:"保、葆、宝,古通用。"杨上善注:"持脉之道,虚心不念他事,凝神静虑,以为自保,方可得知脉之浮沉,气之内外也。"意谓虚静是诊脉时医生应持的态度。

② 春日浮,如鱼之游在波:张介宾注:"脉得春气,虽浮动而未全出,故如鱼之游在波。"

③ 夏日在肤,泛泛乎万物有余:肤,指皮肤。泛,《说文》:"浮也。"即浮盛之意,形容脉象浮于肤表盈满指下。姚止庵注:"阳气大盛,脉来亦象万物之有余,易取而洪大也。"

④ 秋日下肤,蛰虫将去:下肤,指脉象由浮趋沉,在皮肤之下,肌肉之中。蛰虫,藏伏土中越冬之虫。吴崑注:"秋日阳气下降,故脉来下于肌肤,象蛰虫将去之象也。"

⑤ 冬日在骨,蛰虫周密,君子居室:李中梓注:"如蛰畏寒,深居密处,君子法天时而居室,退藏于室也。"言冬时阳气内藏,脉沉在骨。

⑥ 知内者按而纪之,知外者终而始之:按,谓按脉。张介宾注:"内言藏气,藏象有位,故可按而纪之;

外言经气,经脉有序,故可终而始之。"

⑦ 六者:指上文春、夏、秋、冬、内、外。张介宾注:"知此四时内外六者之法,则脉之动,病之所在,及病之或内或外,皆可得而知也,故为持脉之大法。"一说,六者是指诊法常以平旦,四诊合参,脉应四时,虚静为保,脉合阴阳,知内知外,以此六者为持脉之大法。

【按语】

本段从"天人相应"的观点出发,阐明了人体脉象应四时问题。文中着重说明了人体在春温、夏热、秋凉、冬寒和春生、夏长、秋收、冬藏的自然变化规律中,脉象便相应有春规、夏矩、秋衡、冬权的四时不同表现。实际上,这也就是人体在一年中气血运行节律的现象。这四种脉象都为四时的平脉,不属于病脉。明乎此,才能以常衡变,更好地诊察病脉。

梦,可以是生理性的,也可能是病理变化的一种反映。通过问诊了解病人的不同梦境,可以帮助了解人体阴阳及脏气的盛衰和察知疾病的由来。

"持脉有道,虚静为保",有两方面的意义,一是诊脉时医生应虚心安静,才能摒除杂念,全神贯注,这样才能辨别出复杂的脉象;二是诊脉时患者也应虚心安静,这样才能反映出真实的脉象。

7·2·4

【原文】

尺内两傍①,则季胁②也,尺外以候肾,尺裏以候腹③。中附上④,左⑤外以候肝,内以候鬲;右⑤外以候胃,内以候脾。上附上④,右外以候肺,内以候胸中;左外以候心,内以候膻中。前以候前,后以候后⑥。上竟上⑦者,胸喉中事也;下竟下⑦者,少腹腰股膝胫足中事也。

【注释】

① 尺内两傍:王冰注:"尺内,谓尺泽之内也。两傍,各谓尺之外侧也。"丹波元简注:"此即诊尺肤之部位。"尺肤,即前臂内侧自肘至腕的皮肤。

② 季胁:又名季肋、软肋。相当于侧胸第十一、第十二肋软骨部分。

③ 尺外以候肾,尺里以候腹:尺部内侧(阴侧)前缘为尺外,后缘为尺里,即小指侧为尺内,拇指侧为尺外。下文凡言内外均仿此。

④ 中附上、上附上:从尺泽至鱼际,分为三段:中即中段,上即上段,上文尺外、尺里为下段(见图4)。

⑤ 左、右:指左右手,下文仿此。

⑥ 前以候前,后以候后:丹波元简注:"前者,臂内阴经之分也。后者,臂外阳经之分也。"又吴崑注:"候前,候病人之前,谓胸腹之上也。候后,候病人之后,谓肩背之后也。"

⑦ 上竟上、下竟下:竟,尽也。上竟上,上段之尽端,即鱼际部。下竟下,下段之尽端,即尽于尺部。

【按语】

尺肤诊,是我国古代常用的一种诊法。主要是察尺肤的寒热滑涩,以诊疾病的寒热及津液的盈亏。目前,这种诊法临床虽少应用,但对某些病证,特别是温热病,有其一定的临床价值,值得进一步研究和推广。

7·3 素问·平人气象论篇第十八

7·3·1

【原文】

黄帝问曰:平人①何如?岐伯对曰:人一呼脉再动,一吸脉亦再动,呼吸定息脈五動,閏以太息②,命曰平人。平人者,不病也。常以不病調病人,醫不病,故爲病人平息以調之爲法③。

人一呼脈一動,一吸脈一動,曰少氣④。人一呼脈三動,一吸脈三動而躁,尺熱曰病溫,尺不熱脈滑曰病風,脈濇曰痺⑤。人一呼脈四動以上曰死,脈絕不至曰死,乍疎乍數曰死⑥。

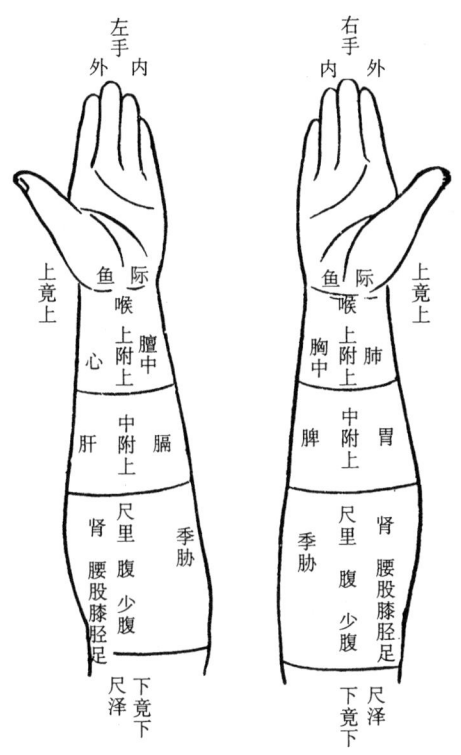

图 4　尺肤切诊部位示意图

【注释】

① 平人：健康无病的人。丹波元简云："《调经论》云：阴阳匀平,以充其形,九候若一,命曰平人。《终始》篇云：形肉血气,必相称也,是谓平人。"

② 闰以太息：闰,余也。张志聪注："太息者,呼吸定息之时,有余不尽而脉又一动,如岁余之有闰也。"

③ 平息以调之为法：平息,即均匀呼吸。调之,调病人的脉息至数。为法,为诊脉方法。吴崑注："医不病则呼吸调匀,故能为病人平息以调脉。若医者病寒则呼吸迟,病人脉类于数。医者病热则呼吸疾,病人之脉类于迟,皆不足以调病人之脉也。"

④ 少气：张介宾注："脉为血气之道路,而脉之运行在乎气,若一呼一吸脉各一动,则一息二至,减于常人之半矣,以正气衰竭也,故曰少气。"

⑤ 人一呼脉三动……尺热曰病温……脉涩曰痺：尺,指尺肤。张介宾注："若不因定息太息而呼吸各三动,是一息六至矣,《难经》谓之离经。躁者,急疾之谓。尺热,言尺中近臂之处有热者,必其通身皆热也。脉数躁而身有热,故知为病温。数滑而尺不热者,阳邪盛也,故当病风；然风之伤人,其变不一,不独在于肌表,故尺不热也。濇为血不调,故当病痺。"

⑥ 人一呼脉四动以上曰死……乍疏乍数曰死：高世栻注："人一呼脉四动以上,则太过之极。脉绝不至,则不及之极。乍疏乍数,则错乱之极。故皆曰死。"又张介宾注："一呼四动则一息八至矣,况以上乎,

《难经》谓之夺精。四至曰脱精,五至曰死,六至曰命尽,是皆一呼四至以上也,故死。脉绝不至,则元气已竭。乍疏乍数,则阴阳败乱无主,均为死脉。"

【按语】

本段论述了调息察脉和辨别平脉、病脉、死脉的基本方法。这些方法直至今天仍然在指导临床应用。此外,还介绍了尺肤和诊脉相结合的方法,来鉴别温病、风病、痹病。这种尺、脉合参的方法,在临床有一定的实用价值。

7·3·2

【原文】

平人之常氣禀於胃;胃者,平人之常氣①也。人無胃氣曰逆,逆者死②。

春胃微弦曰平③,弦多胃少曰肝病,但弦無胃曰死④;胃而有毛曰秋病,毛甚曰今病⑤,藏真散於肝,肝藏筋膜之氣⑥也。夏胃微鈎曰平⑦,鈎多胃少曰心病,但鈎無胃曰死;胃而有石曰冬病,石甚曰今病⑧,藏真通於心,心藏血脈之氣也。長夏胃微耎弱曰平⑨,弱多胃少曰脾病,但代無胃曰死⑩;耎弱有石曰冬病,弱甚曰今病⑪,藏真濡於脾,脾藏肌肉之氣也⑫。秋胃微毛曰平,毛多胃少曰肺病,但毛無胃曰死⑬;毛而有弦曰春病,弦甚曰今病⑭,藏真高於肺,以行榮衛陰陽也⑮。冬胃微石曰平,石多胃少曰腎病,但石無胃曰死⑯;石而有鈎曰夏病,鈎甚曰今病⑰,藏真下於腎,腎藏骨髓之氣也⑱。

【注释】

① 常气:正常人的脉气,即胃气。

② 人无胃气曰逆,逆者死:张介宾注:"土得天地中和之气,长养万物,分王四时,而人胃应之。凡平人之常,受气于谷,谷入于胃,五藏六府皆以受气,故胃为藏府之本。此胃气者,实平人之常气,有不可以一刻无者,无则为逆,逆则死矣。胃气之见于脉者,如《玉机真藏论》曰:脉弱以滑,是有胃气。《始终》篇曰:邪气来也紧而疾,谷气来也徐而和。是皆胃气之谓。大都脉代时宜无太过,无不及,自有一种雍容和缓之状者,便是胃气之脉。"

③ 春胃微弦曰平:指春季脉有胃气而略带弦,是正常的脉。吴崑注:"弦,脉引而长,若琴弦也。胃,冲和之名。春脉宜弦,必于冲和之中微带弦,是曰平调之脉。"下文"夏胃微鈎""长夏胃微耎弱"等,义皆仿此。

④ 弦多胃少曰肝病,但弦无胃曰死:吴崑注:"弦多胃少,是肝木偏胜而失其冲和之气,故为肝病。但有弦急之脉,更无冲和之气,是失其生道,故死。"下文"鈎多胃少""弱多胃少"及"但鈎无胃"等,义皆仿此。

⑤ 胃而有毛曰秋病,毛甚曰今病:张介宾注:"毛为秋脉属金,春时得之,是谓贼邪,以胃气尚存,故至秋而后病。春脉毛甚,则木被金伤,故不必至秋,今即病矣。"

⑥ 藏真散于肝,肝藏筋膜之气:藏真,指五脏所藏的真气。吴崑注:"肝气喜散,春时肝木用事,故五脏天真之气,皆散于肝。"肝主筋,故肝藏筋膜之气。

⑦ 夏胃微鈎曰平:鈎,即洪大脉,有来盛去衰如钩端微曲之象。张琦注:"钩即洪也,浮盛隆起,中虚而圆滑,故曰钩。"吴崑注:"言夏脉宜钩,必于冲和胃气之中脉来微钩,是曰平调之脉。"

⑧ 胃而有石曰冬病,石甚曰今病:石,即沉脉。张介宾注:"石为冬脉属水,夏时得之,是为贼邪。以胃气尚存,故至冬而后病。夏脉石甚则无胃气,火被水伤已深,故不必至冬,今即病矣。"

⑨ 长夏胃微耎弱曰平:吴崑注:"耎、软同。软弱脾之脉也。长夏属土,脉宜软弱,必于冲和胃气之中微带软弱,谓之平调之脉。"

⑩ 但代无胃曰死：高世栻注："代，软弱之极也。软弱极而无胃气，则曰死脉。"

⑪ 耎弱有石曰冬病，弱甚曰今病：张介宾注："石为冬脉属水，长夏阳气正盛而见沉石之脉，以火土气衰，而水反乘也，故至冬而病。弱，当作石。长夏石甚者，火土大衰，故不必至冬，今即病矣。"

⑫ 藏真濡于脾，脾藏肌肉之气也：吴崑注："濡，泽也。脾气喜濡泽，长夏之时，脾土用事，故五脏真气皆濡泽于脾。若脾之所藏，则藏肌肉之气也。"

⑬ 秋胃微毛曰平，毛多胃少曰肺病，但毛无胃曰死：毛，似浮脉。王冰注："谓如物之浮，如风吹毛也。"即脉来轻虚以浮，有如按在毛上之感。吴崑注："秋脉宜毛，必于冲和胃气之中，脉来微毛，是曰平调之脉。毛多胃少是肺金偏胜，而失冲和之气也，是曰肺病。但有浮毛之脉，更无冲和胃气，是肺之真藏脉见，生道丧矣，故死。"

⑭ 毛而有弦曰春病，弦甚曰今病：张介宾注："弦为春脉属木，秋时得之，以金气衰而木反乘也，故至春脉旺时而病。秋脉弦甚，是金气大衰，而木寡于畏，故不必至春，今即病矣。"

⑮ 藏真高于肺，以行营卫阴阳也：吴崑注："肺气喜高，秋时肺金用事，故五藏天真之气同高于肺。肺主治节，是行营卫通阴阳，非徒清高而已。"

⑯ 冬胃微石曰平，石多胃少曰肾病，但石无胃曰死：石，即沉脉。马莳注："冬时肾脉必主于石，如石之沉于水也。"冬主闭藏，肾气与之相通应，脉当有胃气而兼微沉之象，故曰平。张介宾注："石多胃少，是水气偏胜反乘土也，故为肾病。但石无胃，是冬时胃气已绝，而肾之真藏见也，故死。"

⑰ 石而有钩曰夏病，钩甚曰今病：张介宾注："钩为夏脉属火，冬时得之，以水气衰而火反侮也，故至夏火王时而病。冬脉钩甚，是水气大衰而火寡于畏，故不必至夏，今即病矣。"

⑱ 藏真下于肾，肾藏骨髓之气也：下，下藏的意思。高世栻注："盖肝主疏泄，故曰散。心主血脉，故曰通。脾主灌溉，故曰濡。肺位居上，故曰高。肾为水藏，故曰下也。"张介宾注："冬水用事，其气闭藏，故藏真之气下于肾，而肾之所藏，则骨髓之气也。"

【原文】

胃之大絡，名曰虛里①，貫鬲絡肺，出於左乳下，其動應衣，脈宗氣也②。盛喘數絕者，則病在中③；結而橫，有積矣④；絕不至，曰死⑤。乳之下，其動應衣，宗氣泄也⑥。

【注释】

① 虚里：位于左乳下，心尖搏动处。

② 其动应衣，脉宗气也：衣，《甲乙经》作"手"。脉，动词，测候的意思。宗，聚也。虚里为众脉之所聚，故曰宗气。

③ 盛喘数绝者，则病在中：张介宾注："若虚里动甚而如喘，或数急而兼断绝者，由中气不守而言，故曰病在中。"

④ 结而横，有积矣：《难经·十八难》："结者，脉来无常数，时一止，名曰结也。"吴崑注："横，横格于指下也。言虚里之脉结而横，是胃中有积。"积，指积聚之证。

⑤ 绝不至，曰死：指宗气绝，故曰死。马莳注："绝而不至，则胃气已绝，所以谓之曰死。"

⑥ 乳之下，其动应衣，宗气泄也：吴崑注："宗气宜藏不宜泄，乳下虚里之脉，其动应衣，是宗气失藏而外泄也。"

【按语】

本段阐发了脉以胃气为本的意义，指出了四时五脏的平脉、病脉和死脉，及虚里的诊法。

所言今病与后病，春夏以五行所胜为说，长夏秋冬以五行所不胜为说，文例不一，正所以示五时脉象变化之复杂，总不外乎五行乘侮的关系。对平脉、病脉和死脉，指出其鉴别的关键，则在于胃气的有无和多少。胃气少则病，胃气绝则死。这种脉以胃气为本的理论，对后世脉学的发展有十分深远的影响,所谓"胃、神、根"的理论,即本源于此。

末节所论的虚里诊法,察虚里的搏动,以候宗气的盛衰,对某些疾病的轻重安危死亡,确有它一定的价值。

7·3·3

【原文】

欲知寸口太過與不及,寸口之脈中手短者,曰頭痛。寸口脈中手長者,曰足脛痛①。寸口脈中手促上擊者,曰肩背痛②。寸口脈沈而堅者,曰病在中。寸口脈浮而盛者,曰病在外③。寸口脈沈而弱,曰寒熱及疝瘕少腹痛④。寸口脈沈而橫,曰脅下有積,腹中有橫積痛⑤。寸口脈沈而喘,曰寒熱⑥。脈盛滑堅者,曰病在外。脈小實而堅者,病在內⑦。脈小弱以澀,謂之久病。脈滑浮而疾者,謂之新病⑧。脈急者,曰疝瘕少腹痛⑨。脈滑,曰風。脈澀,曰痹⑩。緩而滑曰熱中,盛而緊曰脹⑪。脈從陰陽,病易已;脈逆陰陽,病難已⑫。脈得四時之順,曰病無他⑬;脈反四時及不間藏⑭,曰難已。

【注释】

① 欲知寸口太过与不及……曰足胫痛:寸口,即气口。中手,指脉动应指。高世栻注:"欲知寸口太过与不及之病脉,须以长短浮沉之脉而知之。寸口之脉中手指之下,脉气短者,短则气虚,不上于上,故头痛。头痛,正虚于上也。寸口脉中手指之下,脉气长者,长则气盛,太过于下,故足胫痛。足胫痛,邪实于下也。"

② 寸口脉中手促上击者,曰肩背痛:姚止庵注:"促上击者,洪大急数之脉也,阳盛火炽之候。人身以背为阳,阳火太过,故肩背痛。"

③ 寸口脉沉而坚者,曰病在中。寸口脉浮而盛者,曰病在外:中,即内。张介宾注:"沉为在里,坚为阳实,故病在中。浮为在表,盛为阳强,故病在外。"

④ 寸口脉沉而弱,曰寒热及疝瘕少腹痛:《新校正》云:"《甲乙经》无此十五字,况下文已有寸口脉沉而喘,曰寒热,脉急者,曰疝瘕少腹痛。此文衍,当去。"

⑤ 寸口脉沉而横,曰胁下有积,腹中有横积痛:吴崑注:"沉为在里,横为有积,故主胁下及腹中有积痛。"横,与上文横同义,谓脉实有力也。《太素》、《甲乙经》横下均有"坚"字。

⑥ 寸口脉沉而喘,曰寒热:张介宾注:"喘,急促也。脉沉而喘,热在内也。热在内而为寒热,即'诸禁鼓栗,皆属于火'之谓。"

⑦ 脉盛滑坚者,曰病在外。脉小实而坚者,病在内:王冰注:"盛滑为阳,小实为阴。阴病,病在内。阳病,病在外也。"

⑧ 脉小弱以涩,谓之久病。脉滑浮而疾者,谓之新病:张介宾注:"小弱者气虚,涩者血少,气虚血少,病久而然。滑而浮者,脉之阳也,阳脉而疾,邪之盛也。邪盛势张,是为新病。"

⑨ 脉急者,曰疝瘕少腹痛:张介宾注:"弦急者,阴邪盛,故为疝瘕少腹痛。"

⑩ 脉滑,曰风。脉涩,曰痹:高世栻注:"风为阳邪,善行数变,故脉滑也。脉涩为痹者,痹主闭拒,血气凝滞,故脉涩也。"

⑪ 缓而滑曰热中,盛而紧曰胀:热中,这里指胃火盛。王冰注:"缓谓纵缓之状,非动之迟缓也。"马莳注:"脉来缓而滑者,缓为脾脉有余,滑为胃火甚盛,故为热中。"紧脉为寒,盛则邪胜,寒实于内,故腹胀。王冰注:"寒气痞满,故脉盛紧也。"

⑫ 脉从阴阳,病易已;脉逆阴阳,病难已:张介宾注:"阴病得阴脉,阳病得阳脉谓之从,从者易已;脉病相反者为逆,逆者难已。"

⑬ 脉得四时之顺,曰病无他:病无他,即虽有病而无其他危险。张介宾注:"春得弦,夏得钩,秋得毛,

冬得石,谓之顺四时,虽曰有病,无他虞也。"

⑭ 不间藏:《难经·五十三难》说:"间藏者,传其所生也。"不间藏,即传其所克。张介宾注:"不间藏者,如木必乘土则肝病传脾,土必乘水则脾病传肾之类。"

【原文】

臂多青脈,曰脫血①;尺脈緩濇,謂之解㑊安臥②;脈盛,謂之脫血③;尺濇脈滑,謂之多汗④;尺寒脈細,謂之後泄⑤;脈尺粗常熱者,謂之熱中⑥。

【注释】

① 臂多青脉,曰脱血:脱血,即大出血。手臂多青脉,是由于失血血亏。马莳注:"臂多青脉者,大凡筋脉之中皆血也,血多则赤,血少则青,故知脉青为脱血之证耳。"

② 尺脉缓涩,谓之解㑊安卧:高世栻注:"懈㑊,犹懈怠;安卧,犹嗜卧也。"脉缓为气衰,脉涩为血少,故懈怠、安卧。一说尺脉缓涩为尺缓脉涩之误。尺缓,指尺肤弛缓。

③ 脉盛,谓之脱血:马莳注:"脉盛者,火愈炽也。火热则血妄行,故亦谓之脱血。盖上文脱血有数脱之义,非一时火盛而暴脱,故其脉不甚,其脉当青。此曰脱血者,有火盛而暴脱之义。"一说脱"尺热"二字,当为尺热脉盛,谓尺肤热而脉盛大。

④ 尺涩脉滑,谓之多汗:张介宾注:"尺肤涩者,营血少也。尺脉滑者,阴火盛也。阳盛阴虚,故为多汗。《阴阳别论》曰:阳加于阴谓之汗。"

⑤ 尺寒脉细,谓之后泄:后泄,指大便泄泻。张介宾注:"尺肤寒者,脾之阳衰,以脾主肌肉四肢也。尺脉细者,肾之阳衰,以肾主二阴下部也。脾肾虚寒,故为后泄。"

⑥ 脉尺粗常热者,谓之热中:高世栻注:"脉粗肤热,则阳气有余,故谓之热中。"一说脉尺粗常热,当为脉粗尺常热之误。

【原文】

肝見庚辛死,心見壬癸死,脾見甲乙死,肺見丙丁死,腎見戊己死,是謂真藏見皆死。

【注释】

马莳注:"此言真藏脉见者,各有相克之死期也。"又张志聪注:"按此节当在篇末'辟辟如弹石曰肾死'之下,误脱在此也。"

【原文】

頸脈動喘疾欬①,曰水。目裹微腫,如臥蠶起之狀②,曰水。溺黃赤安臥者,黃疸③。已食如饑者,胃疸④。面腫曰風⑤,足脛腫曰水⑥。目黃者曰黃疸。婦人手少陰脈動甚⑦者,妊子也。

【注释】

① 颈脉动喘疾咳:颈脉,即人迎脉,属足阳明胃经。张介宾注:"水气上逆,反侵阳明则颈脉动。水溢于肺,则喘急而疾咳。"

② 目裹微肿,如卧蚕起之状:张介宾注:"目裹者,目下之胞也,胃脉之所至,脾气之所主,若见微肿如卧蚕起之状,是水气淫及脾胃也。"

③ 黄疸:病证名,又称黄瘅。身黄、目黄、小便黄是其三大主症。多由湿热或寒湿内阻中焦,迫使胆汁不循常道所致。湿热下注,尿黄赤;湿困肌肉,故安卧。

④ 胃疸:疸,与"瘅"通,热也。王冰注:"是则胃热也。热则消谷,故食已如饥也。"

⑤ 面肿曰风:吴崑注:"六阳之气聚于面,风之伤人也,阳先受之,故面肿为风。"

⑥ 足胫肿曰水:吴崑注:"脾胃主湿,肾与膀胱主水,其脉皆行于足胫,故足胫肿者为水。"

⑦ 手少阴脉动甚:王冰注:"手少阴脉,谓掌后陷者中,当小指动而应手者也。"系指神门穴部位。

【原文】

脈有逆從四時，未有藏形①，春夏而脈瘦②，秋冬而脈浮大，命曰逆四時也。風熱而脈静，泄而脱血脈實，病在中脈虚，病在外脈濇堅者，皆難治，命曰反四時也③。

【注释】

① 未有藏形：藏形，即五脏结合四时的正常脉象。未有藏形，是指不见本脏应时的脉象。马莳注："逆四时者，未有正藏之脉相形，而他藏之脉反见。"

② 脉瘦：指沉细脉象。

③ 风热而脉静……命曰反四时也：马莳注："此言脉与病反者，是亦脉与时反之意也。病由风热，脉宜浮大而反沉静，则阳病见阴脉也。泄利脱血二证，脉宜沉细而反实大，则阴病见阳脉也。病在中者，脉为有力，则中气方盛，今脉反虚；病在外者，脉宜浮虚，则表病易痊，今脉反涩坚，是皆难治之证，犹脉之反四时也。"

【按语】

本段主要论述了寸口脉的变化和主病，以及与尺肤合参的诊法。文中指出从寸口太过与不及所表现的脉象变化，来辨别病位之上下内外，病情之轻重新久，病因之属风属寒属热，主病之或痹或痛或胀，以及辨脉之顺逆以判断病之预后，此正与"气口成寸，以决死生"的理论相印证。至于按尺肤诊法，这里仅涉及尺肤的寒、热、粗、涩等，可参阅《灵枢·论疾诊尺》篇的专门论述。

7·3·4

【原文】

人以水穀爲本，故人絶水穀則死，脈無胃氣亦死。所謂無胃氣者，但得真藏脈①，不得胃氣也。所謂脈不得胃氣者，肝不弦，腎不石②也。

【注释】

① 真藏脉：是脉无胃气而真脏之气独见的脉象，如但弦无胃，但钩无胃等之类。

② 肝不弦，肾不石：张介宾注："但弦、但石虽为真藏，若肝无气则不弦，肾无气则不石，亦由五藏不得胃气而言，与真藏无胃者等耳。"

【原文】

太陽脈至，洪大以長①；少陽脈至，乍數乍疎，乍短乍長②；陽明脈至，浮大而短③。

【注释】

① 太阳脉至，洪大以长：太阳主五月、六月。张介宾注："此言人之脉气，必随天地阴阳之化，而为之卷舒也。太阳之气旺于谷雨后六十日，是时阳气大盛，故其脉洪大而长也。"

② 少阳脉至，乍数乍疏，乍短乍长：少阳主正月、二月，是时阳气尚微，阴气未退，出现乍数乍疏，乍短乍长阴阳互见的脉象。长数为阳，疏短为阴。

③ 阳明脉至，浮大而短：阳明主三月、四月，是时其气未盛，阴气尚存，故脉虽浮大而仍兼短象。浮大为阳，短则为阴。

又《新校正》云："详无三阴脉，应古文阙也。按《难经》云：太阴之至，紧大而长；少阴之至，紧细而微；厥阴之至，沉短以敦。"

【原文】

夫平心脈來，累累如連珠，如循琅玕①，曰心平，夏以胃氣爲本②；病心脈來，喘喘連屬，其中微曲③，曰心病；死心脈來，前曲后居，如操帶鈎④，曰心死。

平肺脈來，厭厭聶聶，如落榆莢⑤，曰肺平，秋以胃氣爲本；病肺脈來，不上不下，如循鷄羽⑥，曰肺病；死肺脈來，如物之浮，如風吹毛⑦，曰肺死。

平肝脈來，緛弱招招，如揭長竿末梢⑧，曰肝平，春以胃氣爲本；病肝脈來，盈實而滑，如循長竿⑨，曰肝病；死肝脈來，急益勁，如新張弓弦⑩，曰肝死。

平脾脈來，和柔相離，如鷄踐地⑪，曰脾平，長夏以胃氣爲本；病脾脈來，實而盈數，如鷄舉足⑫，曰脾病；死脾脈來，銳堅如烏之喙，如鳥之距，如屋之漏，如水之流⑬，曰脾死。

平腎脈來，喘喘累累如鈎⑭，按之而堅，曰腎平；冬以胃氣爲本；病腎脈來，如引葛⑮，按之益堅，曰腎病；死腎脈來，發如奪索，辟辟如彈石⑯，曰腎死。

【注释】

① 如循琅玕(láng gān 郎干)：琅玕，即玉之似珠者。这里形容脉来有柔滑之意。张介宾注："脉来中手如连珠，如琅玕者，言其盛满滑利，即微钩之义也。是谓心之平脉。"

② 夏以胃气为本：指心脉旺于夏，须有冲和之胃气，不得太过。下文"秋以胃气为本"等义仿此。

③ 喘喘连属，其中微曲：吴崑注："喘喘连属，言脉来如喘人之息，急促之状也，其中微曲，则不能如琅玕之滑利矣。是失冲和之气，为心病也。"

④ 前曲后居，如操带钩：形容心脉失却冲和之气，但钩无胃也。

⑤ 厌厌聂聂，如落榆荚：榆荚，俗称榆钱。张介宾注："如落榆荚，轻浮和缓貌，即微毛之义也。是谓肺之平脉。"

⑥ 不上不下，如循鸡羽：张志聪注："不上不下，往来涩滞也。如循鸡羽，较之榆荚，更属轻虚。"马莳注："如循鸡羽，则鸡羽两旁虽虚，而中央颇有坚意，所以谓之病也。"

⑦ 如物之浮，如风吹毛：张介宾注："如物之浮，空虚无根也。如风吹毛，散乱无绪也。亦但毛无胃之义，故曰肺死。"

⑧ 緛弱招招，如揭长竿末梢：张介宾注："招招，犹迢迢也。揭，高举也。高揭长竿，梢必柔软，即和缓弦长之义，是为肝之平脉。"

⑨ 盈实而滑，如循长竿：张介宾注："盈实而滑，弦之过胜也。如循长竿，无末梢之和软也，亦弦多胃少之义。"

⑩ 急益劲，如新张弓弦：《脉经》《甲乙经》急下有"而"字。张介宾注："劲，强急也。如新张弓弦，弦之甚也。亦但弦无胃之义，故曰肝死。"

⑪ 和柔相离，如鸡践地：张介宾注："和柔，雍容不迫也。相离，匀净分明也。如鸡践地，从容轻缓也。此即充和之气，亦微緛弱之义，是为脾之平脉。"

⑫ 实而盈数，如鸡举足：张介宾注："实而盈数，强急不和也。如鸡举足，轻疾不缓也。"

⑬ 锐坚如乌之喙，如鸟之距，如屋之漏，如水之流：王冰注："乌喙鸟距，言锐坚也。"张介宾注："如屋之漏，点滴无伦也。如水之流，去而不返也。是皆脾气绝而怪脉见，亦但代无胃之义，故曰脾死。"

⑭ 喘喘累累如钩：喘喘累累，形容脉象圆滑连贯。张介宾注："喘喘累累如心之钩，阴中藏阳，而得微石之义，是谓肾之平脉。"

⑮ 如引葛：葛，即葛藤。如引葛，是形容脉来沉紧弹指，如按在牵引着的葛藤上面一样。张介宾注："脉如引葛，坚搏牵连也，按之益坚，石甚不和也。亦石多胃少之义，故曰肾病。"

⑯ 发如夺索，辟辟如弹石：发如夺索，形容脉来坚劲如按在两人争夺着的绳索上一样。弹石，是形容脉来坚实，如指弹石，圆硬不缧。吴崑注："夺索，两人争夺其索，引长而坚劲也。辟辟如弹石，石之至也，更无

冲和胃气,是其死征也。"

【按语】

本段既生动又形象地描述了四时五脏之平脉、病脉、死脉的不同脉象。在比较中,突出脉具冲和之气和缓滑利是有胃气的象征。因此,区别平脉、病脉、死脉的关键,在于胃气的盛衰有无。这里再次强调了脉有胃气的重要性,与上文论四时平脉、病脉、死脉的精神是一致的。此外,《难经·十五难》等有关内容,亦可相互参阅。

7·4 素问·玉机真藏论篇第十九(节选)

7·4·1

【原文】

真肝脉至,中外急,如循刀刃,责责然①,如按琴瑟弦,色青白不泽,毛折乃死②。真心脉至,坚而搏③,如循薏苡子,累累然③,色赤黑不泽④,毛折乃死。真肺脉至,大而虚,如以毛羽中人肤⑤,色白赤不泽⑥,毛折乃死。真肾脉至,搏而绝,如指弹石辟辟然⑦,色黑黄不泽⑧,毛折乃死。真脾脉至,弱而乍数乍疏⑨,色黄青不泽⑩,毛折乃死。诸真藏脉见者,皆死不治也。

黄帝曰:见真藏曰死,何也?岐伯曰:五藏者,皆禀氣於胃,胃者五藏之本也;藏氣者,不能自致於手太陰,必因於胃氣,乃至於手太陰也⑪。故五藏各以其時,自為而至於手太陰也⑫。故邪氣勝者,精氣衰也。故病甚者,胃氣不能與之俱至於手太陰,故真藏之氣獨見,獨見者,病勝藏也,故曰死⑬。帝曰:善。

【注释】

① 如循刀刃,责责然:责责然,锐利而可畏的样子。这里指肝的真藏脉弦细而硬之意。马莳注:"如循刀刃之形,责责然可畏也。"

② 如按琴瑟弦,色青白不泽,毛折乃死:高世栻注:"如按琴瑟弦,按之一线,不柔和也。有绝脉,必有绝色,故色青白不泽。青者肝之色,白者金刑木也。夫脉自内以达外,故真藏脉见,必皆毛折乃死。所以然者,本末皆尽也。"吴崑注:"皮毛得卫气而光,毛折则卫气败绝。"

③ 坚而搏、累累然:高世栻注:"累累然者,坚急而无根也。"张介宾注:"坚而搏,如循薏苡子者,短实坚强而非微钩之本体,心脉之真藏也。"

④ 色赤黑不泽:张介宾注:"赤本火色,而兼黑不泽者,水克火也,故死。"

⑤ 大而虚,如以毛羽中人肤:马莳注:"大而虚,过于盛也。如以毛羽中人肤,浮而无着也。"

⑥ 色白赤不泽:张介宾注:"白本金色,而兼赤不泽者,火克金也,故死。"

⑦ 搏而绝,如指弹石辟辟然:高世栻注:"辟辟然者,硬而呆实,无胃气也。"张介宾注:"搏而绝,搏之甚也。如指弹石辟辟然,沉而坚也。皆非兼微石之本体,而为肾脉之真藏也。"

⑧ 色黑黄不泽:张介宾注:"黑本水色,兼黄不泽者,土克水也,故死。"

⑨ 弱而乍数乍疏:杨上善注:"疏,谓动稀也。数,谓连动也。"高世栻注:"藏虚故脉弱。不能达于四藏,故乍数乍疏。"

⑩ 色黄青不泽:张介宾注:"黄本土色,而兼青不泽者,木克土也,故死。"

⑪ 藏气者……乃至于手太阴也:手太阴,指寸口脉。胃气至于手太阴,则变见于寸口。吴崑注:"诸藏不得胃气,不能自致其气于寸口,得胃气,始为冲和之脉,见于寸口。"

⑫ 五藏各以其时,自为而至于手太阴也:高世栻注:"肝、心、脾、肺、肾五藏,各以其时,自为弦、钩、毛、石之脉,而至于手太阴也。"

⑬ 故邪气胜者……故曰死：马莳注："彼邪气胜者，正气必衰，安得有胃气以至于手太阴？但见各藏之真藏独见耳。此其病气胜于藏气，所以至于死也。"

【按语】

本段论述了真藏脉的脉形及其死亡之理，指出其关键则在于胃气的盛衰有无，故本文再申脉象有胃气的重要意义。

7·4·2

【原文】

黃帝曰：凡治病，察其形氣色澤，脈之盛衰，病之新故，乃治之，無後其時。形氣相得①，謂之可治；色澤以浮，謂之易已②；脈從四時，謂之可治；脈弱以滑，是有胃氣，命曰易治，取之以時③。形氣相失①，謂之難治；色夭不澤，謂之難已④，脈實以堅，謂之益甚，脈逆四時，爲不可治。必察四難⑤，而明告之。

【注释】

① 形气相得、形气相失：马莳注："气盛形盛，气虚形虚，谓之相得，其病可治……若形盛气虚，气盛形虚，谓之相失，则难治矣。"

② 色泽以浮，谓之易已：张介宾注："泽，润也。浮，明也。颜色明润者，病必易已也。"

③ 取之以时：谓根据不同时令选用不同治法也。吴崑注："取之以时，如春刺散俞，夏刺络俞，秋刺皮肤，冬刺俞窍于分理之类。"

④ 色夭不泽，谓之难已：色夭不泽，指颜色枯晦干燥不润泽。王冰注："夭，谓不明而恶。不泽，谓枯燥也。"吴崑注："天之五气，生人五色，既失其色，又不润泽，是气血皆坏，充养之难也，故难已。"

⑤ 四难：即上文"形气相失""色夭不泽""脉实以坚""脉逆四时"。

【按语】

本段从整体观念出发，指出了诊治疾病时，必须观察人的形体、神气、色泽、脉象等各种征象，才能辨别疾病的易治与难治。文中所说的"形气相得，色泽以浮，脉从四时，脉弱以滑"的"四易"和"形气相失，色夭不泽，脉实以坚，脉逆四时"的"四难"，对指导临床、诊断预后，有其重要意义。

7·4·3

【原文】

黃帝曰：余聞虛實以決死生，願聞其情。岐伯曰：五實死，五虛死。帝曰：願聞五實、五虛。岐伯曰：脈盛、皮熱、腹脹、前後不通、悶瞀，此謂五實①；脈細、皮寒、氣少、泄利前後、飲食不入，此謂五虛②。帝曰：其時有生者何也？岐伯曰：漿粥入胃，泄注止，則虛者活③；身汗得後利，則實者活④。此其候也。

【注释】

① 脉盛、皮热、腹胀、前后不通、闷瞀，此谓五实：闷瞀，即胸中郁闷，眼目昏花。张志聪注："心主脉，脉盛，心气实也。肺主皮毛，皮热，肺气实也。脾主腹，腹胀，脾气实也。肾开窍于二阴，前后不通，肾气实也……肝开窍于目，闷瞀，肝气实也。"

② 脉细、皮寒、气少、泄利前后、饮食不入，此谓五虚：张志聪注："脉细，心气虚也。皮寒，肺气虚也。肝主春生之气，气少，肝气虚也。泄利前后，肾气虚也。饮食不入，脾气虚也。"

③ 浆粥入胃，泄注止，则虚者活：张志聪注："五藏之气，皆由胃气之所资生，浆粥入胃，泄注止，胃气复也。"

④ 身汗得后利，则实者活：吴崑注："身汗则表实除，得后利则里实去。表实除，则脉和而皮热解。里实去，则腹胀消、二便利，而闷瞀已也。五实悉罢，宁有不活者哉！"

【按语】

五实,是五脏受邪气闭阻的实证,其生之转机在于"身汗得后利",提示了治疗实证应以祛邪为主,使邪有出路则"实者活";五虚,是五脏精气虚损的虚证,其"虚者活"的转机在于"浆粥入胃,泄注止",提示了虚证的治疗原则,要使五脏之气的恢复,就必须依赖后天之气,即胃气的调养。

7.5 灵枢·五色第四十九(节选)

7.5.1

【原文】

雷公问於黄帝曰:五色獨决於明堂①乎?小子②未知其所謂也。黄帝曰:明堂者鼻也,闕③者眉間也,庭者顏也④,蕃⑤者頰側也,蔽⑤者耳門也。其間欲方大⑥,去之十步,皆見於外⑦,如是者,壽必中⑧百歲。

雷公曰:五官之辨奈何?黄帝曰:明堂骨高以起,平以直⑨,五藏次於中央,六府挾其兩側⑩,首面上於闕庭⑪,王宫在於下極⑫,五藏安於胸中,真色以致,病色不見,明堂潤澤以清,五官惡得無辨乎。雷公曰:其不辨者,可得聞乎?黄帝曰:五色之見也,各出其色部。部骨陷者⑬,必不免於病矣。其色部乘襲⑭者,雖病甚,不死矣。

雷公曰:官五色⑮奈何?黄帝曰:青黑爲痛,黄赤爲熱,白爲寒,是謂五官。

【注释】

① 明堂:即鼻部。

② 小子:指年少,自谦词。张介宾注:"诸臣之中,惟雷公独少,故自称小子。"

③ 阙:两眉的中间。

④ 庭者颜也:指额部。

⑤ 蕃、蔽:蕃,通"藩"。形容颊侧与耳门好像藩篱屏蔽于四旁。

⑥ 方大:指端正、宽大、丰隆之意。

⑦ 去之十步,皆见于外:谓能在十步以外看,都显得明朗清楚者。

⑧ 中(zhòng 音众):此义为"得"。

⑨ 明堂骨高以起,平以直:鼻骨高而隆起,平正而端直。

⑩ 五藏次于中央,六府挟其两侧:次,依次、排列的意思。即五脏依次排列在面部的中央,六腑则挟于五脏的两旁。

⑪ 首面上于阙庭:指额部和两眉间的部位,为头面所主。

⑫ 王宫在于下极:张介宾注:"下极居两目之中,心之部也。心为君主,故曰王宫。"

⑬ 部骨陷者:部,指五脏分属于面部的各个部位。部骨陷,言五脏分属于面部的各个部位凹陷不端正宽大的意思。

⑭ 乘袭:指子色见于母位。张志聪注:"承(乘)袭者,谓子袭母气也。如心部见黄,肝部见赤,肺部见黑,肾部见青,此子之气色,承(乘)袭于母部。"

⑮ 官五色:官,主的意思。官五色,即五色所主的证候。

【按语】

本段论述了青、黄、赤、白、黑五色分属于五脏,而五脏六腑在面部的反映各有其一定的部位,根据面部各个相应部位色泽的变化,可以推测脏腑的病变、转归、预后等。并又联系脉诊,以色脉合参,来诊察病之间甚,这在诊法中是有其重要意义的。首面分部的名称如图5。

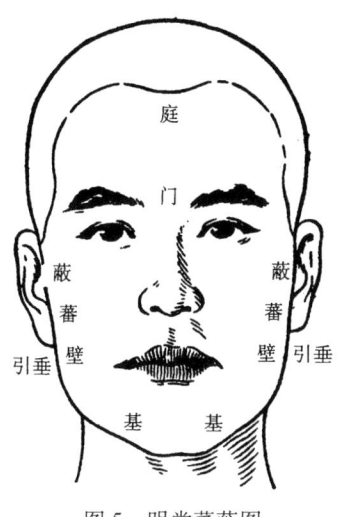

图 5　明堂蕃蔽图

7·5·2

【原文】

雷公曰：人不病卒死①，何以知之？黄帝曰：大气②入於藏府者不病而卒死矣。雷公曰：病小愈而卒死者，何以知之？黄帝曰：赤色出两颧，大如母指者，病虽小愈，必卒死。黑色出於庭，大如母指，必不病而卒死。雷公再拜曰：善哉！其死有期乎？黄帝曰：察色以言其时。

【注释】

① 人不病卒死：卒死，即不感患病而突然死亡。《甲乙经》人下有"有"字。《千金翼方》作"人有不病而卒死者"。

② 大气：即大邪之气。指极厉害的病邪。张介宾注："大气，大邪之气也。大邪之入者，未有不由元气大虚而后邪得袭之，故致卒死。"

【按语】

本段所论在临床中出现的几种突然死亡的色诊表现，是古人从实践中总结出的经验，有一定的指导意义，值得作进一步研究。

7·5·3

【原文】

黄帝曰：庭者，首面也①；阙上者，咽喉也②；阙中者，肺也③；下极者，心也④；直下者，肝也⑤；肝左者，胆也⑥；下者，脾也⑦；方上者，胃也⑧；中央者，大肠也；挟大肠者，肾也⑨；当肾者，脐也⑩；面王以上者，小肠也⑪；面王以下者，膀胱子处也⑫；颧者，肩也⑬；颧後者，臂也⑭；臂下者，手也⑮；目内眥上者，膺乳也⑯；挟绳而上者，背也⑰；循牙车以下者，股也⑱；中央者，膝也⑲；膝以下者，胫也⑳；当胫以下者，足也㉑；巨分者，股里也㉒；巨屈者，膝膑也㉓。此五藏六府肢节之部也，各有部分㉔。有部分，用阴和阳，用阳和阴，当㉕明部分，万举万当，能别左右，是谓大道㉖，男女异位，故曰阴阳㉗，审察泽夭，谓之良工。

【注释】

① 庭者,首面也:庭,指额部,是主头面的部位。
② 阙上者,咽喉也:指眉心之上,是主咽喉的部位。
③ 阙中者,肺也:指两眉之间,是主肺的部位。
④ 下极者,心也:指两目之间,是主心的部位。
⑤ 直下者,肝也:指下极的直下方,是主肝的部位。
⑥ 肝左者,胆也:指鼻柱左面,是主胆的部位。
⑦ 下者,脾也:指鼻柱以下至鼻准之端,是主脾的部位。
⑧ 方上者,胃也:指鼻准两旁的鼻隧,是主胃的部位。
⑨ 中央者,大肠也;挟大肠者,肾也:指鼻隧至颊部之间的中央(颧骨之下),是主大肠的部位;由此外开的颊部,是主肾的部位。
⑩ 当肾者,脐也:指肾脏所属颊部的下方,是主脐部的部位。
⑪ 面王以上者,小肠也:面王,即鼻准之端。指鼻准之端的上方两侧,鼻与颧之间,是主小肠的部位。
⑫ 面王以下者,膀胱子处也:指鼻准之端下方的人中,是主膀胱和子宫的部位。
⑬ 颧者,肩也:颧部,是主肩的部位。
⑭ 颧后者,臂也:指颧部的后方,是主臂的部位。
⑮ 臂下者,手也:指臂部的下方,是主手的部位。
⑯ 目内眦上者,膺乳也:指眼内角的上方,是主胸膺和乳房的部位。
⑰ 挟绳而上者,背也:绳,即耳边。指近耳边直上之处,是主背的部位。
⑱ 循牙车以下者,股也:牙车,即牙床,颊车穴部位。指沿牙床颊车穴以下主大腿部位。
⑲ 中央者,膝也:指两牙床的中央部,是主膝的部位。
⑳ 膝以下者,胫也:指两牙床的中央向下的部位,是主足胫的部位。
㉑ 当胫以下者,足也:指上述足胫部以下,是主足的部位。
㉒ 巨分者,股里也:指口吻旁和颊车前肉之空软处,是主大腿内侧部位。
㉓ 巨屈者,膝膑也:指颊下曲骨处,是主膝盖骨的部位。
㉔ 各有部分:指人体五脏六腑及肢体等在面部的反映,都有其相应的部位。
㉕ 当:《甲乙经》作"审"。
㉖ 能别左右,是谓大道:指能够辨阳左阴右的属性,就是符合阴阳相对的规律。张志聪注:"左右者,阴阳之道路,阳从左,阴从右,能别左右,是谓天地之大道。"
㉗ 男女异位,故曰阴阳:指男女病色的转移,其位置是不同的。所以说,必须了解阴阳的规律。张志聪注:"男子之色,从左而右,女子之色,从右而左,男女异位,故曰阴阳。"

【按语】

本段详细地叙述了五脏六腑和四肢关节在面部的相应部位,根据目前耳部针刺穴的分布区来看,则此颜面色部,确有进一步研究的价值(图6)。

7·5·4

【原文】

沉浊爲内,浮澤爲外①,黃赤爲風,青黑爲痛②,白爲寒③,黃而膏潤爲膿,赤甚者爲血④,痛甚爲攣,寒甚爲皮不仁⑤。五色各見其部,察其浮沉,以知淺深⑥;察其澤夭,以觀成敗⑦;察其散摶,以知遠近⑧;視色上下,以知病處⑨;積神於心,以知往今⑩。故相氣不微,不知是非;屬意勿去,乃知新故⑪。色明不粗,沉夭爲甚;不明不澤,其病不甚。其色散,駒駒然⑫未有聚,其病散而氣痛,聚未成也。

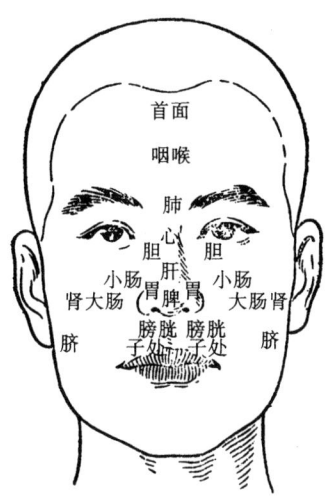

图 6　面部色诊分属部位图

【注释】

① 沉浊为内,浮泽为外:面色沉滞晦浊的为病在里在脏,轻浮光泽的为病在表在腑。

② 黄赤为风,青黑为痛:色见黄赤的多属风热一类疾病。青黑色多为血气凝滞,故属于疼痛一类的疾病。

③ 白为寒:白色属寒,故为寒病。

④ 黄而膏润为脓,赤甚者为血:此指疮疡言。马莳注:"黄色而如膏之泽者为有脓,赤甚者为有血。"

⑤ 痛甚为挛,寒甚为皮不仁:张志聪注:"痛在筋骨,故甚则为拘挛。寒伤皮肤,故甚为皮不仁。"

⑥ 察其浮沉,以知浅深:色浮者主病浅,色沉者主病深。

⑦ 察其泽夭,以观成败:其色润泽者则预后良,如色枯晦者则预后不良。

⑧ 察其散抟,以知远近:抟,结聚不散的意思。指色散而不聚的为病程短暂;色抟而不散的为病久远。

⑨ 视色上下,以知病处:马莳注:"视其色在上而可知病于上,若在下则病在下矣。"

⑩ 积神于心,以知往今:指医生全神贯注地察色辨证,使之心中有数,就可以知道疾病的既往与现在。

⑪ 相气不微,不知是非;属意勿去,乃知新故:指诊察病人气色不够精细入微,就不知道疾病的是非,只有专心致志,不分散注意力,就可以知道疾病过去和新近的情况。

⑫ 驹驹然:驹,稚马。驹驹然,比喻病色有如稚马一样奔驰无定,散而不聚。

7·6　素问·疏五过论篇第七十七

7·6·1

【原文】

黄帝曰:嗚呼遠哉!閔閔乎①若視深淵,若迎浮雲,視深淵尚可測,迎浮雲莫知其際。聖人之術,爲萬民式②,論裁志意③,必有法則,循經守數④,按循醫事,爲萬民副⑤。故事有五過四德⑥,汝知之乎?雷公避席再拜曰:臣年幼小,蒙愚以惑,不聞五過四德,比類形名,虛引其經,心無所對⑦。

【注释】

① 閔閔乎:张介宾注:"閔閔,玄远无穷之谓。"在此言感叹医道之远大渊深。

② 万民式:万民,众人也。式,模式、榜样。

③论裁志意：裁，裁度、估量。张志聪注："当先度其志意之得失。"
④循经守数：数，度数、法则。言遵循经旨，依守法度。
⑤副：助也。帮助的意思。
⑥五过四德：过，过失、错误。德，品德、德行。五过四德，指医疗上易犯的五种过失与作为医生所应具备的四种德行。
⑦比类形名，虚引其经，心无所对：张介宾注："比类形名，公自言虽能比类形证名目，然亦皆虚引经义，而心则未明其深远，故无以对也。"

【原文】

帝曰：凡未①診病者，必問嘗貴後賤②，雖不中邪，病從内生，名曰脱營③；嘗富後貧，名曰失精④；五氣留連，病有所并⑤。醫工診之，不在藏府，不變軀形，診之而疑，不知病名，身體日减，氣虛無精，病深無氣，灑灑然時驚⑥，病深者，以其外耗於衛，内奪於營，良工所失，不知病情，此亦治之一過也。

【注释】

①未：《医心方》无"未"字。丹波元坚曰："未字无者为优。"
②尝贵后贱：指过去有较高的职位，后来失势了。
③脱营：为情志抑郁忧思所致的虚损性疾病。
④失精：指情志郁结忧思，耗损精气之证。
⑤五气留连，病有所并：五气，即五脏之气。意谓脱营、失精者均可导致五脏之气留滞不行，气血相并而为病。
⑥病深无气，洒洒然时惊：张介宾注："及其病深，则真气消索，故曰无气。无气则阳虚，故洒然畏寒也。阳虚则神不足，故心怯而惊也。"

【原文】

凡欲診病者，必問飲食居處，暴樂暴苦，始樂後苦，皆傷精氣①，精氣竭絕，形體毁沮②。暴怒傷陰，暴喜傷陽，厥氣上行，滿脉去形。愚醫治之，不知補寫，不知病情，精華日脱，邪氣乃并③，此治之二過也。

【注释】

①皆伤精气：张介宾注："乐则喜，喜则气缓；苦则悲，悲则气消，故苦乐失常，皆伤精气。"又张志聪注："乐者必过于温饱，苦者必失于饥寒，是以饮食失节，寒温失宜，皆伤精气。"
②形体毁沮：指形体受损而败坏。
③精华日脱，邪气乃并：张介宾注："不明虚实，故不知补泻。不察所因，故不知病情。以致阴阳败竭，故精华日脱。阳脱者，邪并于阴；阴脱者，邪并于阳，故曰邪气乃并。"

【原文】

善爲脉者，必以比類奇恒，從容知之①，爲工而不知道，此診之不足貴，此治之三過也。

【注释】

①比类奇恒，从容知之：比类，比较分类；奇恒，异于平常；从容，从容揣度。意谓善于诊脉的医生，必定能将一般的疾病与异于平常的疾病，进行比较分类，从容揣度，从而了解其病情。又马莳认为，"古经有《比类》、《奇恒》、《从容》诸篇，皆至道之要"。

【原文】

診有三常①，必問貴賤，封君敗傷②，及欲侯王③。故貴脱勢④，雖不中邪，精神内傷,身必敗亡。始富後貧,雖不傷邪,皮焦筋屈,痿躄爲攣⑤。醫不能嚴,不能動神,外爲柔弱,亂至失常,病不能移⑥,則醫事不行,此治之四過也。

【注释】

① 三常：张介宾注："三常，即常贵贱、常贫富、常苦乐之义。"
② 封君败伤：封君，指古时王者分封诸侯，这里是取得高位的意思；败伤，指削官失位，失势破落。
③ 及欲侯王：王冰注："谓情慕尊贵，而妄为不已也。"
④ 故贵脱势：与上文"尝贵后贱"同义。
⑤ 皮焦筋屈，痿躄为挛：吴崐注："失其肥甘，五液干涸，故令焦屈挛躄。"又张介宾注："忧愁思虑，则心肺俱伤，气血俱损，故为是病。"
⑥ 医不能严……病不能移：移，除去之意。病不能移，指不能解除。张介宾注："戒不严，则无以禁其欲。言不切，则无以动其神。又其词色外为柔弱，而委随从顺，任其好恶，则未有不乱而至失其常者，如是则病不能移。"意谓医生没有严格要求病人，不能说服病人遵从医嘱，而表现得柔弱无能，举止失措，从而导致治疗失败，病变不除。

【原文】

凡診者,必知終始①,有知餘緒②,切脈問名,當合男女③。離絶菀結④,憂恐喜怒,五藏空虛,血氣離守,工不能知,何術之語。嘗富大傷⑤,斬筋絶脈,身體復行,令澤不息⑥,故傷敗結,留薄歸陽,膿積寒炅⑦。粗工治之,亟刺陰陽,身體解散,四支轉筋,死日有期⑧。醫不能明,不問所發,惟言死日,亦爲粗工,此治之五過也。凡此五者,皆受術不通,人事不明也。

【注释】

① 必知终始：必知发病的开始及经过情况。吴崐注："终始，谓今病及初病也。"
② 有知余绪：有，通"又"；绪，端也。余绪，即末端。张介宾注："谓察其本，知其末也。"
③ 切脉问名，当合男女：指切脉时，必须注意男女的差异。张介宾注："男女有阴阳之殊，脉色有逆顺之别，故必辨男女而察其所合也。"
④ 离绝菀结：张介宾注："离者，失其亲爱；绝者，断其所怀；菀谓思虑抑郁，结谓深情难解。"
⑤ 尝富大伤：指过去曾富有的人，一旦破产，精神形体都受到巨大的创伤。
⑥ 斩筋绝脉，身体复行，令泽不息：张介宾注："其筋如斩，脉如绝，以耗伤之过也。虽身体犹能复旧而行，然令泽不息矣。泽，精液也。息，生长也。"谓筋脉之营养断绝，身体虽能行动，而津液已不能滋生了。
⑦ 故伤败结，留薄归阳，脓积寒炅：张介宾注："故，旧也。言旧之所伤，有所败结，血气留薄不散，则郁而成热，归于阳分，故脓血蓄积，令人寒炅交作也。"
⑧ 亟刺阴阳，身体解散，四支转筋，死日有期：王冰注："不知寒热为脓积所生，以为常热之疾，概施其法，数刺阴阳经脉，气夺病甚，故身体解散而不用，四支废运而转筋，如是故知死日有期。"

【按语】

本段详细阐述了诊治疾病时医生易犯的五种过错，提示我们在临床时不但要重视一般临床表现，而且还要全面地了解病人社会生活的变迁，贵贱贫富的变化，饮食居处的优劣，精神状态的好坏，以及疾病的始末等全过程，只有全面诊察，比类奇恒，重视切脉，才能避免"五过"。同时，文中还着重提出了精神的致病因素，这也是我们临床诊治所必须重视的问题。

7·6·2

【原文】

故曰：聖人之治病也,必知天地陰陽,四時經紀,五藏六府,雌雄表裏,刺灸砭石,毒藥所主,從容人事①,以明經道②,貴賤貧富,各異品理③,問年少長,勇怯之理,審於分部④,知病本始,八正九候⑤,診必副矣⑥。治病之道,氣內爲寶⑦,循求其理,求之不得,過在表裏⑧。守數據治⑨,無失俞理⑩,能行此術,終身不殆。不知俞理,五藏菀熟⑪,癰發六府。診病不審,是謂失常,謹守此治,與經⑫相明,上經下經⑬,揆度陰陽,奇恒五中⑭,決以明堂⑮,審於終始⑯,可以橫行。

【注释】

① 从容人事:意思是从容不迫,耐心细致地了解人事情况。

② 经道:经常之道。此指诊病的一般规则。

③ 贵贱贫富,各异品理:品,指这四种人的品德;理,事理、理由。意谓病人的贫贱和富贵,各有不同的品德和缘由,应当加以区别。

④ 审于分部:张介宾注:"能察形色于分部。"

⑤ 八正九候:八正,指二分(春分、秋分)、二至(夏至、冬至)、四立(立春、立夏、立秋、立冬)八个节气。九候,指切脉上的三部九候。

⑥ 诊必副矣:吴崐注:"副,全也。"谓诊断必须全面周到。

⑦ 治病之道,气内为宝:张介宾注:"气内者,气之在内也,即元气也。凡治病者,当求元气之强弱,元气既明,大意见矣。"

⑧ 求之不得,过在表里:张介宾注:"求元气之病而无所得,然后察其过之在表在里以治之,斯无误也。"

⑨ 守数据治:张介宾注:"表里阴阳,经络脏腑,皆有其数不可失也。"

⑩ 俞理:吴崐注:"穴俞所治之旨也。"

⑪ 菀熟:菀,积也。熟,吴崐、马莳均作"热"。菀热,即郁热。

⑫ 经:这里指经旨。

⑬ 上经下经:张介宾注:"《上经》、《下经》,古经名也。《病能论》曰:《上经》者,言气之通天也;《下经》者,言病之变化也。"

⑭ 揆度阴阳,奇恒五中:这里指《揆度》、《阴阳》、《奇恒》、《五中》等古医籍。

⑮ 明堂:这里泛指面部气色。

⑯ 审于终始:审察疾病初起与终了的全过程。

【按语】

上段主要讨论"五过",此段主要明"四德",即:① 必须了解天地阴阳,四时节气等变化;② 必须全面掌握医学各方面的知识;③ 必须明白人情事理;④ 必须善于诊断,全面分析病情,推求病理,从而施以正确的治疗。这些都是一个医生必备的医德和遵循的原则。

8 治 则 治 法

治则,是治疗疾病的法则,也就是《素问·移精变气论》所说的"治之大则"。治则是在整体观念的指导下,以四诊收集的材料为依据,针对不同的病情所制订的不同治疗原则。它的内容包括因时、因人、因地制宜,标本缓急,正治反治,寒者热之,热者寒之等。

治法,是在治则的原则下,根据不同的具体病情,所采取的具体治疗方法。所以它是由治疗法则所规定,并从属于一定的治疗法则的治疗措施。如"实则泻之"治则中的解表法、涌吐法、消导法、攻下法;"虚则补之"治则中的益气法、滋阴法、温阳法、补血法等。

本章的内容,除了《内经》中有关治则、治法的一些篇章外,还选择了有关制方基本法则的一些内容,这些法则为后世方剂学的发展奠定了基础。

治 则 治 法

8·1 素问·至真要大论篇第七十四(节选)

8·1·1

【原文】

寒者熱之,熱者寒之①,微者逆之,甚者從之②,堅者削之③,客者除之④,勞者溫之⑤,結者散之⑥,留者攻之⑦,燥者濡之⑧,急者緩之⑨,散者收之⑩,損者溫之⑪,逸者行之⑫,驚者平之⑬,上之下之⑭,摩之浴之⑮,薄之劫之⑯,開之發之⑰,適事爲故⑱。

【注释】

① 寒者热之,热者寒之:指治寒病用温热法,治热病用寒凉法。也就是以热治寒,以寒治热的正治法。

② 微者逆之,甚者从之:张介宾注:"病之微者,如阳病则热,阴病则寒,真形易见,其病则微,故可逆之。逆,即上文之正治也。病之甚者,如热极反寒,寒极反热,假证难辨,其病则甚,故当从之。从,即下文之反治也。"

③ 坚者削之:指体内有坚积之病,如癥块之类,当用削伐之法。

④ 客者除之:客,侵犯的意思。侵犯人的病邪,用祛除病邪的方法。如邪客于表的解表发汗法,邪客于里的攻里通下法等。

⑤ 劳者温之:指虚劳之病,用温补法。

⑥ 结者散之:指气血郁结,或痰浊、邪气内结等,用消散法。

⑦ 留者攻之:指病邪留而不去,如留饮、蓄血、停食、便闭等,用攻下法。

⑧ 燥者濡之:指伤津耗液一类干燥病证,用滋润生津等濡润之法。

⑨ 急者缓之:指拘急痉挛一类病证,用舒缓法。

⑩ 散者收之:指精气耗散之病,如自汗、盗汗等,用收敛法。

⑪ 损者温之:指虚损怯弱之病,用温养补益法。

⑫ 逸者行之:李中梓注:"逸,即安逸也。饥饱劳逸,皆能成病。过于逸,则气脉凝滞,故须行之。"行

之,即行气活血之法。

⑬ 惊者平之:指惊悸动扰不安一类病证,用镇静安神法。

⑭ 上之下之:上之,指病邪在上者,使之上越,用涌吐法之类。下之,指病邪在下者,使之下夺,用攻下法。

⑮ 摩之浴之:指按摩、汤药浸洗、水浴等法。

⑯ 薄之劫之:薄之,指侵蚀法。吴崑注:"谓渐磨也。如日月薄蚀,以渐而蚀也。"劫之,指用迅猛之药劫夺之法。

⑰ 开之发之:指开泄、发散法。

⑱ 适事为故:指选择上述治法,总以适应病情为好。

8·1·2

【原文】

帝曰:何謂逆從?岐伯曰:逆者正治,從者反治①,從少從多,觀其事也。帝曰:反治何謂?岐伯曰:熱因熱用,寒因寒用②,塞因塞用,通因通用③,必伏其所主,而先其所因④,其始則同,其終則異⑤,可使破積,可使潰堅,可使氣和,可使必已。帝曰:善。氣調而得者⑥,何如?岐伯曰:逆之,從之,逆而從之,從而逆之,疏氣令調,則其道也。

【注释】

① 逆者正治,从者反治:张介宾注:"以寒治热,以热治寒,逆其病者,谓之正治。以寒治寒,以热治热,从其病者,谓之反治。"

② 热因热用,寒因寒用:原本作"热因寒用,寒因热用",今据下文"塞因塞用,通因通用"之例改。即以热药治疗真寒假热证,以寒药治疗真热假寒证。

③ 塞因塞用,通因通用:张介宾注:"塞因塞用者,如下气虚乏,中焦气壅,欲散满则更虚其下,欲补下则满甚于中。治不知本而先攻其满,药入或减,药过依然,气必更虚,病必新甚。乃不知少服则资壅,多服则宣通,峻补其下以疏启其中,则下ானु自实,中满自除,此塞因塞用之法也。通因通用者,如大热内蓄,或大寒内凝,积聚留滞,泻痢不止。寒滞者以热下之,热滞者以寒下之,此通因通用之法也。"

④ 伏其所主,而先其所因:张介宾注:"必伏其所主者,制病之本也。先其所因者,求病之由也。"

⑤ 其始则同,其终则异:高世栻注:"热治热,寒治寒,塞用塞,通用通,是其始则同。热者寒,寒者热,塞者通,通者塞,是其终则异。塞因塞用,则正气自强,故可破积,可使溃坚。通因通用,则邪不能容,故可使气和,可使必已。"

⑥ 气调而得者:张介宾注:"气调而得者,言气调和而偶感于病,则或因天时,或因意料之外者也。若其治法,亦无过逆从而已,或可逆者,或可从者,或先逆而后从者,或先从而后逆者,但疏其邪气而使之调和,则治道尽矣。"

8·1·3

【原文】

帝曰:論言治寒以熱,治熱以寒,而方士不能廢繩墨①而更其道也。有病熱者,寒之而熱;有病寒者,熱之而寒。二者皆在,新病復起,奈何治?岐伯曰:諸寒之而熱者取之陰②,熱之而寒者取之陽③,所謂求其屬④也。

【注释】

① 绳墨:这里是准则的意思。

② 寒之而热者取之阴:指由阴虚而引起的发热证,用苦寒泄热而热不退,当用补阴法治疗。亦即王冰

所说的"壮水之主,以制阳光"。

③ 热之而寒者取之阳:指因阳虚而引起的寒证,用辛热散寒而寒不去,当用补阳法治疗。亦即王冰所说的"益火之源,以消阴翳"。

④ 求其属:推求疾病本质究属于阴,属于阳。

【按语】

本段主要阐述了正治反治和虚寒虚热的治疗原则。正治法是针对疾病性质、病机,从正面治疗的常规治法。反治法,仅是针对疾病所表现的现象而言的。对疾病的本质来说,不论正治反治,都是药证相逆的。因此正治法和反治法,仍然是遵循"治病求本"和"以寒治热,以热治寒""盛者泻之,虚者补之"的原则的。

虚寒,即"阳虚生外寒",虚热,即"阴虚生内热"。前者是因阳气不足,不能温养而出现的寒象,病本在于阳虚;后者是因阴虚不能制阳而出现的热象,病本在于阴虚。根据"治病求本"和虚补泻实的原则,"热之而寒者"则当"取之阳","寒之而热者"则当"取之阴"。这种养阴清热和补阳祛寒的方法,与实证的"治热以寒"和"治寒以热",是两种截然不同的治疗方法。这一论述不仅为临床治疗热证和寒证指明了治疗法则,而且还提示了临床辨别寒热证候属虚属实的重要意义。

8·2 素问·异法方宜论篇第十二

【原文】

黄帝问曰:醫之治病也,一病而治各不同①,皆愈,何也?岐伯對曰:地勢②使然也。故東方之域③,天地之所始生也④。魚鹽之地,海濱傍水,其民食魚而嗜鹹,皆安其處,美其食⑤。魚者使人熱中⑥,鹽者勝血⑦。故其民皆黑色疏理,其病皆爲癰瘍⑧,其治宜砭石⑨。故砭石者,亦從東方來。

【注释】

① 治各不同:指各种不同的治法。张介宾注:"治各不同,如下文砭石、毒药、灸焫、九针、导引按蹻之类。"

② 地势:指东、南、中、西、北五方的地理形势。张介宾注:"地势不同,则气习有异,故治法亦随而不一也。"

③ 域:区域也。

④ 天地之所始生也:张介宾注:"天地之气,自东而升,为阳生之始,故发生之气,始于东方,而在时则为春。"

⑤ 安其处,美其食:指久居而能适应,对吃的食物也感到习惯、味美。

⑥ 热中:热积于体中而痈发于体外。

⑦ 盐者胜血:盐味咸,《灵枢·五味》篇:"咸走血,多食之令人渴。"张介宾注:"食咸者渴,胜血之征也。"

⑧ 痈疡:高世栻注:"疏理血弱而腠理空疏也。其病皆为痈疡,腠理之所致也。"

⑨ 治宜砭石:砭石,以石制成的尖石或石片,用以刺痈疽以排除脓血。张介宾注:"东方之民疏理而痈疮,其病在肌表,故用砭石。砭石者,其治在浅。"

【原文】

西方者,金玉之域,沙石之處,天地之所收引也①。其民陵居②而多風,水土剛強,其民不衣而褐薦③,其民華食而脂肥④;故邪不能傷其形體,其病生於內,其治宜毒藥⑤。故毒藥者,亦從西方來。

【注释】

① 金玉之域,沙石之处,天地之所收引也:张介宾注:"地之刚在西方,故多金玉砂石。然天地之气,自西而降,故为天地之收引。而在时则应秋。"

② 陵居:依丘陵而居住。

③ 褐荐:褐,毛布。荐,草席。指披毛布铺草席而不讲究衣着的生活习惯。

④ 华食而脂肥:王冰注:"华谓鲜美,酥酪骨肉之类也。以食鲜美,故人体脂肥。"

⑤ 病生于内,其治宜毒药:病生于内,指饮食七情之病。张介宾注:"病生于内,故非针灸按导所能治,而宜用毒药也。毒药者,总括药饵而言。凡能治病者,皆可称为毒药。"

【原文】

北方者,天地所閉藏之域①也。其地高陵居,風寒冰冽,其民樂野處而乳食②,藏寒生滿病,其治宜灸焫。故灸焫者,亦從北方來。

【注释】

① 闭藏之域:北方严寒,应冬令闭藏之象,故称"闭藏之域"。张介宾注:"天之阴在北,故其气闭藏,而在时则应冬。"

② 乐野处而乳食:张介宾注:"野处乳食,北人之性,胡地至今犹然。地气寒,乳性亦寒,故令人藏寒。藏寒多滞,故生胀满等病。"

【原文】

南方者,天地所長養①,陽之所盛處也。其地下②,水土弱,霧露之所聚也。其民嗜酸而食胕③,故其民皆緻理④而赤色,其病攣痹⑤,其治宜微鍼⑥。故九針者,亦從南方來。

【注释】

① 天地所长养:南方阳气充足,适宜于长养万物。张志聪注:"南方主夏长之气,是以为阳热所盛之处。"

② 地下:指地势低下。高世栻注:"地陷东南,故其地下。地高则刚,地下则柔,故水土弱。地土卑下,水湿从之,故雾露之所聚也。"

③ 胕:同腐,指经过发酵的食物。张介宾注:"物之腐者,如豉鲊麴酱之属是也。"

④ 致理:即腠理致密。然据文义疑为"疏理"之误。言腠理疏松。

⑤ 挛痹:由于湿热之邪不除,内著筋脉而生挛痹。伤筋则挛,伤脉则痹。吴崑注:"热甚则筋燥急,故病筋挛;雾露所聚,则湿气外著,故病痹。"

⑥ 微针:即毫针。张志聪注:"南方之气,浮长于外,故宜微针以刺其皮。夫针有九式,微针者,其锋微细,浅刺之针也。"

【原文】

中央者,其地平以濕,天地所以生萬物也衆①。其民食雜而不勞②,故其病多痿厥寒熱③,其治宜導引按蹻④,故導引按蹻者,亦從中央出⑤也。

故聖人雜合以治,各得其所宜⑥。故治所以異而病皆愈者,得病之情,知治之大體⑦也。

【注释】

① 生万物也众:张介宾注:"土体平,土性湿,土旺于四方之中,而为万物之母,故其生物也众。"

② 食杂而不劳:王冰注:"四方辐辏,而万物交归,故人食纷杂而不劳也。"

③ 多痿厥寒热：张介宾注："土气通脾而主四肢，故湿滞则为痿，寒热则为厥。中央者，四方之气交相集，故或寒或热也。"

④ 导引按蹻：即现在所称之气功、按摩等，是古代用来保健和治病的方法。王冰注："导引，谓摇筋骨，动肢节。按，谓抑按皮肉。蹻，谓捷举手足。"

⑤ 从中央出：《素问集注》莫子晋曰："由东南而及于西北，由西北而及于东南，故曰来。由中央而及于四方，故曰出。"

⑥ 杂合以治，各得其所宜：张志聪注："夫天有四时之气，地有五方之宜，民有居处衣食之殊，治有针灸、药饵之异，故圣人或随天之气，或合地之宜，或随人之病，或用针灸、毒药，或以导引按摩，杂合以治，各得其宜。"

⑦ 得病之情，知治之大体：张志聪注："得病之情者，知病之因于天时，或因于地气，或因于人之嗜欲，得病之因情也。或因五方之民，而治以五方之法，或因人气之生长收藏，而宜于针砭、艾焫，或宜于毒药按蹻，是治之大体，而又不必胶执于东方之治宜砭石，西方之治宜毒药也。"

【按语】

本文所论的各种治疗方法，是从东西南北中各地劳动人民在实践中总结出来的经验；而不同的治疗方法，各有它所适宜的不同病情。因此，启示医生们在临证上必须结合不同的自然环境及人的个体差异等的具体情况，掌握因时制宜、因地制宜、因人制宜的治疗原则。

8·3　素问·标本病传论篇第六十五（节选）

【原文】

黄帝問曰：病有標本①，刺有逆從②，奈何？岐伯對曰：凡刺之方，必別陰陽③，前後相應④，逆從得施⑤，標本相移⑥，故曰：有其在標而求之於標，有其在本而求之於本；有其在本而求之於標，有其在標而求之於本。故治有取標而得者，有取本而得者，有逆取而得者，有從取而得者。故知逆與從，正行無問⑦，知標本者，萬舉萬當，不知標本，是謂妄行。

【注释】

① 病有标本：王冰注："本，先病。标，后病。"张介宾注："标，末也。本，原也。犹树木之有根枝也。分言之则根枝异形，合言之则标出乎本。"

② 刺有逆从：马莳注："逆者，如病在本，而求之于标，病在标而求之于本。从者，如在本求本，在标求标。此乃治法之不同也。"

③ 必别阴阳：张介宾注："阴阳二字，所包者广，如经络时令，气血疾病，无所不在。"

④ 前后相应：前后，指先病后病。张介宾注："取其前则后应，取其后则前应。"

⑤ 逆从得施：张介宾注："或逆或从，得施其法。"

⑥ 标本相移：即对于标病的治疗不是固定不变的，急则治其标，缓则治其本，看具体情况，是可以相互转移的。

⑦ 正行无问：马莳注："乃正行之法，而不必问之于人也。"

【原文】

夫陰陽逆從，標本之爲道也。小而大①，言一而知百病之害②；少而多①，淺而博①，可以言一而知百也。以淺而知深，察近而知遠，言標與本，易而勿及③。

【注释】

① 小而大、少而多、浅而博：都是说只要掌握了阴阳逆从标本之理，就可以使人们对疾病的认识由小到

大，由少到多，由浅薄到广博。

② 言一而知百病之害：高世栻注："言一标本逆从，而知百病之害。"

③ 易而勿及：张介宾注："此标本逆从阴阳之道，似乎浅近，言之虽易，而实无能及者。"即标本逆从之理，是容易理解，但实际具体运用，却并不那么容易。

【原文】

治反爲逆，治得爲從①。先病而後逆者治其本②，先逆而後病者治其本，先寒而後生病者治其本，先病而後生寒者治其本，先熱而後生病者治其本，先熱而生中滿者治其標③，先病而後泄者治其本，先泄而後生他病者治其本④，必且調之，乃治其他病。先病而後生中滿者治其標，先中滿而後煩心者治其本。人有客氣有同氣⑤。小大不利治其標⑥。小大利治其本。病發而有餘，本而標之⑦，先治其本，後治其標。病發而不足，標而本之⑧，先治其標，後治其本。謹察間甚⑨，以意調之，間者并行，甚者獨行⑩。先小大不利而後生病者，治其本。

【注释】

① 治反为逆，治得为从：高世栻注："不知标本，治之相反，则为逆；识其标本，治之得宜始为从。"

② 先病而后逆者治其本：即先病者为本，后病者为标，治其本，是治其病之本原。

③ 先热而后生中满者治其标：张介宾注："诸病皆先治本，而惟中满者先治其标，盖以中满为病，其邪在胃，胃者藏府之本也，胃满则药食之气不能行，而藏府皆失其所禀，故先治此者，亦所以治本也。"

④ 先泄而后生他病者治其本：高世栻注："先泄而后生他病者，治其先泄之本，先泄则中土先虚，既治其本，必且调之，乃治其他病，所以重其中土也。"

⑤ 人有客气有同气：《新校正》云："按全元起本同作固。"

⑥ 小大不利治其标：即大小便不通利，应先治其标病。张介宾注："即先有他病，而后为小大不利者，亦先治其标。诸皆治本，此独治标，盖二便不通，乃危急之候，虽为标病，必先治之，此所谓急则治其标也。"

⑦ 本而标之：即先治其本，而后治其标。

⑧ 标而本之：即先治其标，而后治其本。

⑨ 间甚：张介宾注："间者言病之浅，甚者言病之重也。"

⑩ 间者并行，甚者独行：并行，即标本同治。独行，即单治标或单治本。

【按语】

本段论述病的标本和刺法的逆从，列举了泄泻、中满、烦心、大小便不利等病证的缓急证治，说明"治病必求于本"的基本原则和"急则治标，缓则治本"或"标本同治"的治疗法则。充分体现了中医针对疾病本质进行治疗和具体情况具体处理的辨证论治精神。

8·4 素问·阴阳应象大论篇第五（节选）

【原文】

故曰：病之始起也，可刺而已；其盛，可待衰而已①。故因其輕而揚之②，因其重而減之③，因其衰而彰之④。形不足者，溫之以氣；精不足者，補之以味⑤。其高者，因而越之⑥；其下者，引而竭之⑦；中滿者，寫之於內⑧。其有邪者，漬形以爲汗⑨；其在皮者，汗而發之⑩；其慓悍者，按而收之⑪；其實者，散而寫之⑫。審其陰陽，以別柔剛⑬，陽病治陰，陰病治陽⑭。定其血氣，各守其鄉⑮。血實宜決之⑯，氣虛宜掣引之⑰。

【注释】

① 其盛，可待衰而已：在某些特殊情况下，邪势太盛，不宜用针刺直接攻邪，应等待病势稍衰而后刺之。这与《素问·疟论》"方其盛时必毁；因其衰也，事必大昌"的论述可相互印证。

② 因其轻而扬之：轻，指病邪轻浅。扬，轻扬宣散之意。张介宾注："轻者浮于表，故宜扬之。扬者散也。"

③ 因其重而减之：重，病邪深重。减，逐步减轻之意。张介宾注："重者实于内，故宜减之。减者泻也。"

④ 因其衰而彰之：指邪去正衰，用补益法彰之。

⑤ 形不足者，温之以气；精不足者，补之以味：张介宾注："以形精言，则形为阳，精为阴；以气味言，则气为阳，味为阴。阳者卫外而为固也，阴者藏精而起亟也。故形不足者，阳之衰也，非气不足以达表而温之；精不足者，阴之衰也，非味不足以实中而补之。阳性暖，故曰温，阴性静，故曰补。"

⑥ 其高者，因而越之：越之，这里指吐法。吴崑注："高，胸之上也。越之，吐之也。此宜于吐，故吐之。"

⑦ 其下者，引而竭之：吴崑注："下，脐之下也。或利其小便，或通其大便，皆引而竭之。竭，尽也。"

⑧ 中满者，泻之于内：中满者，腹中满也。泻之于内，即消法。吴崑注："此不在高，不在下，故不可越，亦不可竭，但当泻之于内，消其坚满是也。"一说《伤寒论》泻心汤是其例。

⑨ 渍形以为汗：以汤液浸渍使其出汗，包括熏蒸、浸浴等治法。张志聪注："渍，浸也。古者用汤液浸渍取汗，以去其邪。"

⑩ 其在皮者，汗而发之：其在皮，指邪在皮毛。张志聪注："邪在皮毛，取汗而发散之。"

⑪ 其慓悍者，按而收之：慓悍，指邪气急猛。按，抑制。收，收敛，制伏的意思。张介宾注："凡邪气之急利者，按得其状，则可收而制之矣。"

⑫ 其实者，散而泻之：吴崑注："表实则散，里实则泻。"

⑬ 柔刚：柔属阴，刚属阳，即阴阳之意。张介宾注："形证有柔刚，脉色有柔刚，气味尤有柔刚。柔者属阴，刚者属阳，知柔刚之化者，知阴阳之妙用矣，故必审而别之。"

⑭ 阳病治阴，阴病治阳：张介宾注："阳胜者阳必病，阴胜者阳必病。如《至真要大论》曰：诸寒之而热者取之阴，热之而寒者取之阳。启玄子曰：壮水之主，以制阳光；益火之源，以消阴翳。皆阳病治阴，阴病治阳之道也。"

⑮ 定其血气，各守其乡：吴崑注："定，安也。诸经皆有血气，宜安定之，使之各守其位，不得出位乘侮也。"

⑯ 决之：指逐瘀，放血之法。

⑰ 气虚宜掣引之，掣《太素》、《甲乙经》均作"挈"，古通用。掣引，即升提补气法。是喻其作用有如掣物引提上升的治法，如临床上常用补中益气汤之治疗气虚下陷证。又王冰注："掣读为导，导引则气行条畅。"

【按语】

本段论述治病首先要辨别阴阳气血和邪正虚实，运用祛邪扶正、补虚泻实、阴虚补精、阳虚温气和阳病治阴、阴病治阳等不同治疗的法则，以及根据病邪部位在表、在里、在上、在中、在下，分别选用解表、涌吐、消导、攻下等治法。除用针刺法外，并提出了药治、熏浴等多种治法。这对后世治则、治法的发展和临床实践，都有较大的影响和重要指导意义。

制 方 法 则

8·5 素问·至真要大论篇第七十四（节选）

8·5·1

【原文】

主病之謂君，佐君之謂臣，應臣之謂使。

【注释】

君、臣、佐、使：张介宾注："主病者，对证之要药也，故谓之君。君者，味数少而分两重，赖之以为主也。佐君者谓臣，味数稍多而分两稍轻，所以匡君之不迨也。应臣者谓之使，数可出入而分两更轻，所备通行向导之使也。"

8·5·2

【原文】

帝曰：氣有多少，病有盛衰，治有緩急，方有大小，願聞其約①，奈何？岐伯曰：氣有高下，病有遠近，證有中外，治有輕重，適其至所爲故②也。大要曰：君一臣二，奇之制③也；君二臣四，偶之制③也；君二臣三，奇之制也；君二臣六，偶之制也。故曰：近者奇之，遠者偶之，汗者不以奇，下者不以偶④，補上治上制以緩，補下治下制以急⑤。急則氣味厚，緩則氣味薄，適其至所，此之謂也。病所遠，而中道氣味之者，食而過之⑥，無越其制度也。是故平氣之道⑦，近而奇偶，制小其服也；遠而奇偶，制大其服也。大則數少，小則數多，多則九之，少則二之。奇之不去，則偶之，是謂重方；偶之不去，則反佐⑧以取之，所謂寒熱溫涼，反從其病也。

【注释】

① 约：犹准则也。

② 适其至所为故：王冰注："脏位有高下，腑气有远近，病证有表里，药用有轻重，调其多少，和其紧慢，令药气至病所为故，勿太过与不及也。"

③ 奇之制、偶之制：即奇方与偶方。王冰注："奇，谓古之单方。偶，谓古之复方也。"

④ 汗者不以奇，下者不以偶：王冰注："汗药不以偶方，气不足以外发泄。下药不以奇制，药毒攻而致过。"奇方药少力专，偶方药多面广。

⑤ 补上治上制以缓，补下治下制以急：缓急，指药性、药量而言。吴崐注："补上治上制以缓，恐其下迫也。补下治下制以急，恐其中留也。"

⑥ 病所远，而中道气味者，食而过之：马莳注："病所远，而药食气味止于中道。"如病在上焦者，应先食物而后服药，病在下焦者，应先服药而后食物，以免食物阻隔药物之气味，使其药效中途消失。这是示医生嘱病人在饭前服药或饭后服药的一种常法。

⑦ 平气之道：张介宾注："平气之道，平其不平之谓也。"

⑧ 反佐：指处方中药物组成的反佐法，即在寒药方中佐以热药，热药方中佐以寒药。如白通加猪胆汁汤，用猪胆汁即为反佐。

【按语】

本段论述了君臣佐使制方的基本法则，并根据病情轻重，病位上下，病势缓急，药味奇偶等，提出了大、小、缓、急、奇、偶、复方剂的分类，以及服药方法。

8·6 素问·五常政大论篇第七十（节选）

【原文】

病有久新，方有大小，有毒無毒①，固宜常制②矣。大毒治病，十去其六；常毒治病，十去其七；小毒治病，十去其八；無毒治病，十去其九；穀肉果菜，食養盡之③，無使過之，傷其正也。不盡，行復如法④。

【注释】

① 有毒无毒：有毒，指药性峻烈的药物。无毒，指性味平和的药物。

② 常制：即服药的一般常规。张介宾注："病重者宜大，病轻者宜小，无毒者宜多，有毒者宜小，皆常制之约也。"

③ 大毒治病……食养尽之：张介宾注："药性有大毒、常毒、小毒、无毒之分，去病有六分、七分、八分、九分之约者，盖以治病之法，药不及病，则无济于事，药过于病，则反伤其正而生他患矣，故当知约制，而进止有度也。"王冰注："大毒之性烈，其为伤也多。小毒之性和，其为伤也少。常毒之性，减大毒之性一等，加小毒之性一等，所伤可知也。故至约必止之，以待来证尔。然无毒之药，性虽平和，久而多之，则气有偏胜，则有偏绝，久攻之则藏气偏弱，既弱且困，不可长也，故十去其九而止。服至约已，则以五谷、五肉、五果、五菜，随五藏宜者食之，以尽其余病，药食兼行亦通也。"

④ 行复如法：言病邪尚未尽者，仍重复上法治疗。

【按语】

本段论述用药治病的法度与饮食调养的作用。病有新旧之异，方有大小之别，药有峻缓之分，故指出药虽能治病，但对人体正气也会带来一定损害。因此，应根据药性的峻缓和毒性的有无或大小，而决定治病用药程度及饮食调养。这些，直至今天都是临床应用的基本原则。

9 养生学说

养生,就是保养生命的意思。养生学说,是研究保持身体健康以延年益寿的理论、原则和方法的一门学问。

《内经》的养生学说,是在"天人相应"的整体思想指导下建立起来的,因而具有以下特点:① 把顺应自然作为养生的重要原则。强调要"顺四时而适寒暑""服天气,而通神明",并提出了"春夏养阳,秋冬养阴"的原则。认为对于自然界阴阳的变化,"逆之则灾害生,从之则苛疾不起"。② 把调摄精神情志作为养生的重要措施,指出要"恬惔虚无""积精全神""精神内守",从而使"形体不蔽,精神不散"。③ 重视保养正气在养生中的主导作用,认为"正气存内,邪不可干",指出各种养生方法都应以保护和强壮正气为基本原则。坚持了这个原则,就能达到"僻邪不至,长生久视"的目的。

9·1 素问·上古天真论篇第一

9·1·1

【原文】

昔在黄帝,生而神靈①,弱而能言②,幼而徇齊③,長而敦敏④,成而登天⑤。迺⑥問於天師曰:余聞上古⑦之人,春秋⑧皆度百歲,而動作不衰;今時之人,年半百而動作皆衰者,時世異耶?人將失之耶⑨?

岐伯對曰:上古之人,其知道者,法於陰陽⑩,和於術數⑪,食飲有節,起居有常,不妄作勞⑫,故能形與神俱⑬,而盡終其天年,度百歲⑭乃去。今時之人不然也,以酒爲漿⑮,以妄爲常⑯,醉以入房⑰,以欲竭其精,以耗散其真⑱,不知持滿⑲,不時御神⑳,務快其心,逆於生樂㉑,起居無節,故半百而衰也。

【注释】

① 神灵:张介宾注:"聪明之至也。"
② 弱而能言:马莳注:"《索隐》曰:'弱,谓幼弱时也。'盖未合能言之时,而黄帝即言。"
③ 徇(xún 音旬)齐:敏慧。一说徇齐,周遍的意思,言黄帝处理事物,全面周到。
④ 敦敏:敦厚敏达。
⑤ 成而登天:成,即成年、成人。登天,即登天子之位。
⑥ 迺:古"乃"字。
⑦ 上古:指远古,即人类生活的早期时代。
⑧ 春秋:指年龄。
⑨ 时世异耶?人将失之耶:人将失之耶,胡澍《内经素问校义》说:"当作'将人失之耶'",与下文"将天数然也"同一文法。将,犹"抑"也,还是的意思。全句意为这是时代的不同呢,还是人们违背了养生之道呢?
⑩ 法于阴阳:法,效法,取法。于,语助词。意为效法自然界寒暑往来的阴阳变化规律。
⑪ 和于术数:和,调和,此处有适当运用之意。术数,张介宾注:"修身养性之法。"即指导引、按蹻、吐

纳等调摄精神,锻炼身体的一些方法。

⑫ 不妄作劳:妄,乱也,此处有违背常规之意。作劳,即劳作,包括劳力、劳心、房劳等方面。不妄作劳,即不要违背常规地劳动。

⑬ 形与神俱:形,指形体;神,指精神。俱,偕也,有共存、协调之意。姚止庵注:"形者神所依,神者形所根,神形相离,行尸而已。故惟知道者,为能形与神俱。"

⑭ 百岁:古人认为人的自然寿命是一百二十岁,百岁,是其大约数。

⑮ 以酒为浆:浆,泛指饮料。以酒为浆,即把酒当作一般饮料来饮,是形容嗜酒无度。此泛指饮食不节。

⑯ 以妄为常:把反常的生活方式当作正常的生活方式。

⑰ 醉以入房:意为酒醉后肆行房事。

⑱ 以欲竭其精,以耗散其真:以,因也。耗,《新校正》云:"《甲乙经》耗作'好'。"好(hào)、欲同义。俞樾《内经辨言》说:"'以欲竭其精,以好散其真'两句,文异而义同。"

⑲ 不知持满:不懂得保持精气充满。

⑳ 不时御神:时,善也。御,用也。不时御神,谓不善于调养精神。

㉑ 务快其心,逆于生乐:意为贪图一时的欢快,而违背养生的乐趣。

【按语】

本段指出了"上古之人"遵循养生法则,能度百岁乃去;"今时之人"违背养生法则,则半百而衰,以此来说明人寿命的长短,不在于时世之异,而在于人之是否善于养生,从而突出了养生对于却病延年的重要意义。在养生的要求方面,原文提出了"法于阴阳"、"和于术数"、"食饮有节"、"起居有常"、节制房事、劳逸适度、保精宁神等重要原则,为中医的养生学奠定了理论基础。

【原文】

夫上古聖人之教下也,皆謂之①虛邪賊風②,避之有時,恬惔虛無③,真氣從之④,精神內守⑤,病安從來。是以志閑而少欲⑥,心安而不懼⑦,形勞而不倦,氣從以順⑧,各從其欲,皆得所願⑨。故美其食,任其服,樂其俗⑩,高下不相慕⑪,其民故曰樸⑫。是以嗜欲不能勞其目⑬,淫邪不能惑其心⑭,愚智賢不肖,不懼於物⑮,故合於道。所以能年皆度百歲,而動作不衰者,以其德全不危⑯也。

【注释】

① 上古圣人之教下也,皆谓之:《新校正》云:"全元起注本云:'上古圣人之教也,下皆为之。'"意为对于上古圣人的教诲,人们都遵照执行。圣人,此处指对养生之道有高度修养的人。

② 虚邪贼风:王冰注:"邪乘虚入,是谓虚邪;窃害中和,谓之贼风。"又高世栻注:"凡四时不正之气,皆谓之虚邪贼风。"

③ 恬惔(tián dàn 音田旦)虚无:恬惔,安静的意思。虚无,心无杂念。恬惔虚无,是说思想闲静,没有杂念。

④ 真气从之:真气,即正气。从,顺从,有调和之意。

⑤ 精神内守:内守,即守持于内。是言精力充沛而不妄耗。

⑥ 志闲而少欲:即思想静闲而少贪欲。

⑦ 心安而不惧:心境安定而无恐惧之感。

⑧ 气从以顺:气,即真气。以,而也。气从以顺,意为真气调顺。

⑨ 各从其欲,皆得所愿:都能顺其所欲,达其所愿。

⑩ 美其食,任其服,乐其俗:意为随便吃什么食物,都觉得味道甘美;无论穿什么衣服,都感到舒适;不

管在什么样的风俗习惯中生活,都觉得快乐。

⑪ 高下不相慕:高,地位尊贵;下,地位卑贱。此句意为无论什么地位的人,都安于自身的社会地位。

⑫ 朴:质朴、淳朴的意思。

⑬ 嗜欲不能劳其目:嗜好贪欲,不能烦劳他的视觉。

⑭ 淫邪不能惑其心:淫乱之事,不能惑乱他的心神。

⑮ 不惧于物:不为外物所惊扰。

⑯ 德全不危:德,同"得",养生有得于心谓之"德"。全面实行养生之道,即"德全"。不危,不致于受衰老之危害。马莳注:"盖修道而有得于心,则德全矣。危者,即动作之衰也。"

【按语】

本段指出对自然环境,要"虚邪贼风,避之有时";对人体本身要"恬惔虚无""精神内守"。只有这样,才能使"真气从之",达到"病安从来"的目的。这种既重视调养精气神,又积极防御外来邪气的认识,是中医学防病保健的主导思想。

9·1·2

【原文】

帝曰:人年老而无子①者,材力②尽耶?将天数③然也?

岐伯曰:女子七岁④,肾气盛,齿更⑤发长;二七而天癸至⑥,任脉通,太冲脉盛,月事以时下,故有子;三七,肾气平均⑦,故真牙生而长极⑧;四七,筋骨坚,发长极,身体盛壮;五七,阳明脉衰,面始焦,发始堕⑨;六七,三阳脉衰于上,面始焦,发始白;七七,任脉虚,太冲脉衰少,天癸竭,地道不通⑩,故形坏而无子也。丈夫八岁④,肾气实,发长齿更;二八,肾气盛,天癸至,精气溢写⑪,阴阳和,故能有子;三八,肾气平均,筋骨劲强⑫,故真牙生而长极;四八,筋骨隆盛,肌肉满壮;五八,肾气衰,发堕齿槁;六八,阳气衰竭于上⑬,面焦,发鬓颁白⑭,七八,肝气衰,筋不能动;八八,天癸竭,精少,肾藏衰,形体皆极⑮,则齿发去。肾者主水⑯,受五藏六府之精而藏之,故五藏盛乃能写。今五藏皆衰,筋骨解堕,天癸尽矣,故发鬓白,身体重,行步不正,而无子耳。

帝曰:有其年已老而有子者,何也?

岐伯曰:此其天寿过度,气脉常通⑰,而肾气有余也。此虽有子,男不过尽八八,女不过尽七七,而天地之精气⑱皆竭矣。

帝曰:夫道者,年皆百数,能有子乎?

岐伯曰:夫道者,能却老而全形⑲,身年虽寿⑳,能生子也。

【注释】

① 无子:不能生育子女,即无生殖能力。

② 材力:张介宾注:"精力也。"

③ 天数:即自然所赋之寿数。

④ 七岁、八岁:是古人根据男女两性发育过程的差异所总结出来的约数。"二七"即十四岁,"二八"即十六岁。余可类推。

⑤ 齿更:即更换牙齿。人到七八岁时,乳牙脱落,被恒牙代替,谓之齿更。

⑥ 天癸至:天癸是肾精中具有促进生殖机能作用的一种物质。至,极也,有充盛、发挥作用之意。

⑦ 平均:张介宾注:"充满之谓。"

⑧ 真牙生而长极：真牙，又名智齿。长极，即发育完全，成熟。
⑨ 阳明脉衰，面始焦，发始堕：焦，通"憔"，憔悴也。堕，脱落也。高世栻注："阳明多血多气，衰则血气不充溢于毛窍，故发始堕。""阳明之脉行于面，衰则面始焦。"
⑩ 地道不通：王冰注："经水绝止，是为地道不通。"
⑪ 精气溢写：生殖之精盈满而外泻。
⑫ 劲强：强劲有力。
⑬ 阳气衰竭于上：张介宾注："阳气，亦三阳气也。"竭，《甲乙经》无此字。
⑭ 颁白：颁，同"斑"。颁白，即黑白相杂，俗言花白。
⑮ 天癸竭，精少，肾藏衰，形体皆极：此十二字原在"七八，肝气衰，筋不能动"句下，今据丹波元坚《素问绍识》之说移此。形体皆极，是说身体各部分都衰疲了。
⑯ 主水：此处指肾脏藏精的功能。
⑰ 气脉常通：常，通"尚"。全句意为气血经脉尚通畅。
⑱ 天地之精气：此处之天地指男女，精气指天癸。
⑲ 却老而全形：防止衰老而保全形体。
⑳ 身年虽寿：身，代词。身年，即其年。寿，即上文之"年皆百岁"。

【按语】

本段主要论述了人体肾气与生长、发育及生殖的关系。原文指出，人之生长发育及生殖，主要取决于肾气，从而突出了肾在整个生命活动过程中的重要作用。由于肾脏精气的盛衰，直接关系着人的生长、发育与衰老，所以养生的关键问题，就在于保养精气。

肾气的盛衰，还直接关系到人体的性机能和生殖能力，这一学术观点对后世临床医学有着深远的影响。例如冲任二脉与月经及生殖的关系，为后世妇科学的发展奠定了理论基础；临床对男子阳痿、遗精、不育等从肾治疗，也是以这一理论为依据的。

9·1·3

【原文】

黄帝曰：余聞上古有真人①者，提挈天地，把握陰陽②，呼吸精氣③，獨立守神④，肌肉若一⑤，故能壽敝天地⑥，無有終時，此其道生⑦。

中古之時，有至人者，淳德全道⑧，和於陰陽，調於四時⑨，去世離俗⑩，積精全神⑪，遊行天地之間⑫，視聽八達之外⑬。此蓋益其壽命而強者也，亦歸於真人。

其次，有聖人者，處天地之和，從八風之理⑭，適嗜欲於世俗之間，無恚嗔⑮之心，行不欲離於世，舉不欲觀於俗⑯，外不勞形於事，內無思想之患，以恬愉為務，以自得為功⑰，形體不敝⑱，精神不散，亦可以百數。

其次，有賢人者，法則天地⑲，象似日月⑳，辯列星辰㉑，逆從陰陽，分別四時，將從上古，合同於道㉒，亦可使益壽而有極時。

【注释】

① 真人：指能够掌握天地阴阳变化规律，善于保全精气神的养生水平最高的一种人。其次是"至人"，再次是"圣人""贤人"，这是古代对不同养生水平的人的大致区分。
② 提挈天地，把握阴阳：即把握自然界阴阳变化的规律。李中梓注："提挈，把握也。"
③ 呼吸精气：即气功中"吐纳"之类的养生方法。
④ 独立守神：独立，即自作主宰。守神，即精神内守。
⑤ 肌肉若一：王冰注："肌肤若冰雪，绰约如处子。"即肌肤保持青春活力而不衰老。

⑥ 寿敝天地：意为与天地同寿。是形容真人的寿命最长。王冰注："敝，尽也。"
⑦ 此其道生：这是他们精通养生之道的结果。
⑧ 淳德全道：张介宾注："淳，厚也。至极之人，其德厚，其道全也。"是言"至人"思想境界高，养生之道全。
⑨ 和于阴阳，调于四时：张介宾注："和，合也，合阴阳之变化。调，顺也，顺时令之往来。"
⑩ 去世离俗：王冰注："心远世纷，身离俗染。"是说至人能避开世俗习气的干扰。
⑪ 积精全神：即保全精神。
⑫ 游行天地之间：指"至人"能使神气专注于大自然，其意念通达于天地之间。这可能是古人的一种意念练功法。
⑬ 视听八达之外：达，宋刻本及《黄帝内经注证发微》均作"远"。此句言圣人耳目聪明，其视听远及八方。
⑭ 处天地之和，从八风之理：八风，指东、南、西、北、东南、西南、东北、西北八个方位的风。此句意为安处天地之和气，顺从八风之规律，即能够顺应各种气候变化。
⑮ 恚嗔（huì chēn 音惠琛）：即恼怒、怨恨。
⑯ 行不欲离于世，举不欲观于俗：王冰注："圣人举事行止虽常在时俗之间，然其见为，则与时俗有异尔。"是说圣人的日常生活虽离不开世俗，但其行为和思想不仿效世俗之人。
⑰ 以恬愉为务，以自得为功：恬愉，安静乐观之意。马莳注："以恬惔愉悦为要务，以悠然自得为己功。"
⑱ 形体不敝：敝，高世栻注："坏也。"此句意为形体不衰老。
⑲ 法则天地：效法天地阴阳变化之道。
⑳ 象似日月：仿效日月运行的规律。
㉑ 辩列星辰：辩，通"辨"；列，位次也。辨别星辰，即辨别星辰位置的变化。
㉒ 将从上古，合同于道：将，随也；将从，有追随之意。此句意为贤人追随上古之人以合于养生之道。

【按语】

真人、至人、圣人、贤人四种养生家，是《内经》作者理想中的典型，并非指当时具体的某个人。介绍这四种人的目的在于说明养生的方法和程度不同，所取得的效果也有差异。

9·2 素问·四气调神大论篇第二

9·2·1

【原文】

春三月①，此謂發陳②。天地俱生，萬物以榮③，夜臥早起，廣步於庭④，被髮緩形⑤，以使志生⑥；生而勿殺，予而勿奪，賞而勿罰⑦，此春氣之應，養生之道⑧也。逆之則傷肝，夏爲寒變⑨，奉長者少⑩。

夏三月⑪，此謂蕃秀⑫。天地氣交⑬，萬物華實⑭；夜臥早起，無厭於日⑮；使志無怒，使華英成秀⑯，使氣得泄，若所愛在外⑰，此夏氣之應，養長之道也。逆之則傷心，秋爲痎瘧⑱，奉收者少，冬至重病⑲。

秋三月⑳，此謂容平㉑。天氣以急，地氣以明㉒；早臥早起，與雞俱興㉓；使志安寧，以緩秋刑㉔；收斂神氣，使秋氣平；無外其志，使肺氣清㉕，此秋氣之應，養收之道也。逆之則傷肺，冬爲飧泄㉖，奉藏者少。

冬三月㉗，此謂閉藏㉘。水冰地坼㉙，無擾乎陽㉚；早臥晚起，必待日光㉛；使志若伏若匿,若有私意,若已有得㉜;去寒就温㉝,無泄皮膚,使氣亟奪㉞,此冬氣之應,養藏之道也。逆之則傷賢,春爲痿厥㉟,奉生者少。

【注释】

① 春三月:包括立春、雨水、惊蛰、春分、清明、谷雨六个节气。

② 发陈:发,生发;陈,敷陈。马莳注:"阳气已生,最能发生而敷陈之,故气象谓之发陈也。"

③ 天地俱生,万物以荣:天地之间的生发之气都已发动,万物因之而欣欣向荣。

④ 广步于庭:即缓缓散步于庭院。张志聪注:"所以运动生阳之气。"

⑤ 被发缓形:被,通"披"。此句意为披开束发,松缓衣带,让形体舒展。马莳注:"被发而无所束,缓形而无所拘,使志意于此而发生。"

⑥ 以使志生:使志意顺着春天生发之气而活动。

⑦ 生而勿杀,予而勿夺,赏而勿罚:予,给予。生、予、赏,指神志活动要应春阳生发之气;杀、夺、罚,指神志活动逆春阳生发之气;所以勿杀、勿夺、勿罚也。

⑧ 养生之道:保养春生之气的方法。下文"养长之道",即保养夏长之气的方法。余皆仿此。

⑨ 逆之则伤肝,夏为寒变:张志聪注:"逆,谓逆其生发之气也。肝属木,王于春,春生之气逆则伤肝。肝伤则至夏为寒变之病,因奉长者少故也。盖木伤而不能生火,故于夏月火令之时,反变而为寒病。"

⑩ 奉长者少:奉,供给的意思。春生是夏长的基础,如果春天养生不好,提供给夏天养长的基础就差。下文奉收、奉藏、奉生之义皆仿此。

⑪ 夏三月:包括立夏、小满、芒种、夏至、小暑、大暑六个节气。

⑫ 蕃(fán烦)秀:蕃,茂也,盛也;秀,华也,美也。马莳注:"阳气已盛,物蕃且秀,故气象谓之蕃秀也。"

⑬ 天地气交:张介宾注:"岁气阴阳盛衰,其交在夏,故曰天地气交。"

⑭ 华实:华,同"花";实,果实。华实,用如动词,犹言开花结果。

⑮ 无厌于日:不要厌恶夏天昼长天热。张琦注:"厌,倦也。无厌于日,谓夏日昼长,人所易厌;然夏主长气,人气不宜惰也。"

⑯ 使华英成秀:华英,张介宾注:"言神气也。"秀,秀丽,此处有旺盛意。此句意为要使人的神气旺盛饱满。

⑰ 使气得泄,若所爱在外:使体内阳气宣发于外,好像是"所爱在外",以与夏季阳盛的环境相适应。

⑱ 逆之则伤心,秋为痎疟:张介宾注:"心伤则暑气乘之,至秋而金气收敛,暑邪内郁,于是阴欲入而阳拒之,故为寒;火欲出而阴束之,故为热。金火相争,故寒热往来而为痎疟。"

⑲ 冬至重病:丹波元简说:"据前后文例,四字恐剩文。"

⑳ 秋三月:包括立秋、处暑、白露、秋分、寒露、霜降六个节气。

㉑ 容平:容,指生物的形态;平,平定也。马莳注:"阴气已上,万物之容至此平定,故气象谓之容平。"

㉒ 天气以急,地气以明:张介宾注:"风气劲疾曰急,物色清肃曰明。"

㉓ 与鸡俱兴:兴,起也。此句是言人之起居时间与鸡之起居时间一致。张志聪注:"鸡鸣早而出埘(shí)晏,与鸡俱兴,与春夏之早起少迟,所以养秋收之气也。"

㉔ 使志安宁,以缓秋刑:秋气肃杀,故称"秋刑"。张介宾注:"阳和日退,阴寒日生,故欲神志安宁,以避肃杀之气。"

㉕ 收敛神气,使秋气平;无外其志,使肺气清:"收敛神气"与"无外其志"意近。"秋气平"与"肺气清"义同。全句意为收敛神气而勿外露,从而使肺气清肃。张志聪注:"皆所以顺秋收之气,而使肺金清净也。"

㉖ 逆之则伤肺,冬为飧泄:张介宾注:"肺属金,王于秋,秋失所养故伤肺,肺伤则肾水失其所生,故当冬令而为肾虚飧泄。飧泄者,水谷不分而为寒泄也。"

㉗ 冬三月:包括立冬、小雪、大雪、冬至、小寒、大寒六个节气。

㉘ 闭藏:马莳注:"阳气已伏,万物潜藏,故气象谓之闭藏也。"

㉙ 坼(chè彻)：裂也。
㉚ 无扰乎阳：指气象而言，谓万物生机未受到干扰而顺利闭藏起来。
㉛ 早卧晚起，必待日光：张介宾注："所以避寒也。"
㉜ 使志若伏若匿，若有私意，若已有得：张志聪注："若伏若匿，使志无外也；若有私意，若已有得，神气内藏也。"
㉝ 去寒就温：李中梓注："去寒就温，所以养阳。"
㉞ 无泄皮肤，使气亟(qì亟)夺：亟，频数，屡次；夺，损失，耗伤。此句意为不要使皮肤过度出汗，导致阳气频频耗伤。
㉟ 逆之则伤肾，春为痿厥：张介宾注："肾主水，王于冬，冬失所养，故伤肾。肾伤则肝木失其所生；肝主筋，故当春令而筋病为痿。阳欲藏，故冬不能藏则阳虚为厥。"

【按语】

本段论述了四时生长收藏的规律，以及顺从四时而养生的方法，指出人体必须随着四时之气的变化来调养精神意志，才能防止疾病发生，保持身体健康。这些认识，既体现了中医学"天人相应"的整体观思想，又说明中医学的预防思想和养生方法是融为一体的。

9.2.2

【原文】

天氣清淨光明者也①，藏德不止，故不下也②。天明則日月不明，邪害空竅③，陽氣者閉塞，地氣者冒明④，雲霧不精，則上應白露不下⑤，交通不表，萬物命故不施，不施則名木多死⑥。惡氣不發⑦，風雨不節，白露不下，則菀槀不榮⑧。賊風數至，暴雨數起，天地四時不相保⑨，與道相失，則未央絕滅⑩。唯聖人從之，故身無奇病⑪，萬物不失，生氣不竭⑫。

【注释】

① 天气清净光明者也：净，通"静"。李中梓注："清阳之气，净而不杂，天之体也；居上而不亢，下济而光明，天之用也。"
② 藏德不止，故不下也：张介宾注："天德不露，故曰藏德；健运不息，故曰不止。惟其藏德，故应用无穷；惟其健运，故万古不下。"
③ 天明则日月不明，邪害空窍："天明"之"明"，通"萌"。《经籍籑诂》说："萌之为言也，盲也。"盲，昏暗也。空窍，此指天地之间。此句意为天气昏暗，阴霾四布，则昼不能见日，夜不能见月。此乃天气反常，邪气充斥天地之间的缘故。
④ 阳气者闭塞，地气者冒明：阳气，即天气；地气，即阴气；冒明，意为不明。高世栻注："邪害天之空窍，则所谓阳气者，闭塞于上而不下降矣；邪害地之空窍，则所谓地气者，昏冒其明而不上承矣。"
⑤ 云雾不精，则上应白露不下：精，通"晴"。此句意为天气不晴朗，则白露不能下降。张志聪注："地气升而为云为雾，天气降而为雨为露。云雾不精，是地气不升也；地气不升则天气不降，是以上应白露不下。"
⑥ 交通不表，万物命故不施，不施则名木多死：交通，指天地之气的升降交通；不表，即不彰著，失常的意思；施，施受也。吴崑注："阴阳二气，贵乎交通，若交通之气不能表扬于外，则万物之命无所施受，无所施受则名木先应而多死。"名木多死，谓大树犹死，其他生物则更难生存。
⑦ 恶气不发：恶气，害气也，即上文邪害空窍，闭塞冒明之气。《太素》无"不"字。发，散也。一说"不"为"大"，形似之误。
⑧ 菀槀不荣：槀，同"槁"。张志聪注："菀，茂木也；槀，禾秆也……四时失序，虽茂木嘉禾，而亦不能荣秀也。"
⑨ 天地四时不相保：不相保，意为不能保持有规律的气候变化。张介宾注："阴阳既失其和，则贼风暴

雨,数为残害,天地四时,不保其常。"

⑩ 与道相失,则未央绝灭:未央,未半也。此承上句,说明人违四时调神养生之道,则寿命未至其半就要死亡。

⑪ 圣人从之,故身无奇病:从,顺也。奇,胡澍注:"奇,当为'苛'字,形相似而误。苛,亦病也。古人自有复语耳。"苛疾,即疾病。

⑫ 万物不失,生气不竭:生气,即生机。张志聪注:"圣人内修养生之道,外顺不正之时,与万物不失其自然,而生气不绝也。"

【按语】

本段论述天气的变化,直接影响着万物的荣枯生死,由此说明人们如果能顺应天气的变化,就能保全"生气",延年益寿,否则就会生病或夭折,故吴崑说:此节"言天以例人也"。又丹波元简说:"自'天气者清净'至'生气不竭'一百二十四字,与四气调神之义不相干,且文意不顺承,疑佗(他)篇错简也。"可参。

9·2·3

【原文】

逆春氣則少陽不生,肝氣內變①;逆夏氣則太陽不長,心氣內洞②;逆秋氣則太陰③不收,肺氣焦滿④;逆冬氣則少陰⑤不藏,腎氣獨沉⑤。夫四時陰陽者,萬物之根本也⑥。所以聖人春夏養陽,秋冬養陰⑦,以從其根⑧,故與萬物沉浮於生長之門⑨。逆其根,則伐其本,壞其真⑩矣。故陰陽四時者,萬物之終始也,死生之本也。逆之則災害生,從之則苛疾⑪不起,是謂得道⑫。道者,聖人行之,愚者佩⑬之。從陰陽則生,逆之則死;從之則治,逆之則亂⑭。反順爲逆,是謂內格⑮。

是故聖人不治已病治未病,不治已亂治未亂,此之謂也。夫病已成而後藥⑯之,亂已成而後治之,譬猶渴而穿井⑰,鬭而鑄錐⑱,不亦晚乎。

【注释】

① 逆春气则少阳不生,肝气内变:变,病变。张介宾注:"一岁之气,春夏为阳,秋冬为阴,春主生长,秋冬主收藏。春令属木,肝胆应之,《脏气法时论》曰:肝主春,足厥阴、少阳主治。故逆春气,则少阳之令不能生发,肝气被郁,内变为病。此不言胆而止言肝者,以脏气为主也。后放(仿)此。"

② 心气内洞:洞,空虚的意思。此句是言夏长之气,则太阳之令不能盛长而心气内虚为病。

③ 太阴、少阴:丹波元简说:"以太阳、少阳例推之,此以时令而言之,乃太阴、少阴疑是互误。"

④ 肺气焦满:即肺叶焦、肺气满。此句是言逆秋收之气,则少阴之令不能收敛而肺气不利为病。

⑤ 肾气独沉:独沉,《甲乙经》《太素》均作"浊沉"。浊,乱也,引申作失常;沉,坠也,引申作下泄。肾气独沉,即肾气失藏而下泄为病。

⑥ 四时阴阳者,万物之根本也:张志聪注:"四时阴阳之气,生长收藏,化育万物,故为万物之根本。"

⑦ 春夏养阳,秋冬养阴:高世栻注:"圣人春夏养阳,使少阳之气生,太阳之气长;秋冬养阴,使太阴(当作"少阴")之气收,少阴(当作"太阴")之气藏。"是以春夏养阳,即养生、养长;秋冬养阴,即养收、养藏。

⑧ 从其根:顺从四时阴阳变化这个万物的根本。

⑨ 与万物沉浮于生长之门:沉浮,犹言降升,意为运动。门,门径,道路之谓。此句意为圣人能同自然界其他生物一样,在生命的道路上运动不息。

⑩ 逆其根,则伐其本,坏其真:逆四时阴阳变化这个根本,就会伤伐生命的本元,败坏人体的真气。

⑪ 苛疾:苛,通"疴",病也。苛疾,同义复词,即疾病。

⑫ 得道:得,此处作"合"解。得道,即符合养生的法则。

⑬ 佹：通"背"，即违背之意。
⑭ 从之则治，逆之则乱：治，正常，言身体健康而不病。乱，此言生病。
⑮ 内格：王冰注："格，拒也。谓内性格拒于天道也。"即人体内的脏腑气血活动与自然界的阴阳变化不相协调。
⑯ 药：此处作"治疗"解。
⑰ 穿井：即凿井。
⑱ 锥：《太素》作"兵"。兵，即兵器。

【按语】

"夫四时阴阳者,万物之根本也"一句,是贯穿全篇的中心思想,它既是《内经》"天人相应"整体观的理论基础,又是中医学养生学说得以建立的重要理论支柱,值得进一步发掘和探讨。

对于"春夏养阳,秋冬养阴"这一四时养生的重要原则,历代注家认识尚不一致,其主要观点有四:一是以马莳、高世栻为代表,认为春夏顺其生长之气即养阳,秋冬顺其收藏之气即养阴。二是以王冰为代表,认为养,即制也,春夏阳盛,故宜食寒凉以制其亢阳;秋冬阴盛,故宜食温热以抑其盛阴。三是以张介宾为代表,认为阳为阴之根,养春夏之阳是为了养秋冬之阴;阴为阳之基,养秋冬之阴是为了养春夏之阳。四是以张志聪为代表,认为春夏阳盛于外而虚于内,故当养其内虚之阳;秋冬阴盛于外而虚于内,故当养其内虚之阴。综观本篇全文,"春夏养阳,秋冬养阴"这一原则,是在论述了春养生气、夏养长气、秋养收气、冬养藏气的基础上提出来的,生长属阳,收藏属阴;春夏养阳即养生养长,秋冬养阴即养收养藏。因此,我们认为马、高之说比较符合经旨。不过,其他诸说亦从不同角度阐发了原文精神,扩大了这一养生原则的应用范围。如后世对脾肾阳虚,夏缓冬剧的慢性咳喘,于春夏之时,适当采用温补脾肾之法治疗,往往收效更佳,这种"冬病夏治"的方法,便是对"春夏养阳"原则的具体运用。

末节以疾病与战乱相比拟,说明顺四时而养生对于预防疾病、延长寿命的重要性。《内经》这种"治未病"的预防学思想,至今仍有效地指导着中医学的防治实践。

附 篇

1 运气学说

1.1 概说

运气,是五运六气的简称,是我国古代研究天时气候变化,以及气候变化对生物影响的一种学说。它是以自然界的气候变化,以及生物体(包括人体在内)对这些变化所产生的相应反映作为基础,从而把自然气候现象和生物的生命现象统一起来;把自然气候变化和人体发病规律统一起来,从宇宙的节律上来探讨气候变化对人体健康与疾病发生的关系。这种"人与天地相参",气候变化与人体生理、病理相关的理论,充分反映出中医学理论体系中的"天人相应"的学术观点。近年来由于对宇宙节律及生物活动和生理变化节律研究的进展,关于四时气候变化对人体生理、病理的影响,已日益引起世界各国学者的重视,特别是气象医学的研究,已有很大的进展。为此,对我国古代运气学说加以发掘和研究,仍然具有一定的现实意义。

运气学说的基本内容,就是以五行、六气、三阴三阳等理论为基础,运用天干、地支等作为演绎工具符号,来推论气候变化、生物的生化和疾病流行之间的关系。《内经》中记载五运六气内容主要见于《素问》的《六节藏象论》,以及《天元纪》、《五运行》、《六微旨》、《气交变》、《五常政》、《六元正纪》、《至真要》等七篇大论。

1.1.1 什么叫五运六气

五运六气学说,主要是由"五运"和"六气"两部分组成的。

五运,就是木、火、土、金、水五行五方之气的运动。它既是用以说明形成气候变化的地面因素,同时也是古代用以解释宇宙运动变化规律的一个哲学概念。

六气,即存在于空间的风、寒、暑、湿、燥、火六种气候变化要素,正如《素问·五运行大论》说:"燥以干之,暑以蒸之,风以动之,湿以润之,寒以坚之,火以温之。故风寒在下,燥热在上,湿气在中,火游行其间,寒暑六入,故令虚而生化也。故燥胜则地干,暑胜则地热,风胜则地动,湿胜则地泥,寒胜则地裂,火胜则地固矣。"所以说,风寒暑湿燥火是气候变化的空间因素。

五运六气学说,就是运用五运和六气的运动节律及其相互化合,来解释天体运动对气候变化,以及天体运动、气候变化对生物及人类的影响。所以《素问·天元纪大论》说:"夫五运阴阳者,天地之道也,万物之纲纪,变化之父母,生杀之本始,神明之府也,可不通乎。"因此,运气学说的内容,除了有关医学的知识外,还有古代的天文、历法、气象以及生物学等方面的知识,从而也说明了中医学理论是和天文、气象、生物学等有着密切联系的。

1.1.2 五运与六气(五气)的关系

五运,是形成气候变化的地面因素,也就是来自五方的五种气流运动。这五种气流运动,概括起来不外乎来自东、南、中、西、北五个方位,而五方生五行,五行生五气,正如《素问·天元纪大论》说:"天有五行御五位,以生寒暑燥湿风。"

御,是临御的意思。这里的五位,也具有春、夏、长夏、秋、冬五时的含义。五时,是由于地轴并不垂直于地球绕日的轨道平面而造成的。所以,五行临御五方,合应五时,就产生了寒、暑、燥、湿、风五时的主气,反映出一年中气候寒、热、温、凉的变化,这就是运气学说对正常气候变化规律的认识。

五行御五位,化生在天的风、热、湿、燥、寒五气,在天的五气,又化生在地的木、火、土、金、水五行,这就是"在天为气,在地成形"的理论。这种形与气的化生关系,是运气学说对宇宙客观存在和天地都具有物质性的朴素认识。

运气学说,将看得见的物质称谓"形",看不见的物质叫做"气"。气充盈于天地上下四方之间,一切事物形成、发展和消亡,就是气聚合、化散的运动。所以《素问·天元纪大论》说:"神,在天为风,在地为木;在天为热,在地为火;在天为湿,在地为土;在天为燥,在地为金;在天为寒,在地为水。故在天为气,在地成形,形气相感而化生万物矣。"

神,这里指阴阳而言,因为阴阳变化神奇莫测,故称神。天为阳,地为阴,气为阳,形为阴,阳化气,阴成形。天地间一切事物的发生与发展,都是"形"和"气"的运动化合,这就是"形气相感,而万物化生矣"的含义。因此,五气和五行,分之则二,合之则一,化气为风、热、湿、燥、寒,成形为木、火、土、金、水。形气相感,形化气,气成形,形为阴,气为阳,阴阳的对立统一运动,就推动着事物的不断发展。

1.1.3 运气与人体的关系

自然界有五运六气的变化,人体也有五脏之气和三阴三阳六经六腑之气的运动,正如马莳说:"五运属阴,守于地内,六气属阳,周于天外。其化生于人也,五运化生五藏,属内;六气化生六府、十二经,属外。其病变于人也,五运内变,病于五藏,甚则兼外;六气外变,病于六府、十二经,甚则入内,内外变极,然后死也。"

自然气候的变化,关系于五运六气的运动、人体生理活动和病理变化,取决于五脏六腑和三阴三阳六经之气的协调。因此,认为人体的生命活动与自然变化是同一道理。同时又认为自然界五运六气的运动,与人体五脏六经之气的运动是相通应的,因而自然界的五运六气,可以影响人体的五脏六经之气,这就是"天人相应"和"人与天地相参"的理论。这就把自然界的变化,和人体的生命活动结合起来,统一于客观物质世界,形成人与自然界统一的医学理论体系,从而提示了人们从天文学、气象学等方面来研究人体生命活动的重要意义。

1.2 干支甲子

1.2.1 天干地支

天干和地支,是运气学说的推演符号,五运配以天干(十干统运),六气配以地支(地支纪气),根据各年纪年由干支组合成的甲子,来推测各年的气候变化和发病概况,所以运气学说里的主要演示方法,都离不了天干地支,正如刘温舒在《素问入式运气论奥》中说:"天气始于甲[1],地

---

[1] 天气始于甲:即天干从甲开始。

气始于子[1],干支者乃圣人究乎阴阳轻重之用[2]也,著名[3]以彰其德,立号[4]以表其事,由是甲子相合,然后成其纪。远可以步岁而统六十年,近可以推于日而明十二时,岁运之早晏,万物之生死,将今验古,咸得而知之……明其用而察向往之死生,则精微之用,可谓大矣。"十干统运,运从甲始,十二地支纪气,气从子始,所以甲子相合,就成为推算六十年中运和气的演变,气候的变化,及其对生物及人体影响的演示方法。

1·2·1·1 天干　天干:甲、乙、丙、丁、戊、己、庚、辛、壬、癸,又称"十干"。十干是古代物候的符号,例如《后汉书·章帝纪》说:"方春生养,万物孚甲。"卵化曰孚。甲,是种子生机发动,芽胞初裂,将破甲壳而出的形状。又如《礼记·月令》"其日甲乙",注:"万物皆解孚甲,自抽轧而出。"说明了乙就是初生之芽尚乙屈的形象。

天干,用来作为计算天日次第的符号,大约始于殷代之前,至迟是在殷代。至于所以名天干,颜师古注《汉书·食货志》说:"干犹个也。"十干,就是十个的意思。又因为以它计算天日次第,所以称谓"天干"。

1·2·1·2 地支　地支:子、丑、寅、卯、辰、巳、午、未、申、酉、戌、亥,称"十二支"。十二支也是物候的符号,例如《史记·律书》说:"寅,言万物始生蚓[5]然也……卯之为言茂也……"寅是万物开始萌动,由萌动而初茂为卯,说明地支是一年中生物发展过程形象的描述。又如《大戴礼》说:"地支计象。"也说明了地支的意义,就是地之生物演变之象。

地支计象,是与一年中十二个月分生物发展的形象相吻合的。因而把十二支分建于十二月,标志生物发展的形态,称谓"月建"(表2)。

1·2·1·3 天干地支的五行分属　天干、地支,各有其五行所属,见表3。

表2　月　建　表

春			夏			秋			冬		
正月	二月	三月	四月	五月	六月	七月	八月	九月	十月	十一月	十二月
寅	卯	辰	巳	午	未	申	酉	戌	亥	子	丑

表3　干支五方五行分属表

五　方	东		南		中				西		北	
五　时	春		夏		长夏				秋		冬	
五　行	木		火		土				金		水	
十二月	一	二	四	五	三	六	九	十二	七	八	十	十一
天　干	甲	乙	丙	丁	戊		己		庚	辛	壬	癸
地　支	寅	卯	巳	午	辰	未	戌	丑	申	酉	亥	子

---

[1] 地气始于子:即地支从子开始。
[2] 究乎阴阳轻重之用:推论研究天地阴阳气候变化之用。
[3] 名:十二天干之名。
[4] 号:十二地支之号。
[5] 蚓:通"螾",动貌。

天干的五行所属,是以五行之气的性质,结合五时生物生长的情况为依据的。如肝气应于春,春主木气,木气生发,万物萌芽,甲乙为万物破甲乙屈初生之貌,故在日为甲乙,王冰说:"甲乙为木,东方干也。"又如心气应于夏,夏主火气,火主长养,万物丰茂,丙丁为万物生长明显壮大之貌,故在日为丙丁,王冰说:"丙丁为火,南方干也。"

地支的五行属性,主要是根据方位与月建而定的。木是东方之气,寅卯建于正、二月,位于东方;火是南方之气,巳午建于四、五月,位于南方;金是西方之气,申酉建于七、八月,位于西方;水为北方之气,亥子建于十、十一月,位于北方;土为中央之气,寄旺于四维,在四季之末各十八日寄治,辰未戌丑建于三、六、九、十二月,位于四季之末,故配中央。

1·2·1·4 天干地支的阴阳分属　运气学说,是以阴阳五行学说为其理论基础的,因此,干支必然有其阴阳属性,有阴阳之性,方能运动变化,其阴阳所属见表4:

表4　天干地支阴阳分属表

天　干	阳干	甲	丙	戊	庚	壬	
	阴干	乙	丁	己	辛	癸	
地　支	阳支	子	寅	辰	午	申	戌
	阴支	丑	卯	巳	未	酉	亥

天干地支的阴阳属性,是以奇偶数为依据的,奇数为阳,偶数为阴,所谓"先言者为阳,后言者为阴"。

天干地支既各有五行所属,又各有阴阳分属,这样五行中有阴阳,如木有阳木阴木,火有阳火阴火;阴阳中有五行,如阳有木火土金水,阴有木火土金水。五行中有阴阳就能运,阴阳中有五行就能化,自然界阴阳五行的不断运动,不断生化,一切事物就能生长收藏,生化不息,《素问·六元纪大论》所说的五运阴阳是天地的规律,就是这个意思。

1·2·2 甲子

天干与地支配合,天干在上,地支在下,上下组合起来,就叫"甲子"。正如《素问·六微旨大论》说:"天气始于甲,地气始于子,子甲相合,命曰岁立,谨候其时,气可与期。"

甲为十干之始,天干之气始于甲。子为十二支之始,故地支之气始于子。甲为天干在上,子为地支在下,甲子相合,乙丑相合,其余顺次相合,就叫"甲子"。古代就是用甲子来纪岁,所以说"命曰岁立"。因为天干数是十,地支数是十二,依次相合,凡六十又回到甲子。这六十组合,又称"六十甲子"。

古代就是以甲子来纪年、纪月、纪日,来推算四时节气,所以《素问·六节藏象论》说:"天为阳,地为阴,日为阳,月为阴,行有分纪,周有道理……五日谓之候,三候谓之气,六气谓之时,四时谓之岁,而各从其主治焉。五运相袭,而皆治之,终期之日,周而复始,时立气布,如环无端。"

天干数为十,阴阳相合是五,地支数为十二,阴阳相合是六,天干周转六次,地支周转五次,合为六十甲子之数。由此五六之数化合,则成岁、时、节气。如《素问·天元纪大论》说:"天以六为节,地以五为制。周天气者,六期为一备,终地纪者,五岁为一周……五六相合,而七百二十气为一纪,凡三十岁,千四百四十气,凡六十岁而为一周,不及太过,斯皆见矣。"

表5　六十甲子表

甲子	乙丑	丙寅	丁卯	戊辰	己巳	庚午	辛未	壬申	癸酉
甲戌	乙亥	丙子	丁丑	戊寅	己卯	庚辰	辛巳	壬午	癸未
甲申	乙酉	丙戌	丁亥	戊子	己丑	庚寅	辛卯	壬辰	癸巳
甲午	乙未	丙申	丁酉	戊戌	己亥	庚子	辛丑	壬寅	癸卯
甲辰	乙巳	丙午	丁未	戊申	己酉	庚戌	辛亥	壬子	癸丑
甲寅	乙卯	丙辰	丁巳	戊午	己未	庚申	辛酉	壬戌	癸亥

运气学说，就是以纪年的甲子作为演绎的工具，推算运和气的盛衰，测知气候的变化，所以说"谨候其时，气可与期"。

1·3　天干纪运

推算五方五行的运动，就是在五行上配以天干，根据纪年的天干及其阴阳属性作为推演的工具，推算出值年的岁运、主运和客运，以及五运之气的太过不及。这种在五行上配以天干，就叫"十干统运"，也叫"十干纪运"。

1·3·1　岁运

岁运，指统主一岁的五运之气。如《素问·五运行大论》说："首甲定运，余因论之，鬼臾区曰：土主甲己，金主乙庚，水主丙辛，木主丁壬，火主戊癸。"

凡是土运主治甲己年，金运主治乙庚年，水运主治丙辛年，木运主治丁壬年，火运主治戊癸年。五运之所以这样为十干所统，历代有不同的解释，《内经》则提出五气经天之说。如《素问·五运行大论》说："臣览《太始天元册》文，丹天之气经于牛女戊分，黅天之气经于心尾己分，苍天之气经于危室柳鬼，素天之气经于亢氐昴毕，玄天之气经于张翼娄胃，所谓戊己分者，奎壁角轸，则天地之门户也。夫候之所始，道之所生，不可不通也。"《太始天元册》是古代的天文书籍。丹、黅、苍、素、玄，即红、黄、青、白、黑五色之气。牛、女、心、尾等即二十八星宿（五气经天见图7）。

牛、女二宿在北方偏东之癸位，奎、壁二宿当西北方戊位，"丹天之气经于牛女戊分"，所以戊癸主火运；心、尾二宿当东方偏北之甲位，角、轸二宿当东南方己位，"黅天之气经于心尾己分"，所以甲己主土运；危、室二宿当北方偏西方壬位，柳、鬼二宿当南方偏西之丁位，"苍天之气经于危室柳鬼"，所以丁壬主木运；亢、氐二宿当东方偏南之乙位，昴、毕二宿当西方偏南之庚位，"素天之气经于亢氐昴毕"，所以乙庚主金运；张、翼二宿位于南方偏东之丙位，娄、胃二宿位于西方偏北之辛位，"玄天之气经于张翼娄胃"，所以丙辛主水运。

又如明代张介宾则提出正月建干，五行相生而化的说法。他在《类经图翼》中说："月建者，单举正月为法，如甲己之岁，正月首建丙寅，丙者火之阳，火生土，故甲己为土运；乙庚之岁，正月首建戊寅，戊者土之阳，土生金，故乙庚为金运；丙辛之岁，正月首建庚寅，庚者金之阳，金生水，故丙辛为水运；丁壬之岁，正月首建壬寅，壬者水之阳，水生木，故丁壬

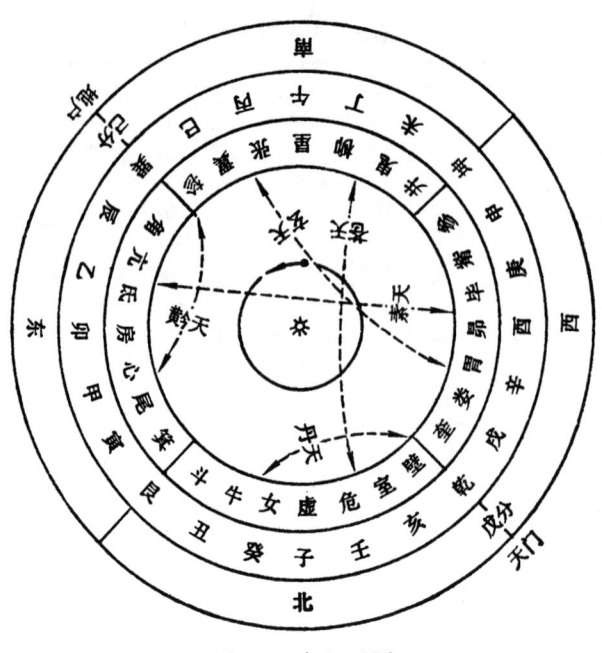

图 7　五气经天图

为木运；戊癸之岁，正月首建甲寅，甲者木之阳，木生火，故戊癸为火运，此五运生于正月之建者也。"

岁运，又称中运，这是因为五行之气处于天地气升降之中的原故。如《素问·六元正纪大论》说："天气不足，地气随之，地气不足，天气随之，运居其中而常先也。"天气在上，地气在下，天地之气流，不断上升下降运动，天气不足则地气随之而上升，地气不足，则天气随之而下降，因为运居其中，并随气流的运动而先升降，所以称之谓"中运"。又因为岁运是一运统治一岁，所以也有称谓"大运"的。

1·3·2　主运

五运之气，分别主治一年五时的叫"主运"。正如《医宗金鉴·主运歌》说："主运者，主运行四时之常令也。"

主运之气，是主治一年五时正常气候的变化，每运主一时，依五行相生的顺序，始于木运，终于水运，年年不变。五运主五时，每运主七十三日零五刻，合计三百六十五日零二十五刻，正合周天之数。

初运木运，在大寒节当日交运；二运火运，在春分节后十三日交运；三运土运，在芒种后十日交运；四运金运，在处暑后七日交运；五运水运，在立冬后四日交运。五运分主五时，是一年气候的常规，五运轮转，周而复始（五运主运见图8）。

主运分主五时，虽然是居恒不变，但主运五步的太过不及则有变化。推算的方法，须用"五音建运""太少相生"和"五步推运"。

五音建运

五音，即角、徵、宫、商、羽。角为木音，徵为火音，宫为土音，商为金音，羽为水音。五音建运，就是以五音为符号，建于五运（主运）之上，根据五音的太、少，来推求主时五运的太过和不及。

图 8　五运主运图

太少相生

太,即太过、有余;少,即不及、不足。五音建五运,五运的十干分阴阳,凡阳干的都属太,阴干的都属少。例如:甲己土运,甲为阳土为太宫,己为阴土为少宫;乙庚金运,乙为阴金为少商,庚为阳金为太商;丙辛水运,丙为阳水为太羽,辛为阴水为少羽;丁壬木运,丁为阴木为少角,壬为阳木为太角;戊癸火运,戊为阳火为太徵,癸为阴火为少徵。

十干分阴阳,五音分太少,依循十干的顺序,也就是太少相生的顺序。正如张介宾说:"盖太者属阳,少者属阴,阴以生阳,阳以生阴,一动一静,乃成易道。故甲以阳土,生乙之少商;乙以阴金,生丙之太羽;丙以阳水,生丁之少角;丁以阴木,生戊之太徵;戊以阳火;生己之少宫;己以阴土,生庚之太商;庚以阳金,生辛之少羽;辛以阴水,生壬之太角;壬以阳水,生癸之少徵;癸以阴火,复生甲之太宫。"

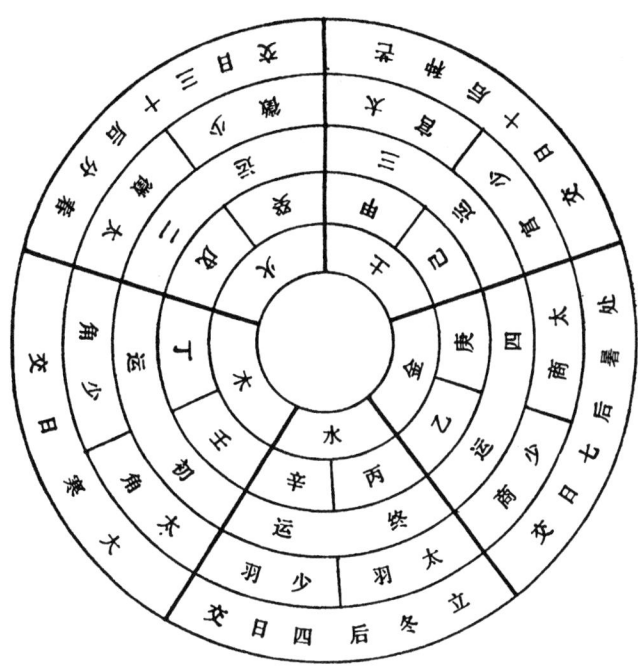

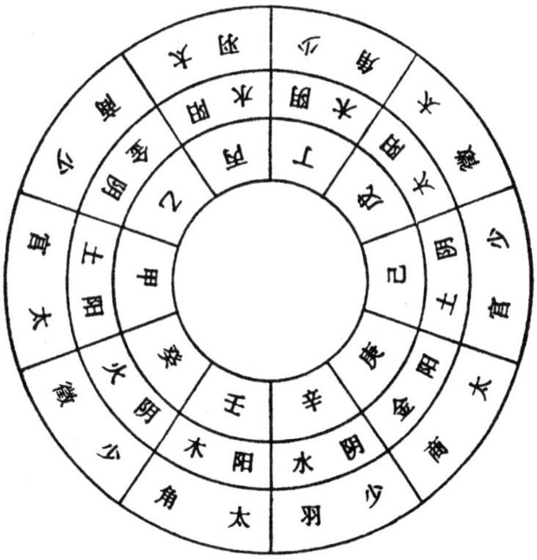

图 9　五音建运太少相生图

五步推运

主运虽然始于木角音,循五行相生之序,终于水羽音,年年不变。但初运是太角还是少角,是太生少还是少生太,也就是主运各自是太过还是不及? 这就需用五步推运之法。其法是以当年年干的属太(阳干)属少(阴干),逐步上推至角(依循五音建运太少相生图),便可得出初运是太角还是少角,然后循太少相生而定二三四终运的太少。例如:

甲年为阳土,岁运属太宫用事。即从太宫本身上推,生太宫的是少徵,生少徵的是太角,则甲年主运的初运为太角。太少相生,二运为少徵,三运为太宫,四运为少商,终运为太羽。

己年为阴土,岁运属少宫用事。即从少宫本身上推,生少宫的是太徵,生太徵的是少角,则己年主运的初运为少角,太少相生,而终于少羽。

乙年为阴金,岁运属少商用事。即从少商本身上推,生少商的是太宫,生太宫的是少徵,生少徵的是太角,则乙年主运初运是太角,太少相生终于太羽。

庚年为阳金,岁运属太商用事。即从太商上推,生太商的是少宫,生少宫的是太徵,生太徵的是少角,则庚年主运的初运为少角,太少相生而终于少羽。余依此类推。

表6　主运五步推运太少相生表

年干	初运	二运	三运	四运	终运
甲	木 → 太生少 → 火 → 少生太 → 土 → 太生少 → 金 → 少生太 → 水				
乙	木 → 太生少 → 火 → 少生太 → 土 → 太生少 → 金 → 少生太 → 水				
丙	木 → 太生少 → 火 → 少生太 → 土 → 太生少 → 金 → 少生太 → 水				
丁	木 → 少生太 → 火 → 太生少 → 土 → 少生太 → 金 → 太生少 → 水				
戊	木 → 少生太 → 火 → 太生少 → 土 → 少生太 → 金 → 太生少 → 水				
己	木 → 少生太 → 火 → 太生少 → 土 → 少生太 → 金 → 太生少 → 水				
庚	木 → 少生太 → 火 → 太生少 → 土 → 少生太 → 金 → 太生少 → 水				
辛	木 → 少生太 → 火 → 太生少 → 土 → 少生太 → 金 → 太生少 → 水				
壬	木 → 太生少 → 火 → 少生太 → 土 → 太生少 → 金 → 少生太 → 水				
癸	木 → 太生少 → 火 → 少生太 → 土 → 太生少 → 金 → 少生太 → 水				

注:有□的为太,没有□的为少。

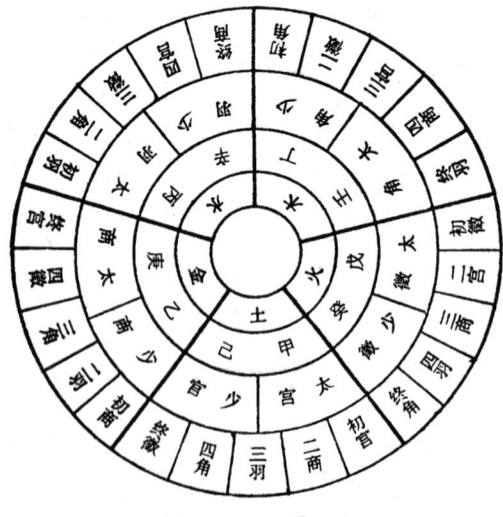

图10　五运客运图

从表6可以看出:① 主运的太过不及,是五年一转,十年一周期。② 各年主运的太过不及,与该年岁运的太过不及是一致的,如戊年岁运为火运太过,则该年主运二运火运也是太过。又如辛年岁运为水运不及,则该年主运终运水运也是不及。掌握了这个规律,推算主运的太过不及有一个简便的方法。这个方法是:看该年的岁运是什么运,是太过还是不及,则该年的主运与岁运是一致的,再前后太少一推便得。

如丙年,岁运为水运太过,则该年的主运,终运水运也是太过,前推四运金运为不及,三运土运为太过,二运火运为不及,初运木运为太过。

1·3·3 客运

客运与主运相对而言,因其十年内年年不同,如客之来去,故名客运。

客运与主运相同点有二:一是五运分主一年五时,每运主七十三日零五刻;二是循五行相生之序,太少相生,五步推运。它们的不同在于客运随着岁运而变,不同于主运的初木、二火、三土、四金、五水,年年不变。

客运的推算方法,以当年的岁运为初运,依循五行太少相生的顺序,分作五步,行于主运之上,逐年变迁,十年一周期,如图10。

1·4 地支纪气

六气是气候变化的本元,三阴三阳是六气的标象。标本相合,就是风化厥阴,热化少阴,湿化太阴,火化少阳,燥化阳明,寒化太阳。所以《素问·天元纪大论》说:"厥阴之上,风气主之;少阴之上,热气主之;太阴之上,湿气主之;少阳之上,相火主之;阳明之上,燥气主之;太阳之上,寒气主之。所谓本也,是谓六元。"

每年的六气,分为主气与客气以及客主加临三种情况,在观察主气的常序上,结合客气来分析气候变化对生物的影响。推求的方法,就是以当年纪年的地支来作为推演的工具,这就叫"地支纪气"。正如《素问·五运行大论》说:"子午之上,少阴主之;丑未之上,太阴主之;寅申之上,少阳主之;卯酉之上,阳明主之;辰戌之上,太阳主之;巳亥之上,厥阴主之。"上,指上位,即司天之位。子午年,为少阴君火主司天之位,余仿此。

表7 十二支配六气表

十二支	子 午	丑 未	寅 申	卯 酉	辰 戌	巳 亥
三阴三阳	少 阴	太 阴	少 阳	阳 明	太 阳	厥 阴
六 气	君 火	湿 土	相 火	燥 金	寒 水	风 木

十二支之所以这样配六气,历代也有不同的说法,例如《玄珠密语》中提出正、对化之说,并为后世张机、刘温舒、李梴、张介宾等人所从。

《玄珠密语·天元定化纪篇》说:"厥阴所以司于巳亥者何也?谓厥阴木也,木生于亥,故正司于亥也,对化于巳也。少阴所以司于子午者何也?谓少阴君火,君火尊位所以正得南方离位也,即正化于午对化于子也。太阴所以司于丑未何也?谓太阴为土也,土主中宫,寄卦于坤,坤位西南居未分也,即正化于未对化于丑也。少阳所以司于寅申者何也?谓少阳为相火之位,卑于君火也,虽有午位君火以居之,即火生于寅也,故正司于寅对化于申也。

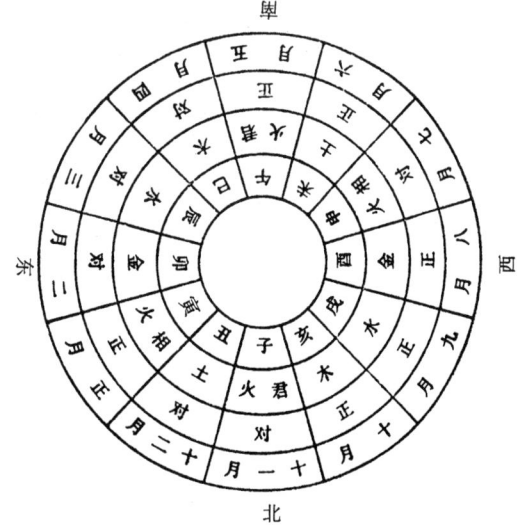

图11 十二支正对化三阴三阳六气图

阳明所以司于卯酉者何也？谓阳明为金，酉为西方金也，即正司于酉对化于卯也。太阳所以司于辰戌者何也？谓太阳为水，水虽有于子位，谓君火对化也，水乃复于土中，即六戊在天门，即戌是也；六己在地户，即辰是也。故水归土用，正司于戌对化于辰也。"

1·4·1 主气

主气，是主司一年的正常气候变化，也就是季节性的气候变化，所以又叫主时之时。

1·4·1·1 主气六步　主气一年分六步，一步主四个节气，也就是六十天八十七刻半，始于厥阴风木，终于太阳寒水，年年不变。第一步，厥阴风木为初之气，斗建从丑中到卯中，即大寒节到春分节，相当于十二月中到二月中。木生火，第二步少阴君火为二之气，斗建从卯中到巳中，即春分节到小满节，相当于二月中到四月中。君相同气相随，第三步少阳相火为三之气，斗建从巳中到未中，即小满节到大暑节，相当于四月中到六月中。火生土，第四步太阴湿土为四之气，斗建从未中到酉中，即大暑节到秋分节，相当于六月中到八月中。土生金，第五步阳明燥金为五之气，斗建从酉中到亥中，即秋分节到小雪节，相当于八月中到十月中。金生水，第六步太阳寒水为终之气，斗建从亥中到丑中，即小雪节到大寒节，相当于十月中到十二月中。《素问·六微旨大论》说："显明之右，君火之位也；君火之右，退行一步，相火治之；复行一步，土气治之；复行一步，金气治之；复行一步，水气治之；复行一步，木气治之；复行一步，君火治之。"王冰说："日出谓之显明"，显明在正东偏北卯位。自东而南延，即为右行。

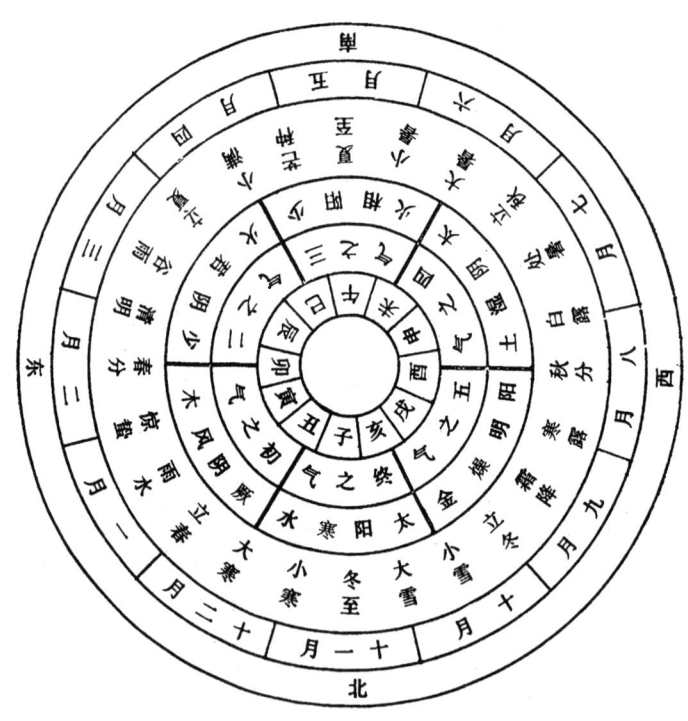

图 12　六气主时节气图

1·4·1·2 亢害承制　六气主时，主司季节性正常气候的变化，还必须得下承之气的抑制，如春季厥阴风木主令，必得下承燥金之气的抑制，才能保持气候温和而不致太亢。所以《素问·六微旨大论》说："相火之下，水气承之；水位之下，土气承之；土位之下，风气承之；

风位之下,金气承之;金位之下,火气承之;君火之下,阴精承之。"

下,指下承之气,即相抑制之气。承,抑制,防止,随之的意思。正因为主时六气,有下承之气的抑制,才不致使主时之气太过,从而保持各时气候正常,相互承袭,顺序不乱,生化不受贼害。如果没有下承之气的抑制,就会使主时之气过亢,亢则生化大病。所以《素问·六微旨大论》又说:"亢则害,承迺制,制则生化,外列盛衰,害则败乱,生化大病。"

1·4·2 客气

客气,就是天阳之气本身的盛衰变化,也就是三阴三阳之气。客气虽然和主气同样也是每年分六步走,但二者在六步的次第上则完全不同,并且还随着纪年的地支而变化。《素问·六微旨大论》说:"上下有位,左右有纪,故少阳之右,阳明治之;阳明之右,太阳治之;太阳之右,厥阴治之;厥阴之右,少阴治之;少阴之右,太阴治之;太阴之右,少阳治之。"指出客气六步的次第,是以阴阳为序,三阴在前,三阳在后,它的顺序是:一阴厥阴风木,二阴少阴君火,三阴太阴湿土,一阳少阳相火,二阳阳明燥金,三阳太阳寒水。

客气的盛衰变化有其周期性,不同于主气的年年不变,而是随各年纪年地支而演变。客气的三阴三阳互为司天,互为在泉,互为间气,构成了六年一个周期的变化。

1·4·2·1 司天 司天,就是轮值主司天气之令的意思。刘温舒说:"司天者,司之为言,值也。言行天之令,上之位。"

上之位,即正南方位,这里指司天之气的位置在正南方主气的三之气上。它的轮值是以纪年的地支为推演工具。正如《素问·天元纪大论》说:"帝曰:其于三阴三阳合之奈何?鬼臾区曰:子午之岁,上见少阴;丑未之岁,上见太阴;寅申之岁,上见少阳;卯酉之岁,上见阳明;辰戌之岁,上见太阳;巳亥之岁,上见厥阴;少阴所谓标也,厥阴所谓终也。"凡逢子午年,则为少阴君火司天,丑未年则为太阴湿土司天,寅申年则为少阳相火司天,卯酉年则为阳明燥金司天,辰戌年则为太阳寒水司天,巳亥年则为厥阴风木司天。

图13为卯酉年客气图。因为司天位置在正南,即主气的三之气上,《内经》里常用"上"字来代表。例如子午之上,丑未之上的"上"字,就是这个意思。

1·4·2·2 在泉 与司天相对之气,叫"在泉"。在泉的位置在正北,即主气的终之气上。所以子午少阴君火与卯酉阳明燥金相对,二者互为司天在泉;丑未

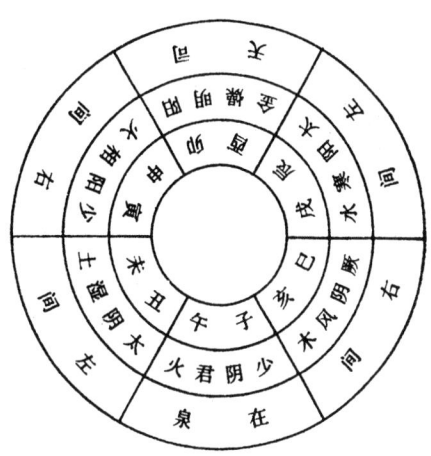

图13 司天在泉左右间气位置图

太阴湿土与辰戌太阳寒水相对,二者互为司天在泉;寅申少阳相火与巳亥厥阴风木相对,二者互为司天在泉。由于客气是以阴阳为序,所以轮值的司天在泉,总是一阴一阳,二阴二阳,三阴三阳相对,反之阳气司天也是一样。

司天和在泉,是值年客气在这一年主事的统称,司天主管上半年,在泉则主司下半年。正如《素问·六元正纪大论》说:"岁半之前,天气主之;岁半之后,地气主之;上下交互,气交主之,岁纪毕矣。"这里的"天气",即指司天;"地气",即指在泉。

1·4·2·3 间气 客气除司天和在泉外,其余四气统称谓"间气"。《素问·至真要大论》说:"帝曰:间气何谓?岐伯曰:司左右间,是谓间气也。帝曰:何以异之?岐伯曰:主岁者

纪岁,间气者纪步也。"指出司天在泉的左右,都叫间气,它主要是纪客气六步的。

由于司天、在泉的南北方位不同,因而有司天的左间右间和在泉的左间右间不同。司天的左间,在主气的四之气上,右间,在主气的二之气上;在泉的左间,在主气的初之气上,右间,在主气的五之气上。

此外,在《素问遗篇·刺法论》中,还提出"不迁正""不退位"的说法,所谓不迁正,就是应值司天之气不足,不能按时主值。不退位,就是旧的司天之气太过,应让位而仍然在原位上的意思。例如巳亥年厥阴风木司天,如果风木之气太过,留而不去,至次年在气候变化及其他方面仍然出现厥阴风木的特点,这就是厥阴风木不退位。在这种情况下,左右间气自然也应升不升,应降不降,使整个客气的规律失常。

1·4·3 客主加临

客主加临,就是每年轮值的客气六步,分别加在年年不变的主气六步之上。临,就是会合的意思。加临的方法,将司天之气加于主气的三之气上,在泉加于主气的终之气上,其余四个间气依次相加(图14)。

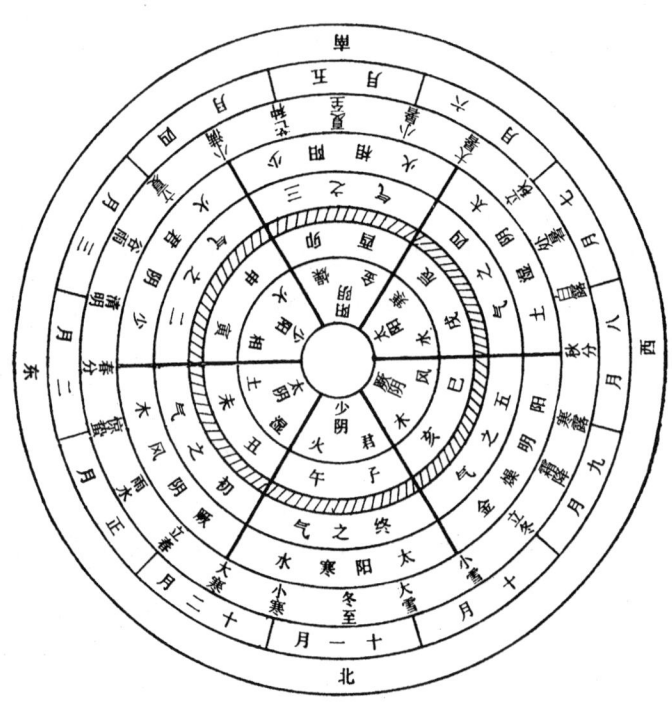

注: ╱╱╱╱╱ 线框内是可以转动的。

图14 客主加临图

图示为卯酉年阳明燥金司天的客主加临情况,因为客气的六步是随着纪年的地支而变,所以只要把图中客气圈逐年向左移动一格,就是各该年的客主加临图。

客主加临,主要是用以推测该年四时气候变化的正常与否。正如《运气易览》说:"天之六气主之,每岁转居其上,以行天之令也。是故当其时而行,变之常也,非其时而行,变之兴也,如春行夏秋冬之令,此客加主之变也。故有德化政令之常,有暴风疾雨,风雷飘电之变,冬有烁石之热,夏有凄风之清,此无他,天地之气胜复郁发之致也。"

客主加临对气候正常与否的影响,是根据客主之间相得不相得,顺和逆的关系来表明的。如《素问·五运行大论》说:"气相得则和,不相得则病。"凡客主之气,五行相生,或客主同气,便是相得。相得,则气候和平,人不病。如果是五行相克,便是不相得。不相得,就是气候反常而人体致病。由于相克之中,又有主胜客和客胜主的不同,因而又有逆和从的不同情况。如《素问·至真要大论》说:"主胜逆,客胜从。"

主气居而不动,为岁气之常,客气动而不居,为岁气之暂,如果经常的主气制胜短暂的客气,则客气即无从司令。因而宁使客气制胜主气,而毋使主气制胜客气。也正因为客气的时间短暂,它虽制胜主气,但转眼就会过去,所以说:"主胜逆,客胜从。"从,也就是顺的意思。

1·5 运气同化

五运,是在地的五方气流;六气,是在天的五时主气。气候变化,关系到天气和地气的升降运动,正如《素问·六微旨大论》说:"帝曰:其升降何如?岐伯曰:气之升降,天地之更用也。帝曰:愿闻其用何如?岐伯曰:升已而降,降者谓天;降已而升,升者谓地。天气下降,气流于地;地气上升,气腾于天。故高下相召,升降相因而变作矣。"

天干纪运,地支纪气,以甲子纪年,实际上就体现了运和气的合治。在这合治之中,还存在着运气的同化。其同化主要表现有下述五种情况。

1·5·1 天符

天符,是指岁运之气与司天之气的五行属性相符合而言。如《素问·六微旨大论》说:"帝曰:土运之岁,上见太阴;火运之岁,上见少阳、少阴;金运之岁,上见阳明;木运之岁,上见厥阴;水运之岁,上见太阳,奈何?岐伯曰:天之与会也,故《天元册》曰天符。"

土运、火运等指岁运;上见,即司天之气。土运之岁,上见太阴,即己丑、己未年,土湿同化。火运之岁,上见少阳、少阴,即戊寅、戊申、戊子、戊午年,火与暑热同化。金运之岁,上见阳明,即乙卯、乙酉年,金燥同化。木运之岁,上见厥阴,即丁巳、丁亥年,木风同化。水运之岁,上见太阳,即丙辰、丙戌年,水寒同化。六十年中,形成天符的为十二年。

1·5·2 岁会

岁会,是岁运与岁支的五行属性同属相会。如《素问·六微旨大论》说:"木运临卯,火运临午,土运临四季,金运临酉,水运临子,所谓岁会,气之平也。"

丁卯年,丁岁木运,寅卯五行属木,是谓木运临卯;戊午年,戊岁火运,巳午五行属火,是谓火运临午;甲辰、甲戌、己丑、己未年,甲己岁土运,辰戌丑未五行属土,是谓土运临四季;乙酉年,乙岁金运,申酉五行属金,是谓金运临酉;丙子年,丙岁水运,亥子五行属水,是谓水运临子。六十年中,形成岁会的为八年。

1·5·3 同天符

岁运太过之气,与客气在泉之气相合而同化的,就叫"同天符"。《素问·六元正纪大论》说:"太过而同地化者亦三……甲辰、甲戌太宫,下加太阴;壬寅、壬申太角,下加厥阴;庚子、庚午太商,下加阳明,如是者三。"又说:"加者何谓?岐伯曰:太过而加同天符。"

甲辰、甲戌,岁土太宫,太阴湿土在泉,土湿同化;庚子、庚午,岁金太商,阳明燥金在泉,金燥同化;壬申、壬寅,岁木太角,厥阴风木在泉,风木同化。这六年,岁运太过与在泉之气同化,都属同天符。所谓下加,即指在泉之气。因为司天之气在上,岁运之气居中,在泉之气位于下,所以叫下加。

1.5.4 同岁会

岁运不及之气,与客气在泉之气相合而同化的,叫做"同岁会"。《素问·六元正纪大论》说:"不及而同地化者亦三……癸巳、癸亥少徵,下加少阳;辛丑、辛未少羽,下加太阳;癸卯、癸酉少徵,下加少阴,如是者三。"又说:"不及而加,同岁会也。"

癸巳、癸亥、癸卯、癸酉,岁火少徵,巳亥少阳相火在泉,卯酉少阴君火在泉,是皆同气相化合;辛丑、辛未,岁水不及,太阳寒水在泉,水寒同化。这六年,岁运不及与在泉之气同化,均属同岁会。

1.5.5 太乙天符

即是天符,又是岁会,叫作"太乙天符"。《素问·六微旨大论》说:"天符岁会何如?岐伯曰:太乙天符之会也。"

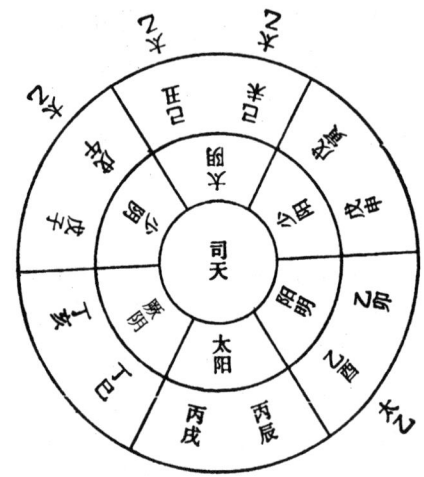

图15 天府太乙图

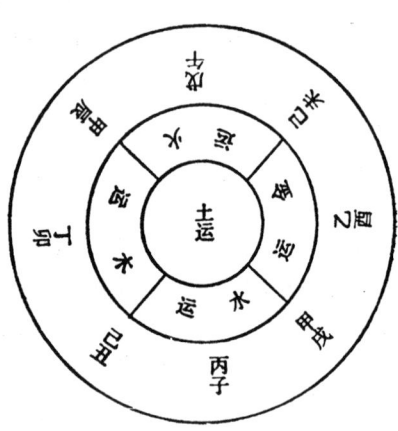

图16 岁会图

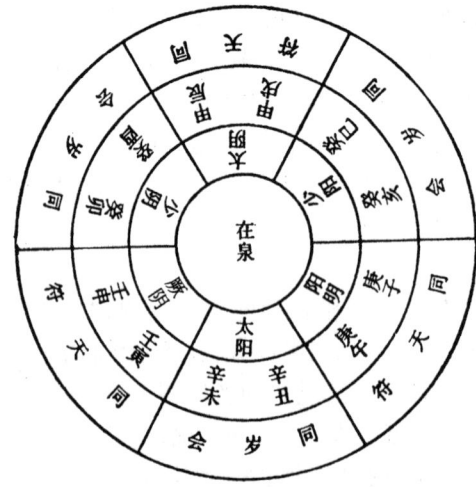

图17 同天符同岁会图

在六十年中,有戊午、乙酉、己丑、己未四年,是属太乙天符。例如戊午年,即是"火运之岁,上见少阴"的天符,又是"火运临午"的岁会,所以属太乙天符。太乙天符,也就是司天之气,岁运之气,岁支之气三者的会合,所以《素问·天元纪大论》称之谓"三合为治"。

1·6 运气对生物及人体的影响

气候变化对生物有着密切关系,因而运气学说,不仅阐发了气候变化的因素及其规律,而且也论述了气候变化的德化政令对生物,以及人体发病的影响。

1·6·1 五运对生物及人体的影响

五运主五时之常或变,对生物就有德化之常和灾害之变的不同。人是生物之一,因而它影响人的病变,也有一定的规律。这里以岁运为例,简介其对气候、生物、人体的一般影响情况。

五运主岁,有太过、不及及平气的不同,故对其德化政令的影响也不尽相同。

1·6·1·1 平气　形成平气之年,有两种情况:

(1) 凡运太过而被抑制,或运不及而得资助,就成为平气之年。抑制或资助,是指当年轮值的司天之气,或地之四方正气与运的生克关系而言的。

例如戊辰年,岁运火运太过,太阳寒水司天。火运太过,得司天之气的抑制,即是平气之年。又如辛亥年,岁运水运不及,但亥子属水,水运不及,得北方亥水的资助,也是平气之年。再如癸巳年,岁运火运不及,但巳午属南方火,火运不及,得南方巳火的资助,是谓平气之年。

(2) 凡交运的日干和时干与运同属相合,也成为平气之年。

例如丁亥年,木运不及,如交运日的日干或时干为壬,如壬寅、壬戌等,这就形成运与日干或时干同属相合,便是平气之年。

平气之年,气候和平,疾病很少流行。如《素问·五常政大论》说:"愿闻平气何如而名?何如而纪也?岐伯对曰:昭乎哉问也!木曰敷和,火曰升明,土曰备化,金曰审平,水曰静顺。"

敷和、升明、备化、审平、静顺,是五运木火土金水平气之象,在这种情况下,生化正常,因而也就很少发病。这里以木运平气之年为例,如《素问·五常政大论》又说:"敷和之纪,木德周行,阳舒阴布,五化宣平,其气端,其性随,其用曲直,其化生荣,其类草木,其政发散,其候温和,其令风,其藏肝,肝其畏清,其主目,其谷麻,其果李,其实核,其应春,其虫毛,其畜犬,其色苍,其养筋,其病里急支满,其味酸,其音角,其物中坚,其数八。"

敷和,是木运正常,木气敷布温和。周行,是指木气周布宣行于四方上下。宣平,是施行和平的意思。在木运平气的年分,木气生发的德性宣布于四方上下,阳气舒畅,阴气布散,五行的气化,施行和平,其气端正,其性柔和顺从万物,其用疏泄条达,其生化使万物生长繁荣,其属类是草木,其施政是发散,其气候是温和,其主令之气是风气,应于人体是肝脏,肝畏清冷的金气,肝所主之窍是目,其在谷类是麻,果类是李,其果实是核,所应的时令是春,所应的动物,在虫类是毛虫,在畜类是犬,其在五色是苍,其所充养的是筋,如发病则为里急而胀满,其在五味是酸,在声音是角,在物体是中坚,其在成数是八。

1·6·1·2 太过　太过,即五运之气太过而有余。凡阳干之年,均属运气太过之年。

例如甲已土运,甲为阳土,所以凡逢甲年,为土运太过之年。因此,六十年中,凡甲子、甲戌、甲申、甲午、甲辰、甲寅六甲之年,都是岁运土气太过之年。余六丙、六戊、六庚、六壬之年,均仿此。

五运太过,各有不同的名称,《素问·五常政大论》说:"木曰发生,火曰赫曦,土曰敦阜,金曰坚成,水曰流衍。"五运太过的气候变化规律是木运之气盛,本气流行。它的德化政令变化,以木运太过之年为例,如《素问·五常政大论》说:"发生之纪,是谓启敕,土疏泄,苍气达,阳和布化,阴气乃随,生气淳化,万物以荣,其化生,其气美,其政散,其令条舒,其动掉眩巅疾,其德鸣靡启坼,其变振拉摧拔,其谷麻稻,其畜鸡犬,其果李桃,其色青黄白,其味酸甘辛,其象春,其经足厥阴少阳,其藏肝脾,其虫毛介,其物中坚外坚,其病怒。太角与上商同[1],上徵则其气逆,其病吐利。"

发生,是未至其时就生长的意思。启陈,万物发生,启开陈布之象。淳化,指生发之气雄厚,能化生万物。鸣靡启坼,鸣,风木声;靡,散也,奢美也;启坼,即发陈之义。在木运太过的发生年分,称谓启陈,土气被抑制而疏松泻泄,木气通达,阳气温和而布化,阴气随之而动,生气淳厚,万物茂荣,其变化为生发,其气秀丽,其施政为布散,其政令为舒畅条达,其病变为眩晕和巅顶部疾患,其发生的德性是风和日暖,万物奢靡华丽,启开陈布,若变动为狂风震怒,树木摧折拔倒,其在谷类为麻稻,在畜类是鸡犬,在果类是李桃,在颜色为青黄白杂见,在五味为酸甘辛,其象征是春天,其在人类经络是足厥阴、足少阳,在内脏为肝脾,在虫类为毛虫介虫,在物体属内外坚硬,若发病则为怒。这是木运太过,是为太角,木太过则相当于金气司天,故太角与上商同。若逢上徵,正当火气司天,木运太过亦能生火,火性上逆,木旺克土,故病发气逆吐泻。

岁运太过之年,不仅表现在德化政令方面,而且影响疾病的发生,这里举岁木太过为例,如《素问·气交变大论》说:"岁木太过,风气流行,脾土受邪。民病飧泄食减体重烦冤,肠鸣腹支满,上应岁星。甚则忽忽善怒,眩冒巅疾。化气不政,生气独治,云物飞动,草木不宁,甚而摇落,反胁痛而吐甚,冲阳绝者,死不治。上应太白星。"木运太过影响人体发病的规律是肝木本身及制其所胜脾土的病变。木胜克土,故见飧泄食减,肠鸣腹满等症;肝木本气太过,则见善怒、眩冒巅疾、胁痛等症。从上举二例来看,岁运太过致病的基本规律,除本脏外,主要是在其相胜之脏。

1·6·1·3 不及　不及,指五运之气不足而衰少。凡阴干之年,均为运气不及之年。

例如甲己土运,己为阴土,所以凡逢己年为土运不及之年。因此,六十年中,凡己巳、己卯、己丑、己亥、己酉、己未六己之年,都是岁运土气不及之年。余六丁、六乙、六辛、六癸之年,均仿此。

五运不及,各有其名,《素问·五常政大论》说:"木曰委和,火曰伏明,土曰卑监,金曰从革,水曰涸流。"五运不及之年,其气候变化规律是本运之气衰,胜运之气(胜气)大行,其对德化政令的影响,现举木运不及为例,如《素问·五常政大论》说:"委和之纪,是谓胜生,生气不政,化气乃扬,长气自平,收令乃早,凉雨时降,风云并兴,草木晚荣,苍干凋落,物秀而实,肤肉内充,其气敛,其用聚,其动緛戾拘缓,其发惊骇,其藏肝,其果枣李,其实核壳,其谷稷稻,其味酸辛,其色白苍,其畜犬鸡,其虫毛介,其主雾露凄沧,其声角商,其病摇动注恐,从金化也。"

委,是委靡;和,是温和。温和之气不能敷布,就叫"委和"。胜,是克制;生,指木气。胜

---

[1] 太角与上商同: 诸壬岁。

生,就是木气不足,土令之气反侮。缨戾,是拘挛收缩;拘缓,是弛缓无力。在木运不及的委和年分,称谓胜生,生气不能收成,化令于是发扬(土不畏木),长气自然平静(木不能生火),收令于是提早(金胜木),而凉雨不时下降,风云经常兴盛,草木推后才能繁荣,并且易于干枯凋落,万物早秀早熟,皮肉充实。其气收敛,其用拘束,不得曲直伸展,在人体的变动是筋络拘挛无力,或者易于发生惊骇。其应于内脏为肝,在果类是枣李,所充实的是核和壳,在谷类是稷稻,在五味是酸辛,在颜色是白而苍,在畜类是犬和鸡,在虫类是毛虫介虫,所主的气候是雾露寒冷,在声音为角商,若发生病变则动摇和恐惧,这是由于木运不及而从金化的关系。

岁运不及,对人体的影响,亦举岁木不及为例,《素问·气交变大论》说:"岁木不及,燥乃大行,生气失应,草木晚荣,肃杀而甚,则刚木辟著,柔萎苍乾,上应太白星,民病中清,胠胁痛,少腹痛,肠鸣溏泄,凉雨时至,上应太白星。其谷苍。"

岁运不及,则胜运之气流行,其发病的规律,除胜运之脏发病外,还可见到"己所不胜侮而乘之"和"己所胜轻而侮之"的病变。己所不胜侮而乘之,肝本脏发病,故见胠胁痛,少腹痛等;己所胜轻而侮之,脾脏发病,故见中清(内寒),肠鸣溏泄等症。

1·6·1·4 胜复 在运不及的情况下,还会出现胜复之气。胜,即胜气,也就是胜运之气。如上述岁木不及,燥乃大行;岁火不及,寒乃大行等中的燥乃大行的燥气,即是胜木运的胜气;寒乃大行的寒气,即是胜火运的胜气。复,即复气,就是报复之气。当运不及,胜气司令一个时期气后,不及之运则产生相生之气来抑制其胜气。这种所产生的相生之气,就是复气。例如木运不及,胜运的胜气燥金之气大行,不及的木运就会产生相生的火气来报复燥金之气。这里也举《素问·五常政大论》所说的木运不及为例来说明:

"委和之纪……少角与判商同[1],上角与正角同[2],上商与正商同[3],其病支废痈肿疮疡,其甘虫[4],邪伤肝也,上宫与正宫同[5]。萧飋肃杀[6],则炎赫沸腾,眚于三[7],所谓复也,其主飞蠹蛆雉,乃为雷霆。"

眚,灾害的意思。委和之纪所见的萧飋(sè 音瑟)肃杀为燥金之胜气,炎赫沸腾,乃为雷霆,则为火气来复。

复气产生以后,因为它能制胜胜气,所以复气对生物的生化,对人体的病变,都能产生一定的影响,正如《素问·气交变大论》说:"岁木不及,燥乃大行……复则炎暑流火,湿性燥,柔脆草木焦槁,下体再生,华实齐化,[8]病寒热疮疡痱胗痈痤,上应荧惑、太白,其谷白坚。"

一般来说,复气是由于岁运不及,产生了胜气以后,才能有复气的产生。但太过之运也能产生复气。这种复气,往往是由于太过之运,失去了正常的性能(亢盛所致),至其胜己之时令,产生复气。举火运太过为例,《素问·五常政大论》说:"赫曦之纪……暴烈其政,藏气乃复,时见凝惨,甚则雨水霜雹切寒,邪伤心也……故曰:不恒其德,则所胜来复,政恒其理,则所胜同化,此之谓也。"

---

[1] 少角与判商同:六丁年。
[2] 上角与正角同:丁巳、丁亥年。
[3] 上商与正商同:丁卯、丁酉年。
[4] 其甘虫:甘为土味,因木运不及,土来反侮,甘味发虫,称作甘虫。
[5] 上宫与正宫同:即丁丑、丁未年。
[6] 萧飋肃杀:萧条肃杀的景象,金气胜木所致。
[7] 眚于三:指东方。
[8] 华实齐化:开花结实同见。

所胜来复,就指在岁运太过的情况下,由于它暴政太过,因而至胜运之时,则胜气就要报复,形成复气。

1·6·1·5 郁发　五运之气,被胜制后,由于抑郁过极,则有复气发作,称谓郁发之气。如木胜制土,土气抑郁过极,则郁极而发,故《素问·六元正纪大论》说:"土郁之发,岩谷震惊,雷殷气交,埃昏黄黑,化为白气,飘骤高深,击石飞空,洪水乃从,川流漫衍,田牧土驹。化气乃敷,善为时雨,始生始长,始化始成。故民病心腹胀,肠鸣而为数后,甚则心痛胁䐜,呕吐霍乱,饮发注下,胕肿身重。云奔雨府,霞拥朝阳,山泽埃昏,其乃发也。"

土被郁而发,山岩深谷都会震动,雷声鸣于天地气交,埃尘昏暗而黄黑,湿土之气蒸发,化为白气,疾风暴雨飘动于高山深谷之间,大雨击石向空飞溅,洪水从之而暴发,河流水漫涨,水退之后,田野的土石,好像放牧的马。土的报复之气发作之后,化气始得以敷布而云雨及时,万物才能生长化成。所以人民多病心腹胀满,肠鸣而频频下利,甚至心痛胁胀,呕吐霍乱,痰饮泄泻,胕肿身重。湿云奔聚,云霞拱拥早晨的太阳,山泽之间有昏蒙之气,是其将发未发时的现象。

由于五运之气有太过不及的不同,所以各运之气郁极而发的复气,发作时也就有轻微和严重之异,轻微的但见其本气之变,严重的就要兼见其下承之气的变化。因此,知道了它所承之气,见到它所至之变,就可以知道它是什么复气了。正如《六元正纪大论》又说:"水发而雹雪,土发而飘骤,木发而毁折,金发而清明,火发而曛昧,何气使然?岐伯曰:气有多少,发有微甚,微者当其气,甚者兼其下,征其下气而见可知也。"

1·6·2 六气对气候变化及人体的影响

1·6·2·1 主气　主气,即主时令正常之气。在正常情况下,时至而至,气候正常,其施化,按着生、长、化、收、藏的顺序正常发展。但主岁之气亦有太过不及的变化,正如《素问·六微旨大论》说:"帝曰:其有至而至,有至而不至,有至而太过,何也?岐伯曰:至而至者和,至而不至,来气不及也;未至而至,来气有余也。"说明主岁之气,如果时至而气不至,是气之不及,时令未至而气已至,则是气之有余。

(1) 六气正变　六气变化,有正常之化,有异常之变,有作用,有致病,现象各不相同,所以《素问·六元正纪大论》说:"夫气之所至也,厥阴所至为和平,少阴所至为喧[1],太阴所至为埃溽[2],少阳所至为炎暑,阳明所至为清劲,太阳所至为寒雾,时化之常也……凡此十二变者,报德以德,报化以化,报政以政,报令以令。气高则高,气下则下,气后则后,气前则前,气中则中,气外则外,位之常也。"

(2) 六气胜复　主岁之气,未至而至,是主时之气的太过。主时之气太过,使其所胜之气发生变化,其病也在所胜之脏。候其所胜之气的方法,如《素问·至真要大论》说:"清气大来,燥之胜也,风木受邪,肝病生焉;热气大来,火之胜也,金燥受邪,肺病生焉;寒气大来,水之胜也,火热受邪,心病生焉;湿气大来,土之胜也,寒水受邪,肾病生焉;风气大来,木之胜也,土湿受邪,脾病生焉。所谓感邪而生病也。"

清气大来,这是燥金之气胜,金克木,故风木受邪而病在肝。其热气、寒气、湿气、风气义同。又《素问·六微旨大论》说:"气有胜复,胜复之作,有德有化,有用有变,变则邪气

---

[1]　喧:温暖之义。
[2]　埃溽:埃,尘埃;溽,湿润。埃溽,是指地面潮湿。

居之。"

三阴三阳主岁之气,虽然始于厥阴风木,终于太阳寒水,年年不变,为一年中温热凉寒正常的主时之气,但其淫胜,既能影响气候变化,也能导致人体疾病的发生。其淫胜致病的规律,这里举厥阴为例。《素问·至真要大论》说:"厥阴之胜,耳鸣头眩,愦愦欲吐,胃鬲如寒,大风数举,倮虫不滋[1],胠胁气并,化而为热,小便黄赤,胃脘当心而痛,上支两胁,肠鸣飧泄,少腹痛,注下赤白,甚则呕吐,鬲咽不通。"

有胜气必有复气,所以《素问·至真要大论》又说:"帝曰:六气胜复何如?岐伯曰:悉乎哉问也!厥阴之复,少腹坚满,里急暴痛,偃[2]木飞沙,倮虫不荣[3],厥心痛,汗发呕吐,饮食不入,入而复出,筋骨掉眩清厥。甚则入脾,食痹而吐,冲阳绝,死不治。"

复气的产生,是在胜气到来之时就已萌芽,到胜气终了的时候,就开始了,而且复气的盛衰,也是随胜气的盛衰而盛衰的,所以《素问·至真要大论》又说:"帝曰,胜复之变,早晏何如?岐伯曰:夫所胜者,胜至已病,病已愠愠[4],而复已萌也。夫所复者,胜尽而起,得位而甚,胜有微甚,复有少多,胜和而和[5],胜虚而虚[6],天之常也。"

1·6·2·2 客气　客气有司天、在泉、客主加临的不同,它们的德化政令也各不相同。

（1）司天、在泉　司天、在泉之气,与生物的胎孕不育,有密切关系。如《素问·五常政大论》说:"厥阴司天,毛虫静,羽虫育,介虫不成;在泉,毛虫育,倮虫耗,羽虫不育……"逢厥阴风木司天,毛虫既不能生育也不损耗;厥阴司天则少阳相火在泉,羽虫同地之气,故羽虫得以生育;火能克金,故介虫不能生成。若厥阴在泉,毛虫同其气,则毛虫多生育;木克土,故倮虫遭受耗损,羽虫静而不育。

司天、在泉之气,对人体亦有影响。司天之气对人体疾病的影响,这里举厥阴司天为例。《素问·至真要大论》说:"厥阴司天,风淫所胜,则太虚埃昏,云物以扰,寒生春气,流水不冰,民病胃脘当心而痛,上支两胁,鬲咽不通,饮食不下,舌本强,食则呕,冷泄、腹胀、溏、泄、瘕、水闭,蛰虫不去,病本于脾。冲阳绝,死不治。"厥阴司天,则风气淫其所胜,天空尘浊不清,风起云涌扰动不宁,冬季行春温之令,流水不能结冰,蛰虫不去伏藏。人们多病胃脘心部疼痛,上撑胀二胁,咽膈不通利,饮食不下,舌本坚硬,食则呕吐,冷泻、腹胀、便溏、泄、瘕,小便不通,其病的根本在于脾藏,如果冲阳脉绝,则是死证,不能救治。

在泉之气,对疾病的影响,如《素问·至真要大论》说:"岁厥阴在泉,风淫所胜,则地气不明,平野昧,草乃早秀。民病洒洒振寒,善伸数欠,心痛支满,两胁里急,饮食不下,鬲咽不通,食则呕,腹胀善噫,得后与气,则快然如衰,身体皆重。"岁厥阴在泉之年,风淫过甚,则地气不明原野昏昧,草提早吐秀。人们多病洒洒然振栗恶寒,时喜伸欠,心痛而有撑满感,两侧胁肋拘急不舒,饮食吃不下,胸膈咽部不利,食入则呕吐,腹胀多噫气,得大便或放屁后,觉得很轻快,全身沉重乏力。

司天之气或在泉之气,能使人五脏相应而发病,但也能出现应当某脏发病而不病,或脏气应当相应起作用,反而不相应不起作用的情况,这是因为受着天气的制约,人身脏气上从

---

[1] 滋:滋生。
[2] 偃:仰卧,引申为倒下的意思。
[3] 荣:生荣。
[4] 愠愠:通"蕴",是郁伏蓄积之义。
[5] 胜和而和:胜气和缓,复气也和缓。
[6] 胜虚而虚:胜气虚,复气也虚。

于天气的关系,如《素问·五常政大论》说:"其岁有不病,而藏气不应不用者何也?岐伯曰:天气制之,气有所从也。"

(2) 客主加临　主气固定不动,客气逐年流转,以客气加于主气之上,这样上下相交,客主加临,主司气候的变化。在客主加临的顺序上,如果加临之气与主气是五行相克的,就会使人生病。如《素问·五运行大论》说:"上下相遘,寒暑相临,气相得则和,不相得则病。帝曰:气相得而病者何也?岐伯曰:以下临上,不当位也。"相得,是指客主之气五行相生;不相得,就是客主之气,相互克贼;以下临上,是说君火和相火,下加于上为逆,上加于下为顺。正如《素问·六微旨大论》说:"君位臣则顺,臣位君则逆,逆则其病近,其害速;顺则其病远,其害微。所谓二火也。"这种以下位加于上位的情况,虽似相得,但也属于克贼之类。

在客主加临的关系上,是有胜气而无复气的,主气胜是逆,客气胜是顺,其致病情况,举厥阴司天为例。《素问·至真要大论》说:"厥阴司天,客胜则耳鸣掉眩,甚则咳;主胜则胸胁痛,舌难以言";"厥阴在泉,客胜则大关节不利,内为痉强拘瘛,外为不便[1];主胜则筋骨繇并[2],腰腹时痛"。

1·6·3 运气合治对气候变化及人体的影响

应天之五运之气,五岁一周期;应地之三阴三阳六气,六岁一周期,天地之气相感,上下相临,而变生三十年一纪,六十年一周的德化政令变化。《素问·天元纪大论》说:"所以欲知天地之阴阳者,应天之气,动而不息,故五岁而右迁,应地之气,静而守位,故六期而环会,动静相召,上下相临,阴阳相错,而变由生也。"变,指气候之变。由气候的变化,从而主治六十年的德化政令。

由于五运和六气的动静相召,上下相临,所以五运与六气就发生同化。也就是风温之气,与春天的木气同化;热曛昏火之气,与夏天的火气同化;燥清烟露之气,与秋天的金气同化;云雨昏埃之气,与长夏的土气同化;寒霜冰雪之气,与冬天的水气同化。正如《素问·六元正纪大论》说:"帝曰:愿闻同化何如?岐伯曰:风温春化同,热曛昏火夏化同,胜与复同,燥清烟露秋化同,云雨昏瞑埃长夏化同,寒气霜雪冰冬化同。此天地五运六气之化,更用盛衰之常也。"

1·6·3·1　三十年运气同治之常　《素问·六元正纪大论》记载了三十年的运、气同治的情况,这里仅录举甲子、甲午岁为例。

"甲子　甲午岁

上少阴火,中太宫土运,下阳明金,热化二,雨化五,燥化四,所谓正化日也。其化上咸寒,中苦热,下酸热,所谓药食宜也。"

子午年上临少阴君火司天,少阴之气为热,火之生数为二,故热化二。甲午土运太过,雨为土湿之气所成,五为土数,故雨化五。子午年下加阳明燥金在泉,四为金之数,故燥化四。

1·6·3·2　六十年运气合治之变　这里也仅举太阳司天之纪为例。

《素问·六元正纪大论》说:

"帝曰:太阳之政奈何?岐伯曰:辰戌之纪也。

---

[1] 外为不便:外为行动不便。
[2] 繇并:繇,通"摇"。繇并,是指振摇强直。

| 太阳[1] | 太角[2] | 太阴[3] | 壬辰 | 壬戌 |

其运风,其化鸣紊启拆[4],其变振拉摧拔[5],其病眩掉目瞑。

| 太角[6]初正 | 少徵 | 太宫 | 少商 | 太羽终 |
| 太阳 | 太徵 | 太阴 | 戊辰 | 戊戌同正徵[7] |

其运热,其化暄暑郁燠[8],其变炎烈沸腾,其病热郁[9]。

| 太徵 | 少宫 | 太商 | 少羽终 | 少角初 |
| 太阳 | 太宫 | 太阴 | 甲辰岁会同天符 | 甲戌岁会同天符 |

其运阴埃[10],其化柔润重泽[11],其变震惊飘骤[12],其病湿下重[13]。

| 太宫 | 少商 | 太羽终 | 太角初 | 少徵 |
| 太阳 | 太商 | 太阴 | 庚辰 | 庚戌 |

其运凉,其化雾露萧飔[14],其变肃杀凋零[15],其病燥背瞀胸满[16]。

| 太商 | 少羽终 | 少角初 | 太徵 | 少宫 |
| 太阳 | 太羽 | 太阴 | 丙辰天符 | 丙戌天符 |

其运寒,其化凝惨凓冽,其变冰雪霜雹,其病大寒留于溪谷[17]。

| 太羽终 | 太角初 | 少徵 | 太宫 | 少商 |

凡此太阳司天之政,气化运行先天[18],天气肃[19],地气静,寒临太虚,阳气不令,水土合德,上应辰星、镇星。其谷玄黅[20],其政肃,其令徐。寒政大举,泽无阳焰[21],则火发待时。少阳中治,时雨乃涯[22],止极[23]雨散,还于太阴[24],云朝北极[25],湿化乃布,泽流万物[26],寒[27]敷于上,雷[28]动于下,寒湿之气,持于气交。民病寒湿,发肌肉萎,足痿不收,濡写

---

[1] 太阳:指司天之气。辰戌太阳寒水司天,太阴湿土在泉。
[2] 太角:指岁运木运太过。
[3] 太阴:指在泉之气。
[4] 鸣紊启拆:鸣,是风木之声。紊,是繁盛。启拆,是萌动的意思。
[5] 振拉摧拔:振拉,是振动。摧拔,是摧折拔倒。这里是指树木而言。
[6] 太角:指主运初运为太过。
[7] 戊辰戊戌同正徵:指火运临午的岁会年。
[8] 暄暑郁燠:气候炎热,暑热熏蒸的意思。
[9] 其病热郁:指热气郁遏之病。
[10] 埃:这里应作"雨"。
[11] 柔润重泽:指万物柔和润泽。
[12] 震惊飘骤:震惊,指雷声大作。飘骤,指狂风暴雨。
[13] 病湿下重:谓其病为湿气下注所致的下肢重堕。
[14] 雾露萧飔:指雾露凉风,秋风萧条。
[15] 肃杀凋零:秋风肃杀,草木凋零。
[16] 燥背瞀胸满:燥,指津液枯燥。背瞀胸满,即胸背胀满,头目不大清爽等疾病。
[17] 大寒留于溪谷:指严重的寒邪留滞于溪谷部。
[18] 气化运行先天:谓气化先天时而至。
[19] 肃:这里指清肃。
[20] 玄黅:玄,指九月。黅,即黄色。
[21] 泽无阳焰:意谓沼泽没有阳气来蒸腾。
[22] 涯:这里是下降的意思。
[23] 止极:指三之气终。
[24] 还于太阴:归还于太阴湿土之气主治。
[25] 云朝北极:北极,指雨府。云朝会于北极,则天空云层稀薄。
[26] 泽流万物:指润泽灌溉万物。
[27] 寒:指太阳寒水之气。
[28] 雷:指少阴雷火之气。

血溢。

初之气,地气[1]迁[2],气乃大温,草乃早荣。民乃厉[3],温病乃作,身热头痛呕吐,肌腠疮疡。

二之气,大凉反至[4],民乃惨[5],草乃遇寒,火气遂抑。民病气郁中满,寒乃始[6]。

三之气,天[7]政布,寒气行,雨乃降。民病寒,反热中[8],痈疽注下,心热瞀闷,不治者死。

四之气,风湿交争[9],风化为雨,乃长乃化乃成[10]。民病大热,少气,肌肉萎、足痿,注下赤白。

五之气,阳复化[11],草乃长乃化乃成,民乃舒。

终之气,地气正[12],湿令行,阴凝太虚,埃昏郊野[13]。民乃惨凄,寒风以至,反者[14]孕乃死。"

在六十年运与气同化与发病关系中,有关天符与岁会对疾病的影响,除上述外,《气交变大论》还专有论述。如对天符的论述,"岁火太过,炎暑流行,肺金受邪……上临少阴少阳[15],火燔焫,冰泉涸,物焦槁,病反谵妄狂越,咳喘息鸣,下甚血溢泄不止,太渊绝者,死不治,上应荧惑星";"岁水太过,寒气流行,邪害心火……上临太阳[16],雨冰雪霜不时降,湿气变物,病反腹满肠鸣,溏泄食不化,渴而妄冒,神门绝者,死不治,上应荧惑、辰星"。

又如对岁会的论述,"岁木不及,燥乃大行……上临阳明[17];生气失政,草木再荣,化气乃急,上应太白、镇星,其主苍早……白露早降,收杀气行,寒雨害物,虫食甘黄,脾土受邪,赤气后化,心气晚治,上胜肺金,白气乃屈,其谷不成,咳而鼽,上应荧惑、太白星";"岁土不及,风乃大行……上临厥阴[18],流水不冰,蛰虫来见,藏气不用,白乃不复,上应岁星,民乃康";"岁水不及,湿乃大行……上临太阴[19],则大寒数举,蛰虫早藏,地积坚冰,阳光不治,民病寒疾于下,甚则腹满浮肿,上应镇星,其主黅谷"。

有关天符与岁会的关系,《素问·六微旨大论》说:"帝曰:其贵贱何如?岐伯曰:天符为执法,岁会为行令,太乙天符为贵人。帝曰:邪中之也奈何?岐伯曰:中执法者,其病速而危;中行令者,其病徐而持;中贵人者,其病暴而死。"指出天符之为病,多属急性的病证;岁会

---

[1] 地气:即在泉之气。
[2] 迁:即迁移。
[3] 民乃厉:民病疫疠。
[4] 大凉反至:指阳明燥金之气加临。
[5] 惨:寒冷凄惨。
[6] 寒乃始:指司天之寒气开始发生。
[7] 天:指司天之气。
[8] 民病寒,反热中:即外寒而内热证。
[9] 风湿交争:指客气厥阴风木,主气太阴湿土。
[10] 成:即成熟。
[11] 阳复化:指少阴君火用事。
[12] 地气正:在泉湿土之气主令。
[13] 埃昏郊野:即郊野尘土昏蒙的意思。
[14] 反者:指湿土之气反为非时之邪所胜。
[15] 上临少阴少阳:上,指司天。戊子戊午岁,上临少阴;戊寅戊申岁,上临少阳。
[16] 上临太阳:即丙辰丙戌年。
[17] 上临阳明:即丁卯丁酉"天刑岁"。
[18] 上临厥阴:即己巳己亥年。
[19] 上临太阴:即辛丑辛未年。

之为病,多属慢性的病证;只有太乙天符之为病,病重而预后不良。正如张介宾说:"执法者位于上,犹执政也。行令者位于下,犹诸司也。贵人者,统乎上下,犹君主也。"又说:"中执法者,犯司天之气也,天者生之本,故其病速而危。中行令者,犯地支之气也,害稍次之,故其病徐而持。持者,邪正相持而吉凶相半也。中贵人者,天地之气皆犯矣,故暴而死。"

2　十三方

《内经》中的治疗措施，多以针刺为主，而略于方药。对方药的运用，仅提出了十三首方剂，通称"内经十三方"。但其中的小金丹，载于《素问遗篇·刺法论》，显系后世之方。这十三方方药虽少，但它是我国运用方剂治疗疾病的早期记载，在我国方药史上，有一定的历史意义，而且其中某些方药，仍为现今临床所运用。现将十三方附录于后。

汤液醪醴

《素问·汤液醪醴论》说："黄帝问曰：为五谷汤液及醪醴奈何？岐伯对曰：必以稻米，炊之稻薪。稻米者完，稻薪者坚。帝曰：何以然？岐伯曰：此得天地之和，高下之宜，故能至完，伐取得时，故能至坚也。"

汤液和醪醴，都是以五谷作为原料，经过酿制而成。古代用五谷熬煮成的清液，作为五脏的滋养剂，即为汤液；用五谷熬煮，再经发酵酿造，作为五脏病的治疗剂，即为醪醴。虽然五谷均为汤液、醪醴的原料，但经文又指出，"必以稻米"。因其生长在高下得宜的平地，上受天阳，下受水阴，而能得"天地之和"，故效用纯正完备；春种深秋收割，尽得秋金刚劲之气，故其薪"至坚"，所以必以稻米作为最佳的原料，稻薪作为最好的燃料。

古代的这种汤液醪醴，对后世方剂学的发展，有很深的影响。例如现代所用的汤剂、酒剂，以及方药中使用的粳米、秫米、薏米、赤小豆等，都是直接从《内经》的汤液醪醴发展而来的。

生铁洛饮

《素问·病能论》说："帝曰：有病怒狂者……治之奈何？岐伯曰……使之服以生铁洛为饮。夫生铁洛者，下气疾也。"

洛，与"落"通用，生铁落即炉冶间锤落之铁屑；气疾，丹波元简云："凡狂易癫眩，惊悸痫痪，心神不定之证，宜概称气疾焉。"生铁落，其气重而寒，能坠热开结，平木火之邪，又能重镇心神，所以它能治怒狂。

生铁落治怒狂有良效，现临床上亦常用。由于怒狂多由恼怒伤肝，肝气不得疏泄，郁而化火，煎熬津液，结为痰火而成。因此，近世治疗多佐以化痰开窍之品。

左角发酒

《素问·缪刺论》说："邪客于手足少阴、太阴、足阳明之络。此五络皆会于耳中，上络左角，五络俱竭，令人身脉皆动，而无形知也，其状若尸，或曰尸厥……鬄其左角之发，方一寸，燔治，饮以美酒一杯，不能饮者灌之，立已。"

尸厥，病名；鬄(tì)，同"剃"；燔治，即烧制为末之法。手足少阴、太阴和足阳明五络，皆会于耳，上于额角。若邪气侵犯，五络闭塞不通，因而突然神志昏迷，不省人事，状如尸厥，但全身血脉皆在搏动。可剃其左角之发，约一方寸，烧制为末，以美酒一杯同服，如口噤不能饮,则灌之。

李时珍说:"发为血之余",故发亦名血余。性味苦涩微温,能治血病,为止血消瘀之良药。功能消瘀利窍,治血瘀阻塞,通利小便。酒性温热,功能温经散寒,活血通血脉,通达表里。所以本方具有通行经络,消瘀利窍,和畅气血等作用。五络通,气血行,阴阳调,则神志清。因血余功能止血消瘀,现常用作止血药,治疗吐血、衄血、血淋、崩漏等证。

泽泻饮

《素问·病能论》说:"有病身热解堕,汗出如浴,恶风少气,此为何病?岐伯曰:病名曰酒风。帝曰:治之奈何?岐伯曰:以泽泻、术各十分,麋衔五分,合以三指撮,为后饭。"

酒风,即《素问·风论》所说的漏风病。主要症状是全身发热,身体倦怠无力,大汗如浴,恶风,少气。这是因为患者素常嗜酒生湿伤脾,湿郁生热所致。湿热伤筋,以致筋脉纵弛,身体懈堕倦怠无力;湿热郁蒸,则汗出如浴,汗多则卫气虚而恶风;热甚火壮,"壮火食气",故气衰而少气。治疗用泽泻、白术各十分,麋衔五分,三药混合研末每次三指撮,饭前空腹服,温开水送下。

泽泻淡渗,能利水道,清湿热。白术苦温,能燥湿止汗。麋衔又名薇衔、鹿衔,为治风湿病药。本方对湿热内蕴,汗出恶风,筋缓身重体倦,有一定的疗效。本方在服法方面,提出了"为后饭",这是我国对服药时间的最早记载。

鸡矢醴

《素问·腹中论》说:"黄帝问曰:有病心腹满,旦食则不能暮食,此为何病?岐伯对曰:名为鼓胀。帝曰:治之奈何?岐伯曰:治之以鸡矢醴,一剂知,二剂已。"

矢,同"屎"。《本草纲目》说:"(鸡)屎白,气味微寒,无毒。"鼓胀生于湿热,亦有积滞而形成的。鸡屎能下气消积,通利大小便,故治鼓胀有特效。但若属于虚证之鼓胀病,则不宜使用本方,正如张介宾说:"鸡矢……攻伐实邪之剂也……凡鼓胀由于停积及湿热者,皆宜用之。若脾胃虚寒发胀及中气虚满等证,最所忌也,误服则死。"

鸡矢醴的制作及服用法,《本草纲目》引何大英云:"用腊月干鸡矢白半斤,袋盛,以酒醅一斗,渍七日,温服三杯,日三;或为末,服二钱亦可。"此方民间现仍常用以治小儿消化不良之腹胀有佳效。用法,将鸡矢白晒干,焙黄,研末或作丸剂,温开水送服。又法将鸡矢白晒干,焙黄一两,米酒三碗,煎数沸,去滓,过滤,澄清,空腹服,一日二次。

乌鲗骨藘茹丸

《素问·腹中论》说:"帝曰:有病胸胁支满者,妨于食,病至则先闻腥臊臭,出清液,先唾血,四肢清,目眩,时时前后血,病名为何?何以得之?岐伯曰:病名血枯,此得之年少时,有所大脱血,若醉入房中,气竭伤肝,故月事衰少不来也。帝曰:治之奈何?复以何术?岐伯曰:以四乌鲗骨,一藘茹,二物并合之,丸以雀卵,大如小豆,以五丸为后饭,饮以鲍鱼汁,利肠中及伤肝也。"

血枯,即精血枯竭,月经闭止不来的病证。其成因,可由少年时有所大脱血,如吐、衄、崩、漏、失血过多,或因醉后行房,阴精尽泄,精血两伤,气亦耗散。肝主藏血,肾主藏精,肺主气。血亡精竭气耗,则肝、肾、肺三脏俱伤,以致清气不升,浊气不降,气逆于上,则见胸胁胀满，甚则妨碍饮食，常闻到腥臊气味及鼻流清涕等症状，由于血不归经则唾血，气不荣于身则四肢清冷，气血两虚则头目眩晕，气血逆乱则时常大小便出血。治疗可用乌鲗骨四分，藘茹一分，二药研末混合，以麻雀卵和丸，如小豆大。每次饭前服五丸，鲍鱼汤送下，取其通利肠中和补益肝脏。

乌鲗骨，即乌贼骨，又名海螵蛸。气味咸温下行，主女子赤白漏下及血枯经闭。藘茹，即茜草。气味甘寒，能止血治崩，又能和血通经。麻雀卵，气味甘温，能补益精血，主男子阳痿不举及女子带下，便溺不利。鲍鱼，气味辛温，能通血脉益阴气，煮汁服之能同诸药通女子血闭。故本方具有补养精、气、血，强壮肺、肝、肾，活血通经的作用，所以能治血枯精亏诸证。

兰　草　汤

《素问·奇病论》说："有病口甘者，病名为何？何以得之？岐伯曰：此五气之溢也，名曰脾瘅……治之以兰，除陈气也。"

瘅，是热病。脾瘅，即脾胃湿热证。它主要的症状就是口中时有甜味，舌苔腻。其成因多由肥甘厚味太过，助热生湿，脾气滞而不能输布津液，上溢于口，而见口甘之症。治用一味兰草，煎汁内服，可以清化湿热，消胀除满。

兰草，即佩兰。气味辛平芳香，能醒脾化湿，清暑辟浊。临床用佩兰一两，煎汤代茶，治口甜苔腻，久久不除者有良效。骆龙吉《内经拾遗方论》说："兰草一两，用水三盏，煎一盏半，温服无时。"

豕　　膏

《灵枢·痈疽》篇说："痈发于嗌中，名曰猛疽。猛疽不治，化为脓，脓不写，塞咽，半日死。其化为脓者，写则合豕膏，冷食，三日而已……发于腋下赤坚者，名曰米疽，治之以砭石，欲细而长，疏砭之，涂以豕膏，六日已，勿裹之。"

豕膏，即猪脂，俗名猪油。嗌，即咽喉处，为肺气出入之道路。痈发于嗌，影响呼吸，病势凶猛，故叫猛疽。如发于腋下，坚硬红肿而小形如米粒的，叫做米疽。猛疽和米疽，从其所生部位及症状辨证，皆属肺经积热，毒火入侵而成。

猪脂，气味甘，微寒，无毒，用以泄肺经之积热。《本草纲目》引孙思邈说："利血脉，散风热，润肺。入膏药，主诸疮。"此痈疽属毒热，尤其是在咽喉部，故宜冷服之，以加强解热的效力，使邪由下而出。后世用猪脂做膏药，即从此方演变而来的。

蔆　翘　饮

《灵枢·痈疽》篇说："发于胁，名曰败疵，女子之病也。灸之，其病大痈脓。治之，其中乃有生肉，大如赤小豆。剉蔆翘草根各一升，以水一斗六升煮之，竭为取三升，则强饮，厚衣，坐于釜上，冷汗出至足，已。"

败疵，亦称胁痈。李杲说："胁者，肝之部也，如人多郁怒，故患此疮。"治用锉蔆、翘草根各一升，水煎三次服，并以蒸气熏之，使通身汗出而愈。

蔆，菱角；翘，即连翘。菱角根能清热发汗；连翘根能凉血解毒。《本草纲目》说："连翘苦平无毒，主治寒热、鼠瘘、瘰疬、痈肿、恶疮、瘿瘤、结热蛊毒。"又说："主治、下热气，益阴精，令人面悦，明目，久服轻身耐老。"

此方提出的"厚衣,坐于釜上,令汗出至足",对后世辅助疗法的发展,有很大的影响。如仲景用桂枝汤的"温复",用防己黄芪汤的"坐被上,以被绕腰下",用甘草麻黄汤的"慎风寒"等,可见其理法皆来自《内经》。

半夏秫米汤

《灵枢·邪客》篇说:"今厥气客于五藏六府,则卫气独卫其外,行于阳不得入于阴,行于阳则阳气盛,阳气盛则阳蹻陷,不得入于阴,阴虚,故目不瞑……饮以半夏汤一剂,阴阳已通,其卧立至……其汤方,以流水千里以外者八升,扬之万遍,取其清五升,煮之,炊以苇薪火,沸置秫米一升,治半夏五合,徐炊,令竭为一升半,去其滓,饮汁一小杯,日三稍益,以知为度。故其病新发者,覆杯则卧,汗出则已矣,久者三饮而已也。"

卫气行于阳则寤,行于阴则寐。如厥逆之气入侵脏腑,迫使卫气行于阳分,不得行于阴分,则阳盛于外阴虚于内而不得眠。治以半夏汤一剂,以除其厥逆之邪,阴阳通调,就可以睡眠。半夏秫米汤是用长流水八升,多次扬之,取在上的清水五升,用苇薪燃火煮之,水沸后,放入秫米一升,和炮制过的半夏五合,以文火继煎至汤一升半,去滓,每次服一小杯,一日服三次,逐次加量,以发生药效为度。如果是病初起,服完药后应静卧,汗出后即愈。病程较久的,服至三次也可以痊愈了。

半夏、秫米,所以有如此疗效,主要是调和阴阳的作用。因半夏味辛,直驱少阴厥逆之气,使其上通于阳明;秫米甘寒,能泄阳补阴,致使阴阳和调,故能治不眠之证。流水千里,扬之万遍(《金匮要略》称为"甘澜水"),取其流畅而无阻滞,以加强药效。

马膏膏法

《灵枢·经筋》篇说:"足阳明之筋……其病足中指支胫转筋,脚跳坚,伏兔转筋,髀前肿,㿉疝,腹筋急,引缺盆及颊,卒口僻。急者,目不合;热则筋纵,目不开。颊筋有寒则急,引颊移口。有热则筋弛纵,缓不胜收,故僻。治之以马膏,膏其急者,以白酒和桂,以涂其缓者,以桑钩钩之;即以生桑炭,置之坎中,高下以坐等,以膏熨急颊,且饮美酒,啖美炙肉,不饮酒者,自强也,为之三拊而已。治在燔针劫刺,以知为数。"

经筋分手足三阴三阳,合称十二经筋。这里举足阳明之筋,感受寒邪后所发生的一系列症状为例。寒主收引,热则纵缓。阳明之筋受病,或转筋,或急引,或㖞僻,或目不合,都是外邪入侵,经筋收引和缓纵所致。所以表现为一侧拘急,一侧缓纵的㖞僻、目不合等症状。由于经筋不与内在的脏腑直接相连,而布于体表,同时其受寒必因气血之虚,因此,治疗的原则是补虚劫寒,壮阳除阴,通络和肌表,调和气血。"急者缓之",甘以缓急,故用马膏之甘平,以缓其急。"寒者热之""虚者补之",故用马膏热熨,桑炭火烤以劫寒,再啖炙肉以补其虚。壮阳除阴,调和气血,通经络,和肌表,故用白酒、官桂和烧针劫刺。同时,用桑钩牵引,以正其㖞僻。正如张介宾说:"马膏,马脂也。其性味甘平柔润,能养筋治痹,故可以膏其急者。白酒、辣桂,性味辛温,能通经络,行血脉,故可以涂其缓者。桑之性平,能利关节,除风寒湿痹诸痛,故以桑钩钩之者,钩正其口也。复以生桑火炭,置之地坎之中,高下以坐等者,欲其深浅适中,便于坐而得其缓也。然后以前膏熨其急颊,且饮之美酒,啖之美肉,皆助血舒筋之法也。虽不善饮,亦自强者。三拊而已,言再三拊摩其患处,则病自已矣。"

寒痹熨法

《灵枢·寿夭刚柔》篇说："寒痹之为病也，留而不去，时痛而皮不仁……用淳酒二十斤，蜀椒一升，干姜一斤，桂心一斤。凡四种皆㕮咀，渍酒中，用棉絮一斤，细白布四丈，并内酒中，置酒马矢煴中，盖封涂勿使泄，五日五夜，出布棉絮，曝干之，干复渍，以尽其汁，每渍必晬其日，乃出干，干，并用滓与棉絮，复布为复巾，长六、七尺，为六、七巾，则用之生桑炭，炙巾以熨寒痹所刺之处，令热入至于病所。寒，复炙巾以熨之，三十遍而止。汗出以巾拭身，亦三十遍而止。起步内中，无见风。每刺必熨，如此，病已矣。"

寒邪入侵经络血脉之中，久留不去，以致血脉不行，凝滞而痛。病情严重者，影响营卫运行，致成麻木不仁的寒痹证。导致寒邪的侵袭，乃是命火不足，心血虚损，肝筋失养的缘故。因此，寒痹的治法，必以补命门真火，益肝心血源，通行经络，调和营卫为原则。本方用棉布浸药酒熨贴以治寒痹，是最早的一种外治方法。方中药物，酒性热而悍急，有通行十二经循行肌肤之力。蜀椒赋纯阳之性，为交通心肾的主药；干姜健胃培土，化生血气；桂心引火归源，温养肝筋。三味又得酒力及炭火的热力，装入夹袋中，在针刺前后，熨贴患处，久久施行（三十遍），则营卫通，汗液出，寒痹自能痊愈。此方虽然制作较繁，然其理法，颇有深意。

小 金 丹

《素问遗篇·刺法论》说："小金丹方，辰砂二两，水磨雄黄一两，叶子雌黄一两，紫金半两，同入盒中，外固了，地一尺，筑地实，不用炉，不须药制，用火二十斤煅之也。七日终，候冷，七日取，次日出盒子，埋药地中，七日取出，顺日研之三日，炼白沙蜜为丸，如梧桐子大，每日望东吸日华气一口，冰水下一丸，和气咽之，服十粒，无疫干也。"

本方的炼制方法，是将辰砂、雄黄、雌黄、紫金（金箔），放入乳钵中研细，倾入磁罐中，外用盐泥封好。另在空地上挖一个坑，约尺许，将罐置于坑内，封以薄土，筑实。另用桑柴或桑炭，烧其地面，烧七天，至第八日，候冷，把罐取出，将药刮出，入于另一罐，再埋于地下，以消除火热之气，埋七天，再取出，将药倾入钵中，研细，炼蜜为丸，如梧桐子大。服法：每晨当太阳初出时，面向东方，吸一口气，用冷水和气送下一丸，共服十粒。可免受疫疠的传染。

本方的服食，是采用道家的益气养生法。方中四味药物，特别是辰砂、雄黄，是辟瘟防疫常用的药物。

上述《内经》十三方，就其所用药物来说，已包括了动物、植物、矿物三类；就其剂型来说，有汤剂、丸剂、散剂、膏剂、丹剂、酒剂；就用法来说，有内服、外用；就其功能来说，有用于治疗，有用于预防；就其方制来说，其中的汤液醪醴、生铁洛饮、左角发酒、鸡矢醴、兰草汤、豕膏等六方，属于奇方中之小者；泽泻饮、乌鲗骨藘茹丸、蔆翘饮、半夏秫米汤、马膏等五方，属于偶方中之小者；小金丹，属于偶方中之大者。这些方剂，不仅有其历史意义，而且其中某些方剂，现在还有其实用价值，特别是对后世方剂学的发展，有着深远的影响。

附录 本书引用注家及参考书目

杨上善:《黄帝内经太素》
皇甫谧:《甲乙经》
王　冰:《补注黄帝内经素问》
林　亿:《新校正》
张介宾:《类经》
马　莳:《素问注证发微》、《灵枢注证发微》
吴　崑:《素问吴注》
张志聪:《素问集注》、《灵枢集注》
高世栻:《素问直解》
李中梓:《内经知要》
汪　昂:《素问灵枢类纂约注》
姚止庵:《素问经注节解》
滑　寿:《读素问钞》
张　琦:《素问释义》
胡　澍:《素问校义》
俞　樾:《内经辨言》
丹波元简:《素问识》、《灵枢识》
丹波元坚:《素问绍识》